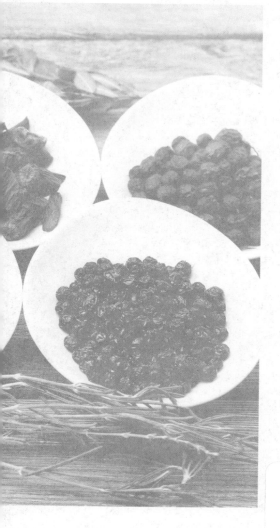

刘　莹◎编著

从头到脚

养生一对一

U0395684

上海科学普及出版社

图书在版编目（CIP）数据

从头到脚养生一对一 / 刘莹编著. -- 上海：上海科学普及出版社, 2018

ISBN 978-7-5427-7023-3

Ⅰ. ①从… Ⅱ. ①刘… Ⅲ. ①养生(中医) Ⅳ. ①R212

中国版本图书馆CIP数据核字(2017)第210398号

从头到脚养生一对一

责任编辑　胡伟

上海科学普及出版社出版发行

（上海中山北路832号　邮政编码 200070）

http://www.pspsh.com

各地新华书店经销　定州市新华印刷有限公司印刷

开本 710×1000　1/16　印张 20　字数 270 000

2018年2月第1版　2018年2月第1次印刷

ISBN 978-7-5427-7023-3　定价：36.80元

【前言】

人为什么会生病？《黄帝内经》认为："夫邪之生也，或生于阴，或生于阳。其生于阳者，得之风雨寒暑；其生于阴者，得之饮食居处，阴阳喜怒。"意思就是人得病不外乎两种原因：要么得于"阴"，要么得于"阳"。现代中医则将人得病的原因归结为六淫。

所谓六淫，是风、寒、暑、湿、燥、火六种外感病邪的统称。阴阳相移，寒暑更作，气候变化都有一定的规律和限度。如果气候变化异常，六气发生太过或不及，或非其时而有其气，以及气候变化过于急骤；超过了一定的限度，使机体不能与之相适应的时候，就会导致疾病的发生。于是，六气由对人体无害而转化为对人体有害，成为致病的因素。

上面我们了解了人为什么会生病，其实导致疾病的真正原因是不运动和不健康的生活方式。如果我们只把健康问题简单的交给医生是远远不够的，真正的健康源于我们对自己身体的了解和运用中医养生知识去保护它。现在，我们清楚了导致生病的原因，那么我们就应该从头到脚地梳理和认识一下人体的五脏、六腑等。

不生病是所有人的最大愿望和追求，是我们健康长寿的前提。面对疾病的困扰，人们往往会感到无助和恐惧，只能听天由命。其实，我们大可不必这样。中医理论认为，人的身体是一个有机整体，只要我们对待身体就像是对待自己的孩子一样去了解它、爱护它，用科学的知识保护它，我们就可以健康长寿。

本书以中医理论为基础，从整体和局部对人体的头部、五官、颈项、胸腹、腰背、二阴以及四肢等方面，详细介绍我们日常生活中常见的疾病和治疗疾病的一些食疗偏方、养生方法等。相信只要您学会使用从头到脚的养生方法，并能坚持一定的养生之道，就一定会拥有健康的身心和高质量的生活。

我们或许不是医生，但是我们比任何人包括医生、身边的亲人更了解自己身体各个部位的情况，因此，我们才是自己最好的医生。

编 者

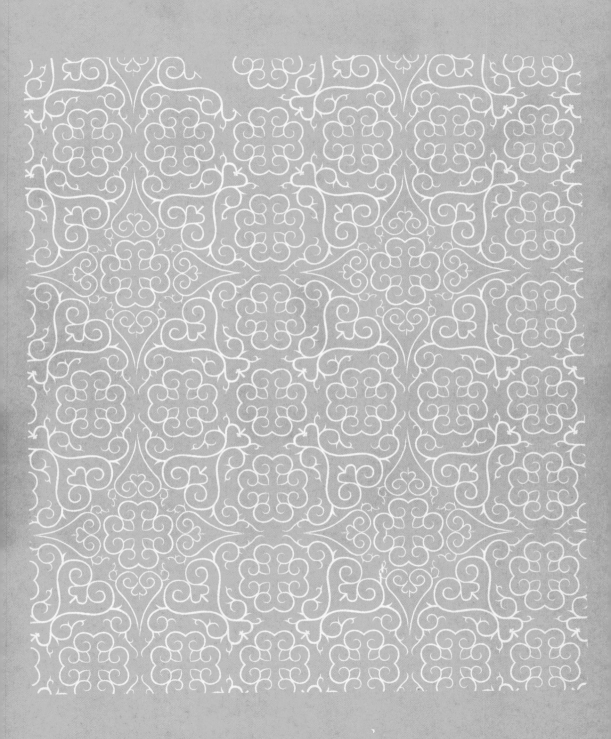

【目录】

【第五章】 腹 部

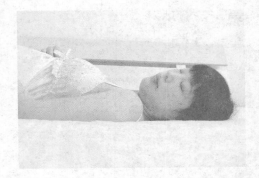

【第六章】 腰 背

【第七章】 二 阴

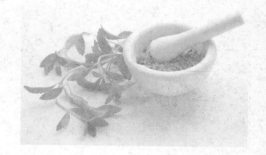

【第八章】四肢

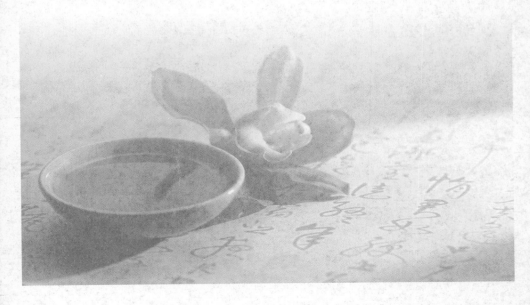

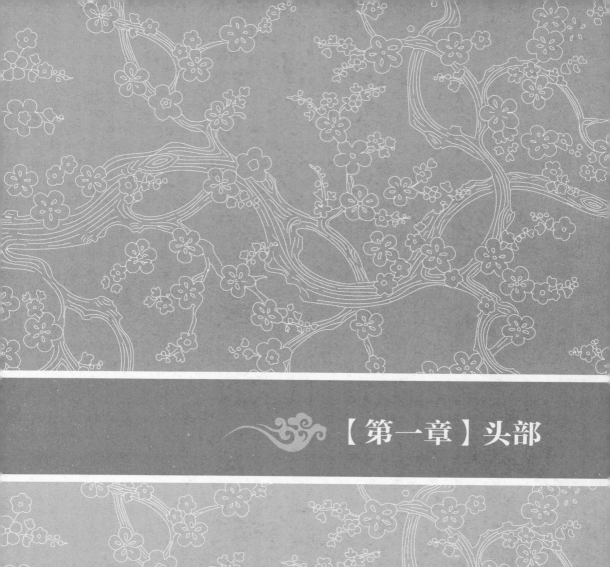

【第一章】头部

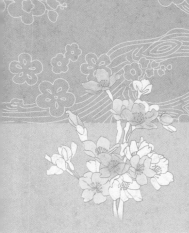

第一节　脑部

大脑是人体的总指挥，是人体最重要的器官，因此对大脑的科学养护是非常重要的。

中医认为，头为精明之府，内藏脑髓，为元神所居之处；脑为髓之海，为肾所主，肾之华在发，发为血之余；头又为诸阳之会，脏腑精气皆上荣于头。

头上的经脉有督脉，按摩督脉上行于头顶的百会穴有很多的好处，其中就有提神醒脑的作用。另外，膀胱经从头顶入脑络，它是主阳气的，现代人如果阳气太虚的话，就容易遗忘事情。如脑的经脉还有肝经、胃经，肝主藏血，胃经主输送营养，这都是我们大脑不可或缺的。大脑有一个与生俱来的特性，就是学习。所以我们不能把学习当成负担，而应主动去学习，以克服本能，解除烦恼。

 脑部常见疾病

 头痛

不少头痛患者认为头痛是小毛病，忍一忍就过去了，他们在头痛时要么躺在床上休息，要么做做头部按摩。实在头痛得厉害，就吃一片止痛药暂时缓解一下。这种硬挺的情况对于头痛的初发人群、年轻人群及男性人群表现得更明显。然而，医生告诫头痛患者，头痛绝非小毛病。头为人之元首，性命之枢机，思维之器官。头痛的危害极大，不仅影响人们的思维能力，更严重的是影响人们的身心健康与生活质量。

头痛，中医称为"头风""脑风"，痛因有内伤、外感之分。内伤有三：一为七情伤肝，肝失疏泻，致头痛；二为肾阴不足，致头痛；三为脾胃虚弱，气血亏损致头痛。外感主要是感受了风、寒、湿、热之邪，使气血运行受阻而致头痛。一般可作如下判断：前额头痛都是胃经的问题，属湿气过重引起的病；后脑痛则是膀胱经头痛，属阳虚；头顶（百会穴处）痛是比较严重的疼痛，跟肝血大虚和纵欲过度有关；两侧头痛则为少阳胆经头痛，左边痛跟肝血不足有关，右边痛跟肺气不降有关。

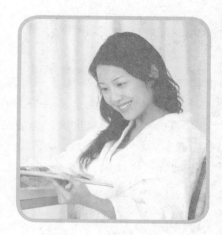

头痛临床表现：多见于女性，常于青春期开始发病，常由精神压力、刺激或月经周期引发此病，发病前患者常常先有嗜睡、倦怠、抑郁感，并可能在睡前出现闪光、暗点，还可出现面唇、肢体麻木、失语等症状，然后开始出现剧烈头痛，头涨头沉，痛得好像钻子钻或针刺一样。这种头痛常常偏于一侧，常从眼睛或前额部开始，向半侧头部扩展，也可遍及整个头部。头痛发作持续数小时或数日后逐渐减轻，常常在入睡后得到缓解。

头痛可以按照疾病的危险程度分为两类，一类是危重头痛，这类头痛必须立即到医院诊治；一类则是一些"良性头痛"，不危及生命，可以在明确诊断后进行自我治疗。

＊ 危险的信号——必须就医的头痛

突然发作的剧烈头痛	伴有发热的头痛
儿童、老年人反复发作的头痛	伴有精神或神经症状的头痛
首次发作、越来越重的持续性头痛	伴有惊厥的头痛
影响正常生活和工作的头痛	局限于某一特定区域的头痛

* 头痛常用的食疗偏方

荷叶鸡蛋汤

【原料】荷叶1～2片，鸡蛋2个，红糖适量。

【制作】将荷叶和鸡蛋洗净一起放入砂锅，加水同煮，至熟后，去蛋壳再煮1小时，去荷叶加红糖即成，喝汤吃蛋。

【功效】可养阴清热、静心宁神。适用于阴虚阳亢之头痛。

葱豉粥

【原料】葱白10克，淡豆豉10克，粳米50～100克。

【制作】粳米煮粥，粥成下葱白、淡豆豉，再煮沸即成。每日2～3次，连服3～5日。

【功效】辛温解表，祛风散寒。

龙眼煮鸡蛋

【原料】龙眼肉60克，鸡蛋2只，白糖适量。

【制作】将龙眼肉、鸡蛋洗净，共置锅内，加水同煮，鸡蛋熟后去壳再入锅煮30分钟，调入白糖即成。每日1剂。

【功效】养阴补血，宁心安神。适用于血虚型头痛。

桂圆壳红枣

【原料】桂圆壳30克，红枣50克。

【制作】将桂圆壳和红枣洗净，红枣去核，一起放入砂锅，加水文火煮2小时即成。分2次服，喝汤吃枣。

【功效】益气养血。主治气虚头痛。平肝宁神，活血止痛。

* 消除头痛的10个要素

（1）均衡膳食：均衡食谱非常有用，加强自身免疫系统。尽量少摄取咖啡因；吃复合碳水化合物（全麦面包、面食和带皮土豆），它们对减少情绪波动尤其有帮助。少吃精制的饼干、蛋糕等；吃足够的新鲜水果和蔬菜；少吃脂肪含量高的食物；慢吃，用足够的时间吃饭，狼吞虎咽只会使人更加紧张。避免陷入自我治疗陷阱，例如，多吸烟，用酒精麻痹痛苦或过量饮用咖啡。这样做只会更坏，毫无益处。

（2）保证放松时间：确保每日都有放松时间，如听音乐、阅读、洗澡、看喜剧电影来放松。此外，每日保证睡眠充足。

（3）深呼吸消除焦虑：面对纷杂环境，深呼吸最有帮助，它既可使你镇静，又可恢复精力。患者常感到疲乏、头痛、头晕，实际上是由紧张导致的。有意识地进行深度呼吸练习可有效地解除上述症状，令人神清气爽、精神焕发。练习的方法很多，最简单的操作程序是尽可能深吸一口气，气沉腹底，然后屏气，感到有点憋闷时再缓缓呼气，呼气要尽可能彻底些。如此循环 20 次左右，一般就可起到平缓紧张情绪的作用。

（4）坚持锻炼：把锻炼当成生活中的一部分。开始不需要太高难度，轻松散步即可。进行室外活动但运动量不要太剧烈，可以进行户外长距离散步、游泳、慢跑或外出旅游。注意自己心理调整之外，还可以从环境和生理的角度来调整人体，以减轻头痛及焦虑发作。

（5）纠正不良姿势：注意预防和矫正各种不良姿势，避免引起头颈和肩背部肌肉的持续性收缩，比如长期低头伏案工作，电脑操作时离屏幕过近，女士织毛衣等。职业性患者业余时间要进行放松锻炼。

（6）自我按摩与梳头：自我按摩也是一种有效的方法，用手指在太阳穴部位反复以顺时针和逆时针方向按摩 5 分钟。颈部和背部的热敷，对头皮、颈部肌肉进行轻柔的按摩，用手指压迫穴位等，这些方法可以让自己体会到精神的放松，可以减轻局部肌肉的痉挛、收缩，从而减轻头痛。常按揉太阳穴可加快局部血液循环，健脑提神，养目护耳，消除疲劳。

当你感觉太阳穴有搏动痛时，压压它可以减轻疼痛。枕后部两侧凹陷处是风池穴，可用双手中食指按揉 5 分钟。

梳摩痛点：将双手的十个指尖，放在头部最痛的地方，像梳头那样进行轻度地快速梳摩 100 下，每日早、中、晚饭前各一次，便可达到止痛目的。

（7）洗浴：可以尝试用水来缓解头痛，有试验证明，通过洗浴可获得满意效果，但是洗浴时间不能超过 20 分钟，水温不宜超过 35 ～ 36℃。有人适宜用淋浴的方法，如果头痛时感到脊背和脖子发紧发硬，可用细缓的温水水流冲洗这些部位 5 ～ 10 分钟。

（8）转移注意力：当头痛不能缓解时，可采取转移注意力的方法，如室外散步、打球、做些娱乐活动等，让自己把头痛的症状忘掉。

（9）学会闭目养神：闭目养神对于终日劳心用脑或长时间使用眼睛者大有裨益。当头痛困扰着你时可选一安静之处闭目自坐，无所思念，放松全身，烦恼顿消。也可意想广阔天空、人间万象、山水园林、乡村野趣，如此心驰神往，人身犹如沧海一粟，何必患得患失，庸人自扰？达此境界，就会精神振奋，如释重负。或者回忆以往的快乐之事，即可感到心平气和，信心倍增，对生活充满希望。

（10）坚持工作：有的患者遇到头痛时总是说我头痛难受不能工作了，有的患者一休息就是几年，老是没有信心工作，感到自己的能力特别是脑力不能胜任工作。其实这只是一种借口，你完全有能力胜任工作，你的脑力、记忆力不差，你要带着症状做事，坚持工作，任何时候都不要放弃工作。人的思想都有惰性，一旦放弃工作，就再也不想做，总感到自己能力不行，信心不足，一拖就是几年，要想重新工作很难很难。你要从工作中寻找乐趣，寻找成就感，要知道，工作着就是快乐着，失去工作比什么都烦恼。

偏头痛

我们在工作、生活中经常会碰到种种不愉快的事情，表现出生气、愤怒、激动、焦虑、紧张等情绪变化，许多人会由此感到全身不适，食欲减低，头也会隐隐作痛。这些情绪变化往往也能促使偏头痛的发作，或者使正在发作的偏头痛疼痛程度加重。

偏头痛是临床上常见的头痛类型之一。以头部神经血管功能障碍引起的反复发作性头痛为特点，发作间歇期正常。头痛发作通常是在白天，也可于夜间在睡眠中醒后发生，头痛的部位有一半以上局限于头一侧，1/4左右的患者表现为全头痛，头的任何一侧都可受累。其中近一半患者，每次头痛部位都有变化，但严重的头痛发作总是累及同一侧；另有一半的患者头痛固定在一侧。还有少数患者的头痛部位是在枕部和头顶部，甚至有面部和颈部疼痛的。因此，不能只根据头痛的部位就作出偏头痛的诊断。

＊ 偏头痛常用的食疗偏方

疏肝止痛粥

【原料】香附9克，玫瑰花3克，白芷6克，粳米或糯米100克，白糖适量。

【制作】将香附、白芷水煎取汁，再将粳米洗净后加入药汁和水，煮至水沸，将漂洗干净的玫瑰花倒入，用文火慢熬10分钟，服时加糖。早晚空腹服食。

【功效】此粥具有疏肝解郁、理气止痛之功效，能防治偏头痛，经常服用能明显减少偏头痛的发作次数。

绿精茶

【原料】绿茶1克，谷精草10克，蜂蜜25克。

【制作】将绿茶和谷精草放入锅内加水

煮沸5分钟，去渣，加蜂蜜。每日1剂，不拘时饮服。

【功效】此茶具有祛风止痛之功，适用于各种偏头痛。

川芎荜拔炖鱼头

【原料】鱼头1个（约90克），川芎15克，荜拔3克，生姜少许。

【制作】将鱼头洗净、去鳃；川芎、生姜洗净。把全部用料一起放入炖盅内，加开水适量，炖盅加盖，文火开水炖2

小时，调味即可。随量食用。

【功效】适用于偏头痛。

菊花白芷茶

【原料】菊花、白芷各9克。

【制作】将上二味研成细末，开水冲泡。不拘时饮服。

【功效】此茶具有祛风平肝、解痉止痛之功，适用于偏头痛。

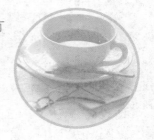

✳ 偏头痛的物理疗法

理疗就是在物理因子作用下，通过神经反应——激素调节的途径，动员自身的力量达到医疗和保健的目的。理疗所应用的物理因子包括人工和自然两类。前者有光、电、磁、声、氧气等，后者包括矿泉、日光、空气、海水等。

在偏头痛发作期使用氦-氖激光，对缓解疼痛、改善睡眠和减轻焦虑不安等症状有明显作用。每日进入高压氧舱，吸氧1小时左右，10日为1个疗程，对偏头痛也有较好的治疗作用。电疗法，作用于太阳、头维、百会、阳白、下关、风池、风府等穴位。或于上述穴位处进行磁穴疗法及电兴奋疗法，均有较好疗效。

此外，美国专家最近提出一种解除偏头痛的简易疗法，效果很好。犯偏头痛时，把双手浸泡在一盆热水中。在此过程中，要不断加入一些热水，以保持水温。半小时后，头痛逐渐减轻，甚至会完全消失。偏头痛是由于脑血管充血膨胀，压迫脑神经而出现的头痛。双手浸泡在热水中以后，手的血管膨胀，血液流聚于手部；脑血管充血量相对减少，血管的膨胀也相应减少，对脑神经的压迫也减轻了，痛感便逐渐消失。

紧张性头痛

对于紧张性头痛而言，长期的焦虑、忧郁、紧张等情绪变化是导致这种头痛的主要病因。早在1953年，就有人发现几乎所有的紧张性头痛患者都有明显的焦虑，表现为明显的心理紧张、情绪不稳定、忧郁、压抑，如果在情绪不稳定的情况下进行治疗也很难取得效果。

紧张性头痛，以往称为肌收缩性头痛，主要为颈部和头面部肌肉持续性收缩而产生的头部压迫感、沉重感，大多头部有"紧箍"感。在新的国际头痛分类中将精神性和肌收缩性头痛统称为"紧张性头痛"。其临床表现为：

（1）90%以上的紧张性头痛患者为两侧头痛，多在两颞侧、后枕部及头顶或全头部。头痛表现为钝痛、胀痛、压迫痛、麻木感和束带样紧箍感。

（2）头痛强度为轻至中度，很少因头痛而卧床不起或影响日常生活，但会长年累月地持续性疼痛，其症状可回溯10～20年。

（3）整日头痛，并且一日内可逐渐增强或逐渐减轻。因应激、生气、失眠、焦虑或忧郁等因素头痛阵发性加重。

（4）常伴有恶心，甚至呕吐。极少伴有失明、视物模糊，但严重时可有闪光点或闪耀城堡样光谱。

＊ 紧张性头痛常用的食疗偏方

鹿蓉炖猪肘

【原料】鹿角片10克，肉苁蓉10克，熟地黄12克，猪肘1只（重500～700克）。

【制作】将鹿角片、肉苁蓉、熟地黄用纱布袋装好，紧袋口。锅中放水把猪肘浸没，大火煮沸，去浮沫，加姜块、葱段，中火煮沸10分钟，捞去姜、葱，放入药袋，置文火上煨2小时，加盐、味精调味，即可食用。

【功效】温肾壮督，补脾舒筋。主治紧张性头痛。

天麻白鸽煲

【原料】天麻10克，白芷6克，乳鸽1只（约重200克）。

【制作】先将天麻、白芷装入纱布袋，扎紧药袋口。乳鸽宰杀，去毛、杂件，洗净，先用沸水焯一下，去浮沫，原汁中加药袋、大茴香、姜、葱、胡椒，大火煮沸后，移置小火上煨2小时，加味精调味后，即可食用，喝汤及食乳鸽。

【功效】平肝熄风，温经止痛。主治紧张性头痛。

辛芷乌鱼汤

【原料】细辛3克，白芷9克，制草乌3克，鲫鱼1条（约重250克）。

【制作】细辛、草乌、白芷3味洗净，加水煎汁，去渣备用。鲫鱼，去鳞、鳃、内杂，洗净血水。起油锅，待油温六成热，鲫鱼入锅稍煸，加黄酒、生姜、葱段、水适量，中火煮沸，小火浸炖，待汁呈乳白色，加盐、药汁、味精，再煮沸，放入胡椒粉，即可食汤、鱼肉。

【功效】温经散寒，补脑止痛．

＊ 按摩缓解紧张性头痛

（1）治疗紧张性头痛的自我按摩疗法：自我按摩是一种不受时间、地点等条件限制的简易疗法，若能每日安排一定时间，认真地按摩，花上10～20分钟，每日1～2次，定能取得理想疗效。

按摩选穴：太阳穴、百会穴、风池穴。

按摩方法：

① 先用双手食指的第二指节内侧缘推、抹前额20～30次。

② 再用拇指指腹（或中指端）揉太阳穴30次。

③ 以拇指指腹（或指端），沿颞部的两侧靠近（耳朵上方的部位）两侧向后推、抹30次。

④ 用手中指揉百会30次；用拇指指端揉两侧风池穴30次。

每次需10～20分钟，操作时要认真到位，手法轻和柔匀，刺激量均衡持续。

（2）预防紧张性头痛发作的按摩疗法：以揉、搓、摩、擦、轻拍等刺激较轻的手法为主，可以选用自我按摩办法来防止头痛发作。

按摩选穴：印堂穴、攒竹穴。

按摩方法：

① 取坐位，将双手食指屈成弓形，第二指侧面紧贴印堂穴，由眉间沿眉弓上沿向前额两侧抹（每分钟40次），使局部有热感。

② 将双手拇指分别按在攒竹穴上，有节律地按、揉1分钟，使局部产生酸胀感。

③ 再将拇指按在印堂穴上（交替进行有节律的揉、按），以有酸胀感为度。

④ 用双手拇指找准风池穴按、揉，有酸胀感后双手拇指向上方用力点按，并有节律地颤动，以加强酸胀感，持续1分钟。

⑤ 再将手掌摊开，用掌根大面积按在穴位上，有节律地顺时针方向轻轻揉动，每分钟约50次，至局部热、酸、胀感明显为度。

⑥ 睁眼前视，咬牙，用掌心拍击头顶（囟门）处，有节律地拍打50次左右。

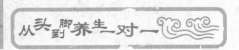

⑦ 再微闭双眼，两掌紧贴面部，自上而下地摩擦，速度适中，每分钟 60 次左右，自觉面部发热，血流贯通为止。

⑧ 最后用拇指与其余四指，交错地（左手提拿右肩，右手提拿左肩）反复拿、提肩井穴及周围肌肉组织，共 5～10 次，以有酸、胀、麻感为度。

此法易学易做，每次需 10～15 分钟，每日按摩 1 次，最好在早晨空气新鲜时做。

（3）治疗紧张性头痛的他人按摩疗法：此法一般需专业人员操作，如果家人能掌握要领也是可以使用的。

按摩选穴：太阳穴、印堂穴、百会穴、风池穴。

按摩方法：

① 令患者端坐（或俯卧），用指或掌在疼痛明显处及颈、肩部，轻施推法，以局部感到轻松为度，需 3～5 分钟。

② 接着用掌根轻揉痛处及颈、肩部肌肉，边揉边按压。

③ 再推背部夹脊，自上而下，边推边点，使局部产生热、酸、胀感，共 3～5 分钟。

④ 用指尖端掐合谷、太阳、印堂及阿是穴，使觉轻松并有酸胀感，共 2～3 分钟。

⑤ 然后在肩、背部用滚法，使肌肉松弛，再施搓、揉，气血调匀，约 5 分钟。

⑥ 最后，以一指弹点百会穴、风池穴，使头痛缓解。

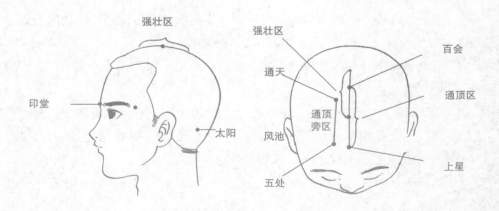

✳ 紧张性头痛的药浴疗法

洗浴疗法，尤其是药浴疗法，对治疗紧张性头痛是有效的，因为它既有温热散寒之功，又具湿敷作用。

生姜、洋葱熏洗法：把生姜 50 克，洋葱 50 克，切碎，捣汁，放入盆中，加热水 1000 毫升。先趁水热蒸熏头部，待水温在 50℃ 左右时擦洗太阳穴及前额，各 5 分钟，每日可洗 2～3 次，3～5 日为 1 个疗程。

白芷、苍术熏蒸法：将白芷 20 克，苍术 15 克，晚蚕沙 30 克，葛根 30 克等药物混合放锅内，加水 3000 毫升或更多一些，用中火煎至 2000 毫升时，可用厚纸（牛皮纸或加盖）密封锅口，并在其中剪一小孔，将痛处对准小孔熏蒸（如果是整个头痛者，只需闭目对锅口，上覆毛巾，接受熏蒸），每次 10 分钟，蒸后擦拭患部，避风保暖，每日 2 次，5～7 日为 1 个疗程。

熏蒸时注意保持距离，并停止加温，以免烫伤。

川芎、大蒜浸洗疗法：将川芎 10 克，藁本 10 克，防风 10 克，当归 5 克，大蒜 1 枚，加水煎 15 分钟，取药汁，趁热用纱布（7～8 层）蘸透后平摊头痛处，并另用一块纱布不断地蘸热药汁淋渍其上，保持湿度和热度，每次 10～20 分钟，每日 2 次，5～7 日为 1 个疗程。

✳ 气功疗法

紧张性头痛的气功疗法的选择以自然、放松为要领。

【气功疗法一】

仰卧于床上，双腿微叉开，舌顶上腭，微闭双目，排除杂念，以意领气，从百会穴下达丹田，呼吸则取自然深长调息，5 分钟后，气从丹田上提，运行至痛处（阿是穴），同时用一个手指按在痛处轻轻叩、点，意念指下有真气导通经络，使疼痛消失，练 5～10 分钟后，缓缓收功。每日早、晚各练 1 次，每次需练 10～15 分钟。

【气功疗法二】

正位端坐，微闭双目，摒弃杂念，调整呼吸，舌舔上腭，然后意守膻中，气自膻中（亦称上丹田）缓缓上升至百会穴，再从百会处行至疼痛处，以意贯通，使气从太阳穴导出邪气，约练 5 分钟，再意念清气由太阳吸入，上引至百会穴，缓慢下行，经喉而归入膻中，复由膻中下引，气归丹田，练5～10钟。每日早晚各练1次，每次练10～15分钟即可。

【气功疗法三】

站立，双足分开，与肩同宽，两膝微屈（弯屈度可随意增减），两臂缓慢下垂，放于身体两侧，集中思想，排除杂念，入静，微闭双目，调息以普通呼吸法均匀呼气和吸气2分钟。提起双手，手心向下，两肘微弯曲，与脐平，双肩彻底放松，上半身向左、右两侧微微伸展，直腰，臀部似向下坐姿势，此时意念气自丹田上升，经膻中，循咽上行，直至痛

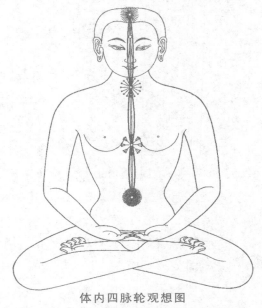

体内四脉轮观想图

头顶大乐轮
有32个脉瓣瓣端朝下
宝瓶灌顶－消业障－俱
生喜白色水为主

喉间受用轮
有16个脉瓣瓣端朝上
秘密灌顶－消烦恼－极
喜红色火为主

心间正法轮
有8个脉瓣瓣端朝下
智慧灌顶－消所知－胜
喜蓝色为空性

脐下四指处幻化轮
有64个脉瓣瓣端朝上
句灌顶－消习气－喜黄
色土为主

处，以气贯通后，复由原路回归，沉入丹田，5～10分钟。头部端正，颈部不弯，双眼内视正前方，全身松而不懈，持续5分钟后，缓慢收势，练功完毕。每日早晨练1次。

眩晕

眩晕即指眼花头晕，轻者闭目即止，重者如坐车船，不能站立，伴恶心、呕吐，甚则昏倒等症状。本症可出现于多种内科疾病中，常见于高血压、贫血、美尼尔综合征（梅尼埃病）等病。

眩晕分为本虚和本虚标实两类。本虚常由阴亏、气血亏虚、髓海不足等而致眩晕；本虚标实多为肝阴亏虚，肝火上扰，或脾胃虚弱，痰浊中阻而致眩晕。中医认为，眩晕主要是跟肝经有关，其中眩是指两眼发黑，晕是指天旋地转，跟气血虚导致的供血不足有关。

* 眩晕常用的食疗偏方

菊花冰糖粥

【原料】鲜菊花20克，冰糖30克，大米100克。

【制作】将鲜菊花去蒂，阴干，研为细末，冰糖捣碎，大米淘洗干净，备用。锅内加水适量，放入大米煮粥，快熟时加入菊花末、冰糖末，再稍煮即成。每日2次，连服1个月。

【功效】菊花有散内清热、平肝明目、调利血脉等功效。适用于眩晕、头痛、目暗。

龙眼肉丝粥

【原料】龙眼肉25克，瘦猪肉60克，大枣6枚，大米100克。

【制作】将瘦猪肉切成小块，大米淘洗干净，备用。锅内加水适量，放入大米、大枣、猪肉块、龙眼肉共煮粥，熟后即成。每日1次，连服10～15日。

【功效】龙眼有补心健脾、养血安神、补精益智等功效。猪肉有滋补肾阴、滋养肝血等功效。适用于久病体虚、消瘦、头晕眼花等。

远志枣仁粥

【原料】远志10克，酸枣仁10克，粳米100克，红糖适量。

【制作】将粳米淘净入锅，加适量清水煮沸，加入远志、枣仁，继续煮至粥熟，加红糖调味食用。

【功效】远志为安神益智之药，善治心悸、健忘、失眠、心神不安等症；枣仁具有宁心安神、养肝健脑之功效，对眩晕症有良好食疗作用。

葱白糖枣汤

【原料】葱白7根，大枣15枚，白糖50克。

【制作】上料煮汤服食。每日1剂，睡前服下。

【功效】益气养血，祛风安神。适用于神经衰弱所引起的眩晕、失眠、烦躁不安等。

雪梨山楂汤

【原料】雪梨60克，山楂、百合各30克，白糖适量。

【制作】按常法煮汤食用。每日1剂，连服10日为1个疗程。

【功效】清热除烦，养阴泻火，生津止渴。适用于阴虚火旺，热病后阴虚，以及体质偏热而引起的头晕目眩、头痛、失眠、烦躁、口苦、咽干等。

丁香姜末糖

【原料】丁香粉5克，生姜末30克，白糖50克。

【制作】将白糖加水少许，放砂锅内，文火熬化，再加丁香粉、生姜末调匀，继续熬至挑起不粘手为度。另备一大搪瓷盆，涂以香油，将糖倾入摊平，稍冷后趁软切成50块，随意食用。

【功效】和中化痰，降逆止呕。适用于眩晕。

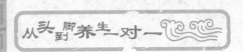

＊眩晕的防治保健

（1）运目。双眼向上、向下、向左、向右，按顺时针与逆时针方向各旋转10次，然后，双眼紧闭后迅速地张开，反复3～6次。

（2）鸣天鼓。双手掌心紧紧地捂住耳朵，用食指与中指相互弹击后脑部18次，然后，双手掌心捂住耳朵再迅速地松开，反复3～6次。

（3）转颈。双眼微闭，颈部向前、向后、向左、向右，按顺时针与逆时针方向各旋转10次。

（4）耸肩。双眼微闭，双肩耸起下落反复10次，再向前、向后旋转各10次。

（5）双臂画圆。自然站立，目视前方，双臂自然垂于体侧。首先，右臂向前、向下、向后、向上画圈旋转，然后向后、向下、向前、向上画圈旋转，左右臂各操练10次。

（6）转腰。双脚分立，与肩同宽，双手叉腰，四指在前，拇指在后，腰部按顺时针及逆时针方向各旋转10次。

∾❀ 失眠 ❀∾

失眠又称不寐，是指睡眠时间不足或睡眠质量不佳。轻者入寐困难，寐而易醒，醒后不能再寐，时寐时醒等，严重者则整夜不能入眠。失眠有偶然性失眠和习惯性失眠之分。偶然性失眠是由偶然因素引起的一时性失眠，不属病态；长期、反复的失眠称为习惯性失眠，具体又有原发性失眠和继发性失眠之分，均属病态。失眠一般可划分为：

（1）起始型失眠，又称入睡困难型失眠。特点是每逢夜晚精神倍增，上床后辗转反侧，毫无困意，直至夜半方觉困倦，才能勉强入睡。清晨不欲起床，上午精神欠佳，此类型者又被称为猫头鹰型，多见于青壮年之人。

（2）间断型失眠，又称熟睡困难型失眠。特点是入睡不难，但睡眠程度不深，夜间常因做梦惊醒，或被微弱动作惊醒，醒后久久不能入睡。此类型症者甚感焦虑痛苦，常见于体弱久病或个性特殊之人。

（3）终点型失眠，又称早醒型失眠。特点是清晨未至早已醒来，或后半夜醒后再难入睡；白天精神疲倦，时常打盹，午后精神方见好转，常见于高龄老人及脑动脉硬化者。诊断早醒型失眠除了依据睡眠时间外，还要根据睡眠质量综合判断。如有些老人素来早醒，醒后十分精神，终日不觉困倦，尽管睡眠时间不足，亦不属于失眠范畴。

中医认为失眠原因有三条：

一是心肾不交。如果人的心火上炎，肾水下行，就形成了一个心肾分离的象，心肾分离就会造成人到晚上想睡睡不着，白天又特别疲倦，两腿发沉。心肾不交造成的失眠较难治疗。过去用几剂酸枣仁汤，再或温胆汤就能治好，但现在还用这些药已经没有明显效果。因为现代人的生活比古代人复杂得多，很多人的失眠都与长期熬夜有关。每日晚上11时至凌晨1时，是胆经该休息的时候，而人们总是不在此时间睡觉，就会慢慢地出现心肾不交的状况而导致失眠。

二是血不足。血不足也会造成失眠。中医里有一种说法叫做中焦受气，中焦就是我们的脾胃。人的血从何而来？血实际上从脾胃来，血是一种能量，代表着一种动能，输布四方，供人体所需。如果脾胃不好就会造成血不足，血不足且不能上输于脑的话，睡眠肯定会不好了。补血的最佳办法是养护好我们的脾胃。

三是胃不和则卧不安。假如晚上吃得太多，也会造成失眠。人活一口气，气是用来睡觉的，也是用来消化食物的。如果晚上吃得过多，气就会受到中焦阻隔，阳气不能上输于脑，造成失眠。所以晚饭只吃八分饱对睡眠是有好处的。

＊ 失眠常用的食疗偏方

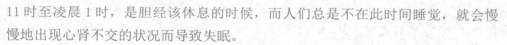

茼蒿鸡子粥

【原料】茼蒿120克，鸡蛋1个，大米100克，蜂蜜30克。

【制作】将茼蒿洗净，切成碎末，大米淘洗干净，备用。锅内加水适量，放入大米煮粥，八成熟时加入茼蒿末，再煮至粥熟，打入鸡蛋，调入蜂蜜即成。每日1～2次，连服20～30日。

【功效】茼蒿有和脾利湿、清心养胃等功效。鸡蛋有滋阴润燥、养血熄风、宁神定魄等功效。适用于失眠多梦，心神不宁。

大枣葱白粥

【原料】大枣14枚，葱白、大米各50克，蜂蜜30克。

【制作】将大枣洗净，去核，葱白洗净，切成碎末，大米淘洗干净，备用。锅内加水适量，放入大枣、大米煮粥，五成熟时加入葱白末，再煮至粥熟，调入蜂蜜即成。每日1次，临睡前服食，连服1个月。

【功效】大枣有补脾养胃、养血安神等功效。葱白有通阳开窍、祛风活络、清肺健脾等功效。适用于烦躁不安、失眠。

糖渍龙眼肉

【原料】鲜龙眼500克，白糖50克。

【制作】将鲜龙眼去皮和核，放入碗中，加白糖，上笼蒸，晾3次，致使色泽变黑。将变黑的龙眼肉拌白糖少许，装入瓶中即成。每次服龙眼肉4粒，每日2次。

【功效】养心安神。适用于病后体弱及心血不足所致的失眠、心悸、健忘等。

白糖炖梨

【原料】鸭梨3枚，砂糖25克。

【制作】将梨洗净，去皮，切片，加水适量煮20分钟，以白糖调味，分2次服用，饮汤食梨。

【功效】清热化痰，和中安神。适用于痰热忧心或热病津伤、心失所养的失眠、烦闷之症。

小米瓜子粥

【原料】小米60克，葵花子30克，蜂蜜25克。

【制作】将小米淘洗干净，备用。锅内加水适量，放入小米、葵花子煮粥，熟后调入蜂蜜即成。每日1次，临睡时服食，连服1个月。

【功效】小米能滋肾健脑，葵花子可安定情绪。适用于心烦失眠。

＊ 失眠防治的5个要素

（1）消除病因。针对引起失眠的病因，采取相应措施，特别是由起居、环境因素导致的失眠，对不利因素加以改进，就可以有效地防治失眠。对其他疾病引起的继发性失眠，应当首先治疗原发病，如因瘰痒引起的失眠，治愈了瘰痒，失眠也就迎刃而解了。

（2）调整心态。平时注重精神修养，淡泊名利，清心寡欲，难得糊涂，避免七情过激，心态平和，情绪乐观。临睡前放松精神，利用自我暗示方法，建立自信心，形成条件反射，上床即睡。

（3）锻炼身体。体育锻炼不仅可以增强体质，改善心、肺、大脑功能，对失眠亦有一定的防治作用。在睡前两小时左右选择一些适宜项目进行身体锻炼（如散步等），至身体稍发热，微有汗出，略感疲劳为止。劳则思息，动后欲静，可有效促进睡眠。

（4）练功催眠。失眠者可于睡前练卧功，调匀呼吸，全身放松，排除杂念，即可入静安眠。亦可在临睡前进行穴位按摩，如按揉内关穴、神门穴、足三里穴、三阴交穴，以及交替揉搓涌泉穴，均有助于催眠。

（5）药食助眠。安眠药虽对治疗失眠有效，但不要轻易使用。经常服用安眠药容易产生依赖性、成瘾性、耐药性，而且对肝、肾、脑及造血系统产生不良影响，甚至引起药物中毒。中药对失眠有良好的治疗作用，且无明显的不良反应，特别是中成药还具有服用方便的特点。常用的中成药有养血安神丸、神经衰弱丸、孔圣枕中丹、天王补心丹、柏子养心丸、人参归脾丸、枣仁安神液、安神健脑液、五味子糖浆、解郁安神颗粒等，可以随症选用。

一些有益安神的食物，也可作为辅助治疗之品，如茯苓、灵芝、桂圆、莲子、百合、核桃、大枣等均有一定的安神作用，可用熬粥、煲汤、泡茶、做糕点的形式以利食用。

高血压

高血压是指由体循环动脉血压升高所致的一种综合征，属原发性高血压，占高血压发病人数的绝大部分。继发于某些疾病而引起的高血压，属继发性高血压，又称症状性高血压。高血压以血压超过正常标准，常见头晕、头痛、胸闷、乏力等症为主要临床特征，可并发心脑肾等脏器不同程度的器质性损害。高血压的发病，与遗传、年龄、职业、环境、饮食习惯及生活习性等诸种因素的影响密切相关。中老年人为主要患病人群，精神紧张及剧烈活动常诱发血压突然升高。

中医古文献中无高血压的名称，但有关高血压症状的记载，散见于"眩晕""头痛""肝阳""肝风""中风"等论述中。如《素问·至真要大论》说："诸风掉眩，皆属于肝。"《诸病源候论》说："肝气胜为血有余，则病目赤善怒，逆则头晕，耳聋不聪。"综合起来讲，高血压在中医里被认为是一种人体自身功能调节的正常反应。我们脑部出现血栓这类末梢不通的情况，人体就会通知神经中枢，通过加压的方式把血给泵上来，以解决心、脑、肾对血液能量的需求问题。高血压的出现是跟人体元气虚弱和脏腑功能衰退密切相关，是在提醒人们该注意休息和适当调整了。

从高血压的发病原因上来说，跟肝肾两个脏器的亏损有非常密切的关系。比如：性生活过度会伤肾；郁闷、发怒会伤肝；工作紧张、压力过大也会造成肝肾损伤。那么肝肾损伤为什么会形成高血压呢？当肝和肾的功能开始出现衰退的时候，脾的输布功能减弱，我们血液中的湿邪就代谢不掉，就会逐渐导致血液黏稠，血的流速减弱就会出现大脑供血不足，人体自身就会通过加压的方式泵血上来，而肺的肃降功能丧失，脾土又不能生肺金，这样就产生了高血压的问题。

＊ 高血压的诊断标准

根据 1999 年世界卫生组织（WHO）修订标准确定。

Ⅰ级高血压（轻度高血压）

- 收缩压：18. 67 ～ 21. 20kPa（140 ～ 159mmHg）
- 舒张压：12. 00 ～ 13. 20kPa（90 ～ 99mmHg）

临界高血压

- 收缩压：18. 67 ～ 19. 87kPa（140 ～ 149mmHg）
- 舒张压：12. 00 ～ 12. 53kPa（90 ～ 94mmHg）

Ⅱ级高血压（中度高血压）

- 收缩压：21. 33 ～ 23. 87kPa（160 ～ 179mmHg）
- 舒张压：13. 33 ～ 14. 53kPa（100 ～ 109mmHg）

Ⅲ级高血压（重度高血压）

- 收缩压≥ 24. 00kPa（180mmHg）
- 舒张压≥ 14. 67kPa（110mmHg）

＊ 高血压常用的食疗偏方

茼蒿玉米粥

【原料】鲜茼蒿 150 克，玉米糁 100 克，咸鸭蛋 1 个。

【制作】将鲜茼蒿洗净，切成碎末，备用。锅内加水适量，烧开后撒入玉米糁（边撒边搅拌，以防粘底），煮至八成熟时，加入茼蒿末，再煮至粥熟即成。食时佐以咸鸭蛋。每日 2 次，可长期食用。

【功效】茼蒿性平味辛，有和脾利湿、

清心养胃、利腑化痰等功效；咸鸭蛋有滋阴降火、清热化痰等功效。适用于高血压、失眠、便秘等。

鲫鱼赤豆汤

【原料】取鲫鱼2条（约500克），赤小豆30克，桑枝6克，盐、姜各3克。

【制作】鲫鱼宰洗干净，沥干水分，除尽血秽。赤小豆、桑枝、姜片同下砂锅。加入适量清水，煲至赤豆绽开。撇去桑枝，放入鲫鱼，以盐调味，滚熟即可食用。

【功效】鲫鱼味甘，性温；赤小豆味甘、酸，性平。两者皆有健脾利湿、活血排脓、清热解毒、利水退肿之功效，与可清热止痒、通络除湿的桑枝合炖，对高血压病、眩晕头痛、关节不利等均有疗效。

炝海带丝

【原料】水发海带500克，精盐、椒油各10克，青菜丝适量，醋15克，葱丝5克，姜3片。

【制作】将海带洗净，切成细丝，放在开水中焯一下捞出控干，撒上精盐、青菜丝拌匀盛盘，然后放上葱、姜，倒上醋、椒油，加热炝上即成。

【功效】海带有通经利尿、化瘀软坚、消痰平喘等功效，可用于治疗高血压、高脂血症、肾炎水肿、皮肤湿毒瘙痒诸症。适用于高血压、水肿等。

五味降压汤

【原料】紫菜1块，芹菜5根，番茄、马蹄、洋葱各1个。

【制作】将紫菜用水浸泡去沙，芹菜洗净切段，番茄切片，洋葱切丝，马蹄去皮切成片，以上5味一起放入砂锅，加水共煮半小时，加调料即成。

【功效】滋阴，平肝，降压。主治高血压。

香蕉西瓜皮

【原料】香蕉3只，西瓜皮（鲜品加倍）、玉米须各60克，冰糖适量。

【制作】香蕉去皮与西瓜皮、玉米须共煮，加冰糖调服。每日2次。

【功效】平肝，泄热，利尿，润肠。用治肝阳上亢型高血压。

＊高血压的按摩疗法

（1）足心上的健身术：取坐位于床上，用两手拇指指腹自涌泉穴推至足根，出现局部热感后终止操作，每日1～2次。或用温热的按摩器刺激整个脚底；或以可乐瓶子敲打整个脚底；或者转动足踝内外侧（即左右转动脚脖子）各50～150次，每日做2～3次。临床上足浴与按摩涌泉穴两者常配合进行。

（2）梳头按摩法：双手五指从前发际至后发际梳理5～8遍。用双手掌自太阳穴、侧头部、风池穴至肩部做推按3～5次。再在上述部位进行摩擦。按压曲

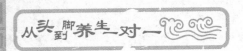

池、内关、足三里、涌泉穴各 1 分钟。一手掌放于后颈部，手指手根相对，用力自上而下地揉捏 20～30 次。俯卧，双手掌自肩背部向足跟方向做推按 3～5 次。

＊ 高血压常用的药茶

高血压是中老年人的一种常见病，本病除了应坚持药物治疗外，经常用中药泡茶饮用也能起到很好的辅助治疗作用。

菊花茶：所用的菊花应为甘菊，其味不苦，尤以苏杭一带所生的大白菊或小白菊最佳，每次用 3 克左右泡茶饮用，每日 3 次。也可用菊花加金银花、甘草同煎代茶饮用，有平肝明目、清热解毒之特效。对高血压、动脉硬化患者有显著疗效。

山楂茶：山楂所含的成分可以助消化、扩张血管、降低血糖、降低血压。同时经常饮用山楂茶，对于治疗高血压具有明显的辅助疗效。其饮用方法为，每日数次用鲜嫩山楂果 1 枚或 2 枚泡茶饮用。

荷叶茶：中医实践表明，荷叶的浸剂和煎剂具有扩张血管，清热解暑及降血压之效。同时，荷叶还是减脂去肥之良药。治疗高血压的饮用方法是：用鲜荷叶半张洗净切碎，加适量的水，煮沸放凉后代茶饮用。

槐花茶：将槐树生长的花蕾摘下晾干后，用开水浸泡后当茶饮用，每日饮用数次，对高血压患者具有独特的治疗效果。同时，槐花还有收缩血管、止血等功效。

首乌茶：首乌具有降血脂，减少血栓形成之功效。血脂增高者，常饮用首乌茶疗效十分明显。其制作方法为取制首乌 20～30 克，加水煎煮 30 分钟，待温凉后当茶饮用，每日一剂。

葛根茶：葛根具有改善脑部血液循环之效，对因高血压引起的头痛、眩晕、耳鸣及腰酸腿痛等症状有较好的缓解功效。经常饮用葛根茶对治疗高血压具有明显的作用，其制作方法为将葛根洗净切成薄片，每日 30 克，加水煮沸后当茶饮用。

莲子心茶：所谓莲子心是指莲子中间青绿色的胚芽，其味极苦，却具有极好的降压去脂之效。用莲子心 12 克，开水冲泡后代茶饮用，每日早、晚各饮一次，除了能降低血压外，还有清热、安神、强心之特效。

决明子茶：中药决明子具有降血压、降血脂、清肝明目等功效。经常饮用决明子茶可治疗高血压。用 15～20 克决明子泡水，每日数次代茶饮用，为治疗高血压、头晕目眩、视物不清之妙品。

桑寄生茶：中草药桑寄生为补肾补血要剂。中医临床表明，用桑寄生煎汤代茶，对治疗高血压具有明显的辅助疗效。桑寄生茶的制作方法是，取桑寄生干品15克，煎煮15分钟后饮用，每日早晚各一次。

玉米须茶：玉米须不仅具有很好的降血压之功效，而且也具有止泻、止血、利尿和养胃之疗效。泡茶饮用每日数次，每次 25～30 克。在临床上用玉米须治疗因肾炎引起的水肿和高血压，疗效尤为明显。

＊ 专家提醒

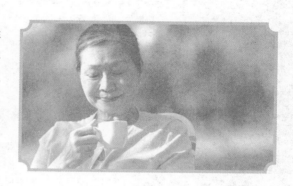

坐位测定血压是常法，但并非完全准确。严格地说，还应该测平卧位的血压，两相对照。有少部分高血压患者平卧位的血压却是正常的，他们患的高血压称体位性高血压。据资料说，国外约有 10%、国内约有 4.2% 的患者是体位性高血压者，而这类患者是不必服药控制血压的。

自行加大药物剂量以及采用其他方法，虽可较快降压，但会产生不良反应或并发症。由于血压升高到一定水平上一段时间后，机体内环境相对平衡。降压过猛，平衡被打破，感觉上会比血压高时更差。严重时会引发脑动脉血栓形成（卒中）或心肌梗死。特别是晚期高血压病患者更应该注意这种情况。

忌突然停药。突然停止服药，血压反跳回升会引发意外。血压急剧上升到危险程度时可出现一系列症状：头痛如裂、面红目赤、气急心慌、肢体麻木、视力模糊、恶心呕吐，甚至呆滞、昏迷。此时送医院是必须的，但在送医院救治前，实施一些简单的自救措施可以赢得时间，降低危险。自救方法如下：

（1）患者及家属切莫惊慌失措，搬动患者时忌动作粗野、头低脚高。

（2）铅桶（水桶）内盛热水，水量以浸没小腿为好。将双腿浸入半小时左右（冬天水要保温）。如果卧于床，可用两只热水袋加温下肢。

（3）选耳背怒涨的静脉管（无搏动感的血管），用消过毒的缝衣针挑破，放血 10 滴左右，然后用棉花压迫止血。

（4）在野外田头，速将患者平稳地移至阴凉处，并用冷水毛巾敷于头颈（后颈）部，不时调换。

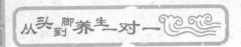

卒中（中风）

中风又称急性脑血管意外，以偏瘫、失语，甚则突然意识丧失为临床主症。本病起病急骤，往往在短时间内脑部损害症状达到高峰，如患者幸存，则神经功能恢复缓慢。其中以动脉硬化性脑梗死最为常见。本病发病率高，病残率高，死亡率高，占国人死因的第一、二位。

在传统医学中，本病又名卒中。《黄帝内经》对中风已有不少记载，当时在认识上以症状为主，描述为"偏枯""仆击"等，治疗方法以针灸为主。

中风的先兆征象表现多种多样，最常见的有以下9种：

① 头痛，与平日不同的头痛即头痛突然加重或由间断性头痛变为持续性剧烈头痛。

② 肢体麻木，突然感到一侧脸部或手脚麻木，有的为舌麻、唇麻或一侧上下肢发麻。

③ 突然一侧肢体无力或活动不灵活，时发时停。

④ 暂时的吐字不清或讲话不灵。

⑤ 突然出现原因不明的跌跤或晕倒。

⑥ 精神改变，短暂的意识丧失，个性的突然改变和短暂的判断或智力障碍。

⑦ 突然出现一时性视物不清或自觉眼前一片黑蒙，甚至一时性突然失明。

⑧ 恶心、呕吐或呃逆，或血压波动并伴有头晕、眼花、耳鸣。

⑨ 一侧或某一肢体不由自主地抽动。

中风分为出血性中风和缺血性中风。这两类中风均属中医"中风""偏枯"等范畴。

（1）出血性卒中：出血性中风是指原发性或自发性脑实质出血。临床上表现为头痛、呕吐等颅内压增高的症状和偏瘫，语言和意识障碍等神经系统病理体征。按其病理改变可分为脑出血、蛛网膜下腔出血两类。出血性卒中的病人约有80%发生在大脑半球，而其余20%发生在脑干和小脑。产生本病的常见诱因有情绪激动、气候变化、腹内压增高（如用力解大便）等。本病的预后较差，病死率很高，存活者留有严重的后遗症。

中医认为本病有内因外因之分：脏腑功能失调，气血亏虚，形成风、火、痰、瘀等病理产物，是本病发病的内因；五志过极，饮食不节，劳伤过度，气候骤变等是本病发病的外因。内外两因相合，致气血逆乱，血液不循常道，溢于脑内而发病。

需要提醒的是，长期的高血压加上顽固性头痛很容易引发中风。

（2）缺血性卒中：缺血性中风是指由于脑供血障碍引起脑组织缺血、缺氧而发生坏死、软化形成梗死的脑血管疾病，俗称"小中风"。它多发生在有高血压或动脉硬化病史的中老年人身上。很多人对它并不太在意，当成小病对待。其实，它虽名为小中风，却不是什么小病。这是因为它是中风的一个极为重要的先兆。调查研究表明，患过小中风的人患中风的可能性，要比未患过小中风者高16倍。每百名中风患者中，竟有25人曾患过小中风。可见它与中风的关系何等密切。

小中风的临床表现除了突然出现短暂的双目失明或复视或视物模糊外，还包括突然失语或吐字不清或说话困难，但"心里明白"（意识清楚），而且很快恢复正常，持续时间仅数分钟至数小时不等，最长不超过24小时，症状便消失；时常头痛，有时甚至突然晕倒，但迅速清醒；近期内出现记忆障碍，尤其是近期记忆；原因不明的智力减退，注意力不集中，工作效率下降，常无缘无故地"出差错"。上述表现都是在无任何诱因情况下，不知不觉发生的，而且历时短暂，仅几秒甚至几分钟。

调查统计资料表明，下列6种人比一般人更容易发生小中风，应特别注意。

有动脉硬化病史者；

血脂、血压和血黏度明显增高者；

体胖、缺乏运动者；

滥用降压药的高血压患者；

有中风、冠心病或糖尿病家族史者；

长期大量吸烟或酗酒者。

＊ 中风常用的食疗偏方

益母草汁粥

【原料】益母草汁10毫升，生地黄汁40毫升，藕汁20毫升，生姜汁2毫升，蜂蜜10毫升，粳米100克。

【制作】新鲜益母草、地黄、藕、生姜洗净分别捣烂绞汁，备用。用粳米煮粥，米煮熟以后，加入以上诸药及蜂蜜，煮成稀粥。每日分2次鼻饲。

【功效】本方化痰祛浊，适用于中风闭证、神志昏蒙而痰多的患者。

决明子粥

【原料】炒决明子 10～15 克，白菊花 10 克，钩藤 10 克，粳米 100 克，冰糖少许。

【制作】先将决明子放入锅内炒至微香，与白菊花、钩藤同煎取汁，去渣，与粳米煮粥，粥快熟的时候，加进冰糖即可食用。

【功效】本方清肝泻火，平肝熄风。适用于中风后遗症伴有高血压的患者。

菠菜拌海蜇

【原料】菠菜 100 克，海蜇皮 50 克，精盐、味精、香油、米醋、姜末、蒜泥各适量。

【制作】将菠菜去杂洗净，入沸水锅中焯透，捞出过凉，沥干水分，切段；海蜇皮洗净切丝，用开水烫一下，捞出过凉，沥干水分。将菠菜、海蜇皮放入盘内，加调料拌匀即成。

【功效】菠菜有敛阴润燥、养血止血、下气通肠等功效；海蜇有清热降压、软坚散结、平喘等功效。合食，可平肝清热，祛风降压。适用于中风先兆、高血压等。

生地黄粳米粥

【原料】生地黄、黑木耳各 15 克，粳米 100 克。

【制作】将生地黄切片，煮汁，过滤，备用；黑木耳泡发，洗净，撕瓣；粳米淘净。共入锅加适量水煮粥，至粥将熟时，加入生地黄汁、白糖搅匀即成。

【功效】预防中风。

＊ 中风患者的特色疗法

推拿法：取风池、肩井、天宗、肩髃、曲池、手三里、合谷、环跳、阳陵泉、委中、承山等穴，以上穴位以患侧为重点。用推、滚、按、捻、搓、拿、擦等手法，以促进气血运行，有利于患肢的功能恢复

温熨疗法：生川草乌、生南星、生半夏、麻仁、桃仁、石菖蒲、川牛膝、苍术、白芷、细辛、鸡血藤各等份，研制为末，加入葱头、生姜丝，用白酒调匀装入布袋，蒸热后对患侧肢体及患侧头面部反复温熨，每日 2 次，每袋药用 2 周。可治疗脑梗死后遗症。

拔罐法：取胸椎 2～8 夹脊穴，腰椎 1～5 夹脊穴。在家人的帮助下，患者取卧位或正坐位，选取上述穴位，常规消毒后，迅速将针刺入皮下，然后针头斜向椎体缓慢深刺，当有麻胀感觉时立即停止进针，并将针退出。然后以闪火法在针刺部位上拔罐，或用真空拔罐器吸拔。每日或隔日一次，10 次为 1 个疗程，疗程间隔 5 日。

药枕法：夏枯草 1000 克，菊花 1000 克，丹皮 200 克，川芎 400 克，白芷 200 克，共碎之，装入枕芯，制成药枕。适用于本病急性期。

气功法：导引静坐法。导引用擦掌、熨目、按阳明、转耳轮、鸣天鼓、叩齿、擦肾腰、捶环跳、掌擦脸面、擦涌泉穴，共 10 法，视患者情况行之。静坐包括跌坐、立腰、垂廉、抵腭、咽津、调息、正念、内视八要点。导引每日上午行 1～2 次，静坐每日下午行 1～2 次，每次 1 小时。

＊ 中风的针灸疗法

【体针】

取穴：主穴分二组。甲组：内关、水沟、极泉、委中、三阴交、尺泽；乙组：肩髃、曲池、外关、合谷、环跳、阳陵泉、足三里、太冲、悬钟。

配穴：分二组。甲组：吞咽困难加风池、翳风；手指屈曲不能加合谷；失语加金津、玉液；乙组：肢瘫加肩贞、后溪、风市、秩边、昆仑、丰隆；面瘫加颊车、地仓；失语加哑门、廉泉。

操作：每次取一组，主、配穴对应选用。内关，直刺 1～1.5 寸，用提插捻转手法（泻法）1 分钟；继刺人中，向鼻中隔下斜刺 5 分，用雀啄法（泻法），至流泪或眼球湿润为度。三阴交，成 45 度角进针 1～1.5 寸，采用提插补法，以患者下肢抽动为度。极泉，宜直刺进针 1～1.5 寸，提插泻法，至肢体连续抽动 3 次为度。尺泽、委中针法与极泉相同。风池、翳风，快速捻转手法运针半分钟。合谷用提插泻法。金津、玉液以三棱针点刺。

针刺得气后，持续捻转提插 2 分钟，留针 15～20 分钟。每 5 分钟运针一次。亦可接通电针仪，以断续波，强度以患者肢体抽动并感舒适为度。每日 1 次，10～15 次为 1 个疗程。

【头针】

取穴：主穴：运动区、感觉区。

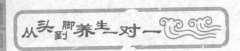
配穴：晕听区、足运感区、语言 2 区。

操作：以主穴为主，语言不利加语言 2 区；眩晕加晕听区；下肢瘫痪明显加足运感区。患肢对侧取穴，足运感区针双侧，沿头皮进针至规定深度后，以每分钟 200～250 次频率持续捻转 3～5 分钟，留针 15 分钟，或接电针仪，以500～700 次 / 分频率连续波刺激 15～20 分钟，强度以患者可耐受为宜。每日1 次，15～20 次为 1 个疗程。

【眼针】

取穴：上焦、下焦。

操作：取患侧为主，可配合腱侧。先在穴区用点眼棒或三棱针柄在眼周眶按压，寻得反应点（表现为酸、麻、胀、重或发热、发凉感），以左手指按压眼球，使眼眶皮肤绷紧，右手持 32 号 5 分针轻轻沿皮横刺或直刺，不用手法，留针 5～15 分钟。每日 1 次，15～20 次为 1 个疗程。

＊ 中风老年人的护理

如果老年人得了"中风"，生活不能够自理，作为老人的子女有责任和义务照顾好病重的老人。那么，作为子女该从何做起呢？首先要劝说老人树立信心，锻炼四肢，以免肌肉和神经发生萎缩。经常按摩各个关节和肌肉，是防止关节僵硬和肌肉萎缩的好方法。等到肢体可以主动活动时，就应鼓励老人经常坐在床上或椅子上，用脚蹬床档或踩地面，或手里转动核桃（症状轻者可用健身球）。再进一步，则可搀着老人练习站立和行走了。

有些子女怕"中风"的老人摔倒发生不幸，于是不让老人活动，这样并不妥。其实，愈是早期开始活动，肢体功能的恢复就愈快愈好，死亡率也就愈低。据统计，卧床不起的"中风"老人在 5 年内的病死率为 54.7％，而能活动的"中风"老人仅 12.1％死亡。

为了防止畸形，瘫痪老人的肢体应当用绷带、沙袋或枕头固定在"功能位"。肘部应成 90 度，腕部要放在旋前位。老人易发生足下垂，千万别拿被子直接压在脚背上，最好用支架把被子托起来，脚下再垫个枕头，使踝关节成 90 度预防褥疮非常重要。老人瘫痪后，翻身不便，往往由于骨头突出部位和床褥相压而使皮肤发生坏死性溃疡，因而要勤翻身。一般应每 2 小时翻一次身，翻身后用酒精或滑石粉轻轻按摩骨头凸出部位，以利于血液流通；用气垫或泡沫塑料垫在骨凸部位，可减轻压力。另外，还要经常为老人擦洗皮肤，在皱褶处、会阴区和臀部扑些痱子粉，以保持清洁、干燥。一旦出现压疮，可用灯泡烤干患部，涂抹紫药水，或撒中药生肌散，并压迫疮面。

老人长期卧床，食欲不好，应吃些蛋羹、豆浆、牛奶、藕粉、米粥、水饺、鸡汤、细面条等易嚼、易消化而富有营养的食物。喂饭要有耐心，咽下一口再喂一口，切不可过急，以免发生吸入性肺炎。

如果瘫痪老人不习惯于卧位排尿，出现排尿困难，可用手轻轻按摩下腹，或用热水袋敷下腹，会收到一定效果。

卧床的老人由于肠蠕动减慢，常有便秘，而便秘又往往是"中风"复发的原因，故不可等闲视之。如3日不解大便，就应在医生的指导下选用药物治疗。

对右侧半身不遂，出现听觉障碍的老人，要劝其慢慢讲话，多听收音机，多让儿孙和其交谈，以重建语言功能。当然，这个过程较慢，需要极大的耐心。

"中风"老人在恢复期死亡的原因约60%是肺炎。所以，注意室内通风，适时增减衣服、做好保暖，防止发生感冒。

照顾"中风"的老人就像照顾自己的孩子一样细心。如果"中风"的老人能得到细心照料，多数人可在一年内恢复，其中半数人可以达到生活自理。

＊ 中风的预防

（1）预防中风：就是要把中风的危险因素尽可能降到最低。控制高血压是预防中风的重点。高血压病人要遵医嘱按时服用降压药物，有条件者最好每日测1次血压，特别是在调整降压药物阶段，以保持血压稳定。要保持情绪平稳，少做或不做易引起情绪激动的事，如打牌、搓麻将、看体育比赛转播等；饮食须清淡有节制，戒烟酒，保持大便通畅；适量活动，如散步、打太极拳等。

（2）注意中风的先兆征象：一部分病人在中风发作前常有血压升高、波动，头痛头晕、手脚麻木无力等先兆，发现后要尽早采取措施加以控制。

（3）有效地控制短暂性脑缺血发作：当患者有短暂性脑缺血发作先兆时，应让其安静休息，并积极治疗，防止其发展为脑血栓形成。

（4）注意气象因素的影响：季节与气候变化会使高血压患者情绪不稳，血压波动，诱发中风，在这种时候更要防备中风的发生。

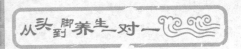

（5）中医有十个手指尖相碰法（可稍用力碰），可以缓解头部的压力；提肛法（每日100次）可以锻炼我们的肾和脾的功能，达到间接预防中风的目的；还有就是注意节欲和少生气。

* 专家提醒

约70%以上的中风患者在发生中风之前，常有下列先兆症状：

（1）头晕：突然头晕，特别是眩晕。

（2）头痛：原有头痛突然加重或持续不易缓解，尤其是头痛为跳痛或后头胀痛者。

（3）耳鸣：突然出现一侧或双侧耳鸣，可以伴有重听或眩晕。

（4）麻木：一侧肢体、面部或口周的阵阵麻木。

（5）运动障碍：一侧肢体突发无力或不灵活，步态不稳、易跌跤或一侧口角无力、流口水。

（6）语言障碍：说话吐字不清，嘴和舌间不灵活。

（7）视觉障碍：单眼或双眼阵阵视物不清，甚至暂时看不见。

（8）意识障碍：突然出现昏沉嗜睡，或者近来常有晕倒的现象。

（9）精神障碍：突然出现记忆障碍、性格改变或精神失常。

（10）抽搐：突然出现不明原因的局部或全身抽搐。

以上这些症状有些反映了血压的突然变化，有些因脑血液循环障碍而引起，或者实际上已经代表了小中风的发生，所以应当引起高度重视。当然，这些症状可以是中风的先兆，也可以是其他疾病的表现。但是，如果是有中风危险性因素或中风体质的人出现这些症状，就要充分考虑中风先兆的可能。

癫痫

癫痫俗称"羊角疯"，是一种脑神经原异常放电所致的暂时性大脑功能失调症状，分为原发性和继发性。原发性病因目前尚不清楚；继发性多见于脑膜炎、脑炎、脑血管痉挛、猪囊尾蚴病、颅内疾病、低血糖、中毒及妊娠子痫等疾病。癫痫常有下列表现。

（1）全身强直－阵挛发作（大发作）：突然意识丧失，继之先强直后阵挛性痉挛，常伴尖叫，面色青紫，尿失禁，舌咬伤，口吐白沫或血沫，瞳孔散大，持续数十秒或数分钟后痉挛发作自然停止，进入昏睡状态，醒后有短时间的头昏，烦躁，疲乏，对发作过程不能回忆。若发作持续不断，一直处于昏迷状态者称大发作持续状态，常危及生命。

（2）失神发作（小发作）：突发性精神活动中断，意识丧失，可伴肌阵挛或自动症，一次发作数秒至十余秒，脑电图出现3次/秒棘慢或尖慢波综合。

（3）单纯部分性发作：某一局部或一侧肢体的强直，阵挛性发作，或感觉异常发作，历时短暂，意识清楚，若发作范围沿运动区扩及其他肢体或全身时可伴意识丧失，称杰克森（Jack）发作，发作后患肢可有暂时性瘫痪，称托得（Todd）麻痹。

（4）复杂部分性发作（精神运动性发作）：精神感觉性，精神运动性及混合性发作，多有不同程度的意识障碍及明显的思维、知觉、情感和精神运动障碍，可有神游症，夜游症等自动症表现，有时在幻觉、妄想的支配下可发生伤人，自伤等暴力行为。

（5）自主神经性发作（间脑性）：可有头痛型，腹痛型，肢痛型，晕厥型或心血管性发作。

＊ 癫痫常用的食疗偏方

黄瓜藤汤

【原料】鲜黄瓜藤50克，川贝母（研末）1克，蜂蜜适量。

【制作】将黄瓜藤洗净切段，加水煎沸15分钟，去渣，调入川贝末，蜂蜜即成。每日1剂，15日为1个疗程，连服2～3个疗程。

【功效】清热解毒，化痰散结。适用于小儿癫痫。

缬草全蝎酒

【原料】缬草根200克，全蝎、蜈蚣各15克，60%乙醇适量。

【制作】将上述前3味捣碎，用60%乙醇作溶媒，按渗滤法，以每分钟1～3毫升的速度缓缓渗滤，至滤液渗出量达900毫升时即停止渗滤，压榨药渣，与滤液合并，滤过，并添加60%乙醇至1000毫升，贮瓶备用。口服。日服2～3次，每次服5～10毫升。

【功效】镇静，息风，止痉。主治癔症、神经衰弱、癫痫及舞蹈病等。

天麻祛风酒

【原料】天麻72克，淡全虫、炙甘草、石菖蒲各60克，当归150克，胆南星

21 克，白酒 1500 毫升。

【制作】将上述前 6 味捣为粗末或切成薄片，和白酒一同置于洁净容器中，密封，浸泡。7 日后，过滤去渣取液，即成。口服。日服 3 次，每次空腹服 20 ～ 40 毫升。

【功效】祛风活血，化痰止痉，清心开窍。主治癫痫。

复方大黄酒

【原料】大黄 1000 克，防风 500 克，白酒 1500 毫升。

【制作】将上述前 2 味共研粗粉，和白酒一同置于洁净容器中，密封，浸泡。14 日后即可过滤去渣取液备用。口服。成人每日 3 次，每次 10 毫升；10 ～ 14 岁每日 3 次，每次 5 毫升；10 岁以下，每日 1 ～ 2 次，每次 5 毫升。

【功效】熄风定惊。主治风痰壅阻型癫痫。

猪蹄猪心汤

【原料】猪蹄 2 个，猪心 1 个，鲜地榆 30 克。

【制作】将猪蹄、猪心、鲜地榆洗净入锅，加水适量，大火煮沸 15 分钟，改小火炖至肉烂汤浓，拣去地榆，加盐等调料调味即可。吃肉，饮汤。每日 1

次，每剂分 3 日吃完。连吃 3 ～ 5 剂。

【功效】可凉血止血，镇静补心。可辅治小儿癫痫。

三珍米粥

【原料】桂圆、莲子各 15 克，红枣 10 克，糯米 50 克，水、白糖各适量。

【制作】先将莲子、红枣、糯米分别洗净，莲子去皮、心，红枣去核，桂圆去壳、核取肉。然后将莲子、红枣肉入锅，加水旺火煮沸后再加入糯米、桂圆肉，继续再煮至沸，改用文火煨至糯米熟软，最后加入白糖调匀即成。每日服 2 次。

【功效】益智宁心。其中桂圆肉又名龙眼肉，久服可使人聪明，健脑，益智。

参胶糖蛋糕

【原料】西洋参 5 克，阿胶 6 克，鸡蛋黄 1 个，冰糖适量。

【制作】先将西洋参切片，加水煎煮 30 分钟。取汁备用，另将阿胶烊化后加入蛋黄调匀，再加入西洋参汁和冰糖，调匀蒸熟即成。每日 1 剂，2 次分服。

【功效】滋阴熄风，补虚平肝。用治小儿慢惊风。

＊ 癫痫发作时护理

（1）注意患者的安全，让其远离火、水、电、机器等危险地方，防止受伤。

（2）将患者平卧，头放低偏向一侧，使唾液或呕吐物流出口外，不要喂食，以免吸入肺部引起窒息和吸入性肺炎。

（3）解开衣领及裤带，以利呼吸通畅。

（4）将毛巾、手帕折叠成条状或用纱布包裹筷子塞入上下臼齿之间，以防咬伤舌头及颊部。

（5）保护抽搐的肢体以防碰伤，但不要用力按压，以免造成骨折、肌肉损伤及关节脱位。

（6）癫痫持续状态的患者应及时送医院治疗。

✳ 专家提醒

（1）患者忌参加高空、高速、高温作业和机械操作等劳动。因为癫痫有些时候没有明显的诱因也会发病，突然发作，不易预防。要是参加高空作业或在飞速运转的机器旁劳动，突然发病则易造成伤亡事故。

（2）患者忌参加剧烈的体育运动如长跑、游泳、骑车等。正因为癫痫病发作时间不固定，无法预测什么时候发病，故癫痫患者忌参加剧烈的体育运动，以防意外。

（3）患者忌吃海带等碱性食物。碱性食物（包括蔬菜等）可促使癫痫发作。海带是碱性食物之王，故癫痫患者忌吃海带，也忌多吃蔬菜。

（4）患者忌轻易停药。原发性癫痫是慢性病，疗程长，需长期服药才能取得疗效，患者在服药治疗过程中切忌轻易停药。有的患者在发作期就吃药，稍有好转即停药，结果导致病情缠绵，甚至病情恶化。

脑部保养

✳ 多吃健脑食物

饮食与大脑的关系也非常重要，健康的饮食可以使得大脑的运转更良好。所谓"脑满肠肥"，吃过多的油腻的东西，也会加速大脑的老化，因为人到了一定年纪以后，对油脂的分解能力下降了。消化不了的油脂会逐渐堆积在血管里，包括脑血管，导致动脉硬化，这也会让大脑变得迟钝。除了饮食清淡，平时用餐也要注意不要吃得过饱，因为人在进食时，消化道血管扩张，周身血液集中在胃肠道，以至脑部缺血缺氧。大脑供氧不足，会加速脑细胞的衰老。但这并非意味着吃得越少越好，如果能量摄入不足，蛋白质、核酸、乙酰胆碱和卵磷脂这些营养物质缺乏，也会出现反应迟钝、接受能力差、思维记忆能力减退。

生活中常见的一些健脑食物有：

（1）灵芝：灵芝能安神、增智慧、不忘。灵芝对于中枢神经系统有较强的调节作用，是神经衰弱和失眠患者的食用佳品，国家药典中，灵芝是安眠宁神之药。

（2）桂圆：益心脾、补气血、安神，对久病体虚、年老体弱、产后气血不足、失眠、健忘、食少乏力者有益。桂圆对脑细胞有补养作用，对大脑皮层有镇静作用，对增强记忆力、消除疲劳有效。

（3）核桃：核桃又名胡桃，含有大量的脂肪和蛋白质。据测定，每100克核桃中含有脂肪20～64克和优质蛋白质为15～20克，而脂肪中含有大量亚油酸、亚麻酸。这些物质极易被人体吸收，还是大脑最好的营养物质。一般认为，早晚各吃2～3个核桃就可以满足人体所需。

（4）蚕豆：蚕豆含有调节大脑和神经组织的重要成分钙、锌、锰、磷脂等，还含有胆石碱，有增强记忆力的健脑作用。

（5）动物骨髓：如鱼头汤、骨髓汤等。骨髓汤汤质醇厚，味道鲜美，具有填髓补脑、益智强记之功效。脑髓是人精神思维活动的物质基础，动物的骨髓可补益人之髓海，故能益智强记。

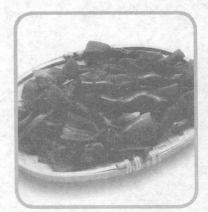

此外，健脑食物还有海带、黄豆、芝麻、南瓜、瓜子、胡萝卜、洋葱、虾、柠檬、白菜等。特别是白菜，能稳定情绪，考前食用可平稳心态。

＊多运动

《养生延命录》指出："静以养神，动以炼形，能动能静，可以长生。"说明养生之道要动静结合。

运动对于神经系统，特别是对于大脑功能的增强起着很大的作用。人在运动时，每一个动作都由大脑来指挥，调动全身各个部件协调参与完成。经常运动，能够提高大脑皮层活动的强度、均衡性和灵活性，进而提高大脑皮层的分析和综合能力。

研究显示，人脑仅占人体重的 2%，但要消耗人体 20% 的氧气。脑组织的能量主要是来源于葡萄糖的有氧氧化，如果大脑供血供氧不足，大脑就会处于"氧饥饿"状态，接受能力、理解能力、记忆能力下降，思维过程中就会出现干扰信息或思维空白性间断，注意力不能集中，甚至头晕、眼胀。因此，满足脑组织在智力活动时的血流需求量是很重要的。只有大脑的血流供应充沛，智力思维才能思如泉涌。

事实上，人们早就习惯于在思考问题时，踱来踱去地自由散步，借以促进血脉流通，加强脑的机能，提高思索能力。有的老者，手托两个核桃或铁球运转，不仅锻炼肢体使之灵活，更为重要的是通过手心的劳宫穴与"心主神明"相关联，从而起到健脑提神的作用。除此之外，打打太极拳，练练五禽戏、八段锦……均可以锻炼身心，增长智力。

＊ 做做脑部保健操

（1）闭目养神：通任督二脉。自然站立，抬头，舌抵上颚，全身放松，两目微闭，意守丹田，自然呼吸约 3 ～ 5 分钟。

（2）按揉百会穴——补神养脑、盎目养精。两手大拇指放在两个耳孔的位置，两手的中指向头顶伸直，指尖相处的地方，就是百会穴。每日按揉百会穴 3 ～ 5 分钟，对头痛、眩晕、失眠、高血压等疾病有很好的防治作用。

（3）按压风池穴——疏风通络、降压。用两手指腹以中等力度慢速按揉同侧风池穴，顺时针、逆时针方向各 1 ～ 2 分钟。

（4）按压太阳穴——通经活络、降压。用两手大拇指指腹以中等力度慢速按摩太阳穴，顺时针、逆时针各 1 ～ 2 分钟。

（5）鸣天鼓——微调耳内压，缓解耳鸣、精神紧张。两手掌按住左右耳孔，用指头放在后脑处，轻轻扣打 24 次。然后手掌骤然放开，可连续开闭放响 8 次。

（6）梳发通络——两手指分开，插入前发际，由前自后做梳发动作，反复 3 ～ 5 分钟。

（7）吞咽玉液——益肾养精。唇合齿扣，舌抵前颚，舌在口腔内上下左右旋转搅拌三次，即有津液生出，徐徐吞咽，反复上述动作 20 次。

（8）干洗眼——健脑、美容。人的眉毛上有三个要穴，即攒竹穴、鱼腰穴、丝竹空穴（祛斑）。眼角处有个瞳子（祛鱼尾纹），眼眶下有承泣、四白穴（祛黑眼圈眼袋），可以每日用指节上下一刮，每日 1 ～ 2 次，每次 2 ～ 3 分钟。

（9）干洗脸——健脑、美容。两手搓热后贴在面部，由下往上按摩 1 ～ 2 分钟至面部微微发热。头面部有多条阳经，手掌有多条阴经，手贴在脸上阴阳沟通，阴阳互补，上濡脑髓，外温养颜，互济互美。

＊ 日常生活养脑 10 原则

（1）睡足睡好：睡得好的，其大脑休息充分，营养补充较好，不易于疲劳，对提高智力水平大有帮助。

（2）多吃果蔬：维生素在脑发育及维持大脑功能中的功效是独到的，其中维生素 C 尤为突出。医学专家们指出，血中含维生素 C 量较高者，其平均智商比维生素 C 水平低者高 10% 左右。

（3）防止肥胖：体重超过标准 20% 以上，容易损害智力。原因在于剩余脂肪进入脑内，挤压脑的沟回，阻碍神经纤维增生与沟回形成，从而影响智力水平。故应重视饮食平衡，坚持体育锻炼，保持体重适中，可提高脑智力。

（4）吃好早餐：早餐对大脑的作用大于其他两餐，被专家誉为"补脑的灵丹"。忽略早餐，造成饥饿与能量不足有害健康，有损智力。

（5）避免噪声：宁静益智，噪声损脑，这是医学研究得出的结论。实验表明，高强度噪声可在数小时内使小鸡的脑细胞受损，持续接触噪声 48 小时，与耳朵连接的脑细胞开始萎缩甚至死亡。噪声不论对成人还是孩子，均影响智力。

（6）常食鱼虾：据研究，鱼虾中有丰富的优质蛋白质、锌、铁等微量元素，还含有"脑黄金"之称的 DHA。

（7）多听音乐：音乐有健脑作用，通过开发大脑潜能，提高左右脑的功能并使之趋于平衡而收到益智效果。贝多芬的名言"音乐能使人的精神爆出火花"，即是音乐与智力关系的高度概括。

（8）限吃糖类：过多食糖会使体内环境呈酸性，导致脑功能下降，出现精神不振、反应迟钝、神经衰弱。

（9）居室芳香：生活在芳香环境中的人，其视觉、知觉接受、学习能力等方面有明显的优势。日本的专家证实，柠檬、茉莉等香味能消除无精打采状态，使用脑效率提高。

（10）勤用双手：遍布双手的末梢神经与脑有着千丝万缕的联系，手指运动可显著强化脑功能。常做一些与手部锻炼有关的游戏与运动，如健身球等，有益大脑。

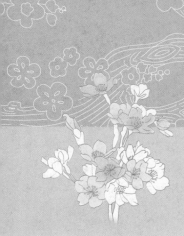

第二节　头发

　　头发位于人体之巅。丰满厚实、乌黑亮泽的头发是健康的征象。传统医学认为头发为血之余气所化生，故观察头发可以断血的盈虚。另外，肾主骨，其华在发，头发也是肾气的外候，观察头发也可以定肾气的盛衰。所以头发跟人体的两条经脉有关，即肾气和肝血。

　　头发是皮肤的附属器官，除了美容作用外还具有十分重要的生理功能。

　　（1）保护头部，缓冲对头部的伤害。

　　（2）阻止或减轻紫外线对头皮和头皮内组织器官的损伤。

　　（3）保暖和散热，散热的功能易被忽视，但中医里，头被认为是整个身体上阳气聚集的部位，所以需要头发来散热。

　　（4）排泄作用，人体内的有害重金属元素如汞，非金属元素如砷等都可从头发排泄到体外。

　　（5）判断疾病，可通过测定头发中锌、铜等微量元素含量的多少，为诊断某些疾病提供依据。

 ## 头发常见疾病

❀ 脱发 ❀

　　脱发是指头发脱落的现象，有生理性及病理性之分。生理性脱发指头发正常的脱落。病理性脱发是指头发异常或过度的脱落。随着社会压力不断增大和生活节奏的加快，环境的不断恶化，以及不良饮食的饮食习惯，伴随我们的非健康、亚健康也与日俱增，中国的脱发患者越来越多。脱发患者应多喝生水或含有丰富铁质的食品，瘦肉、鸡蛋的蛋白、菠菜、包心菜、芹菜、水果等等都是最佳的治疗食物。

脱发分为两种，一是神经性脱发，主要是精神紧张，毛囊得不到血液供应；二是脂溢性脱发，是从事紧张复杂性劳动者的常见病。中医认为脱发是因血虚生风，肝肾两虚，湿热内蕴，毛发失养所致。从保健预防角度考虑，当行养血祛风法。

常用药物有当归、川芎、白芍、何首乌、枸杞子、天麻、防风、白芷、桑白皮等。

＊ 脱发常用的食疗偏方

山楂荷叶粥

【原料】山楂60克，荷叶1张，粳米100克。

【制作】将前2味水煎取汁，对入粳米粥内即成。每日1剂，2次分服。

【功效】活血利湿，清热解毒。适用于脂溢性脱发，证见毛发稀疏秃落，并常伴皮脂溢出等。

桑椹黑豆大枣汤

【原料】桑椹、黑豆、芹菜各30克，大枣10枚。

【制作】将上4味按常法煮汤服食。每日1剂，连服15～20日。

【功效】滋阴养血，补益肝肾。适用于脱发。

首乌大米粥

【原料】何首乌30克，大米50克，冰糖适量。

【制作】将何首乌放入砂锅中煎取浓汁后去药渣，然后放入大米和冰糖。将米煮成粥即成，食用。

【功效】养血，益肝，补肾。治疗脱发。

枸杞子芝麻粥

【原料】枸杞子、黑芝麻各30克，大米100克。

【制作】将枸杞子、黑芝麻、大米分别去杂，洗净，备用。锅内加水适量，放入枸杞子、大米煮粥，五成熟时加入黑芝麻，再煮至粥熟即成。每日1次，连服20～30日。

【功效】枸杞子有补益肝肾、坚筋耐老等功效。黑芝麻有滋养肝肾、润肠通便、养血乌发等功效。用治肝肾不足所致之脱发。

龙眼木耳粥

【原料】龙眼干10枚，黑木耳15克，大米60克，红糖30克。

【制作】将黑木耳用清水泡发，去杂，洗净，撕成小片，大米淘洗干净，备用。锅内加水适量，放入龙眼干、大米煮粥，八成熟时加入黑木耳片、红糖，再煮至粥熟即成。每日2次连服15～20日。

【功效】龙眼有补心健脾、养血安神、补精益智等功效。黑木耳有补气益智、活血润燥、凉血止血等功效。适用于心脾双亏，气血不足所致之脱发、白发等。

蜂蜜桑椹膏

【原料】鲜红熟桑椹200克，蜂蜜50克。

【制作】将鲜红熟桑椹放入大碗中，用擀面杖捣烂，倒入白纱布滤汁液，然后将汁液放入瓦锅内熬至稍浓，加入蜂蜜，不停搅匀，煮成膏状，冷却后储瓶备用。食用时取1～2汤匙，温开水送服，每日早晚各服1次。

【功效】适用于须发早白，脱发，病后血虚，未老先衰等症。

外敷斑秃酒

【原料】骨碎补、何首乌各30克，丹参20克，洋金花、侧柏叶各9克，65°白酒250毫升。

【制作】将上述前5味加工成粗末，装入纱布包内，和白酒一同置于洁净容器中，密封，浸泡。每日振摇数次，放置14～21日后，过滤去渣，取其滤汁，贮瓶备用。外用。每取此药酒适量，取医用棉签蘸之涂搽患部，每日涂搽3～4次。

【功效】补肾通络，和血生发。主治斑秃、脱发等。

★ 六种保健法预防脱发

（1）双脚分立，与肩同宽。首先屈膝下蹲，接着弯腰，头部前俯，双手揉搓双脚十趾，然后复原，反复5～10次。

（2）坐在地上，双腿伸直，双手放在小腿上，上体前俯，头部向前尽量触及双脚，反复10次。

（3）首先，双臂向前上提至与肩部同高，掌心朝下，同时吸气，接着双臂向左右两侧推出，同时呼气，双眼睁大，并发出"嘘"音，反复6次。

（4）每日起床后及入睡前，坐在床上，双眼轻闭，全身放松。首先，用双手十指，从额头开始，轻轻地向后脑梳发20次；接着，双手十指轻轻地叩击整个头部30次；然后，双手掌心相互搓热，从上向下搓擦整个面孔10次。

（5）右手绕过头顶，向上提拉左耳14次，接着左手绕过头顶，向上提拉右耳14次。然后，双手掌心紧紧捂住耳朵，再迅速地松开，反复3～6次。

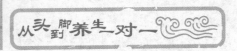
（6）双眼微闭，全身放松，首先，头部上仰、下俯各10次，接着头部左转、右转各10次，然后按顺时针与逆时针方向各旋转10次。

少年白发

头发早白除遗传因素外，一般是由长期患病，体质虚弱，营养不良所导致。"肾其华在发，发又为血之所余，血盛则发润，血亏则发枯"，这句话说的是中医所讲的肾与血、发之间千丝万缕的联系，头发的生长、脱落、润泽、枯槁，都与人的肾及气血有关系。

进入中老年期后，人的头发就慢慢开始变白了，这是由于肝血不足、肾气变虚造成的。青壮年甚至少年长白发俗称"少白头"，主要是由血热内蕴、多忧虑、精神紧张所致。

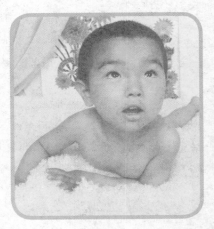

那么，"少年白发"形成的因素是什么呢？至今在医学上还尚无一个令人满意的确切答案，据研究，可能与下列因素有关：

青少年生白发，是由于头发髓质和皮质里黑素颗粒减少或被空气填充的缘故。正常情况下，毛乳头内有丰富的血管，为毛乳头、毛球部提供充足的营养，黑素颗粒便顺利合成。当黑素颗粒在毛乳头、毛球部的形成发生障碍，或虽然形成但因某种因素，不能运送到毛发中去，从而使毛发髓质、皮质部分的黑素颗粒减少、消失时，就会出现白发。

发生少年白发，一般认为与下列几种因素有关：

（1）精神因素：精神紧张、忧愁伤感、焦虑不安、恐慌惊吓等都是造成少白头的原因。现代医学认为，不良的精神因素，会造成供应毛发营养的血管发生痉挛，使毛乳头、毛球部的色素细胞分泌黑色素的功能发生障碍，影响黑素颗粒的形成和输送。

（2）营养失调：实验证明，黑鼠如果一直进食缺乏维生素等的食物，鼠毛便会变成灰白色。另外，头发色素颗粒的颜色，往往和它含的金属有关。黑头发中的色素颗粒含有铜、钴、铁等元素，假如缺少这些元素，往往出现白发。此外，缺少蛋白质、严重营养不良等，也可引起白发。

（3）患慢性疾病：一些人患有自主神经功能失调、甲状腺功能亢进、肺结核、伤寒、内分泌障碍等，也会出现白发。这是因为疾病破坏或干扰了毛乳头、毛球色素细胞的生长发育，使它失去分泌黑色素的能力，阻碍黑素颗粒的形成。

（4）遗传因素：少年白发也有一定的先天因素，在父母或家族血统中有类似的情况发生。

＊ 少年白发常用的食疗偏方

芝麻大米粥

【原料】黑芝麻25克，大米50克。

【制作】将大米洗净，与黑芝麻按常法煮作粥。经常佐餐食用。

【功效】补肝肾，养血脉。用治须发早白。

黑豆雪梨饮

【原料】黑豆30克，雪梨1～2个。

【制作】将梨切片，加适量水与黑豆一起放入锅内武火煮开后，改文火炖熟。吃梨喝汤，每日2次，连用15～30日。

【功效】本方滋补肺肾，为乌发佳品。

菟丝子粥

【原料】菟丝子、茯苓各15克，白莲肉10克，黑芝麻15克，紫珠米100克，食盐适量。

【制作】将以上药物洗干净，与紫珠米加适量的水，在旺火上煮开后，移至微火上煮成粥，加少许食盐食用。

【功效】本方滋阴补肾，乌发美发。

首乌红枣粥

【原料】何首乌30～60克，红枣3～5枚，糯米100克，红糖或冰糖适量。

【制作】先将何首乌在砂锅里煎至浓汁后，将药渣去掉，然后放入糯米和红枣，文火煮粥，待粥将成时，加入适量红糖或冰糖，再煮开即成。每日服用1～2次，7～10日为1个疗程，间隔5日再进行下1个疗程，应长期食用，方能奏效。

【功效】本方养血益气、养发、乌发。

鸡油调味

【原料】老母鸡1只。

【制作】将老母鸡开膛，洗净，以常法加水熬汤，煮4小时后晾凉，捞出汤上的浮油盛于碗内。再继续熬汤，再捞出汤上的浮油，反复多次至鸡烂，油捞净。吃饭时取鸡油拌饭菜调味，常食有效。

【功效】补肝肾，生发，乌发。主治白发。

＊专家提醒

引发少年白发的原因是多方面的，其发生的迟早、多少和进展的快慢因人而异；并受环境、营养条件的影响和遗传的控制。少年白发可否变为黑呢？实践证明，白发并非不可逆转，只要毛乳头里的毛母细胞正常存在，去除某些障碍或致病因素，头发仍然可以变黑。因此，不必为了自己有些白发而过分烦恼，否则可能造成恶性循环、只会产生更多的白发。

头发的保养

＊头发养护5法

（1）饮食养护法。头发生长需要营养素，如蛋白质、脂肪、氨基酸及微量元素锌、铁、钙等。鱼肉、蛋、乳等含有丰富的碘；动物肝、牛肉、牡蛎、花生、马铃薯、萝卜、粗面粉含有丰富的铁；乳类、鱼类、虾皮含有丰富的钙。常吃这些食物，可使头发光泽柔润而富有弹性。另外，芝麻中含有丰富的胱氨酸、硫丁氨酸是促进头发健美的美容品，骨头汤中含有类蛋白质骨胶原，有强身健发的作用。每日吃一个鸡蛋，能防止白发和头发枯黄。

（2）按摩梳理养护法。发乃血之余，只有头皮血运充足，才能有一头乌黑亮丽的头发，按摩头部可调节皮脂腺分泌，促进头发的血液循环和新陈代谢，使头发润泽健美。常梳头发有按摩的功效。梳子最好选用骨质、木制品，梳齿宜钝而稀，梳发时不可用力过猛，亦可用五指代替梳子梳理。

（3）洗头养护法。正确的洗发方法是头发健美的重要环节，不能把洗头看成是一种十分简单的事而不予重视，正确的洗头方法是：

洗头前先按摩头发，接着将头发梳理通顺，以免洗时脱落。水温在30～38℃为宜，先将头发全部浸湿，再将适量洗发剂均匀涂在发上。用指尖轻揉头发，用指甲均匀地搔抓，然后用手指梳理发丝，让污垢溢出。用清水冲净头发，用干毛巾擦去水分并自然晾干。洗后，搽些有保护作用的发乳或发油滋润头发，一般情况下，以一周洗一次头为宜。

（4）护发用品养护法。正确使用护发用品也是保持头发健美不可缺少的一环。干性发质、过软发质、碱性发质不宜使用去污力较强的洗发剂或弱酸性洗发剂，洗后应使用发乳、护发素，使发丝保持油亮光滑而黏腻；油性头发最好洗用硫黄香皂，以抑制皮脂腺的分泌和杀灭细菌，洗后使用去屑水，用时配以药性发乳，可防止头皮屑过多和头皮瘙痒；酸性头发应使用止痒剂；羊卷发发质较软，可用发乳护发，最好配以固发剂，染发者最好用含氨的香波洗发。

（5）防止发病养护法。白发（少年白）和脱发是两种主要的头发病，若是精神因素引起的白发或脱发，应消除精神压力，振作精神；营养缺乏引起的应立即停止使用致病药物。肥胖性脱发可使用硫黄香皂洗头，平时多吃蔬菜、水果，少吃脂肪。洗头次数不要太勤。甲状腺机能亢进或过低，以及女性激素分泌过少等引起的脱发或白发，可服用雌性激素类药物，使内分泌趋于平衡。

＊ 使头发变得光亮的妙招

（1）醋蛋。洗头时，在洗发液中加入少量蛋白，并较轻按摩头皮，会有护发效果。同时，在用加入蛋白的洗发液洗完头后，将蛋黄和少量的醋调匀混合，顺着发丝慢慢涂抹，用毛巾包上1个小时后再用清水清洗干净，对于干性和发质较硬的头发，具有使其乌黑发亮的效果。

（2）啤酒。啤酒涂搽头发，不仅可以保护头发，而且还能促进头发的生长。在使用时，先将头发洗净、擦干，再将整瓶啤酒的1/8，均匀地搽在头发上，再做一些手部按摩使啤酒渗透头发根部。15分钟后用清水洗净头发，再用木梳或牛角梳梳顺头发。啤酒中有效的营养成分对防止头发干枯脱落有很好的治疗效果，还可以使头发光亮。

（3）发油。头发洗干净后，将平时所搽发油的1/3加入清水中，将头发完全浸入，多余的水分用干毛巾吸去，会使头发光亮、润滑。

（4）茶水。用洗发液洗过头发后再用茶水冲洗，可以去除多余的垢腻，使头发乌黑柔软、光泽亮丽。

＊ 秀发的四大禁忌

（1）忌糖。甜食在新陈代谢过程中会产生大量酸性物质，有碍头发生长。糖类分解时所产生的高热能，会使汗腺、皮脂腺分泌旺盛，使皮下脂肪堆积，阻碍

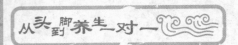
营养吸收。

（2）忌油腻。肥肉含动物性脂肪，会令皮下的脂肪增厚；皮脂腺分泌过盛，导致皮脂外溢，影响毛囊功能而使头发易脱落。此外，脂肪在代谢过程中，也会产生酸性物质，影响血液酸碱值，不利于头发生长。

（3）忌烟酒。香烟会使头皮微血管的循环功能受到影响。另外，酒能酿湿生热，妨碍皮脂腺的正常分泌，令头发脱落。加上酒会影响肝的藏血和宣畅功能，令头发的气血供应受阻，因失去养分而脱落，即使是喝啤酒及葡萄酒也要适量。脱发者更应避免喝酒。

（4）忌辛辣。辛辣食品如葱、蒜、辣椒、胡椒、芥末、咖喱等刺激性食物，使头发失去滋润而焦枯易落。尤其是对于肝肾阴亏，体质偏热的人士，会加速脱发。

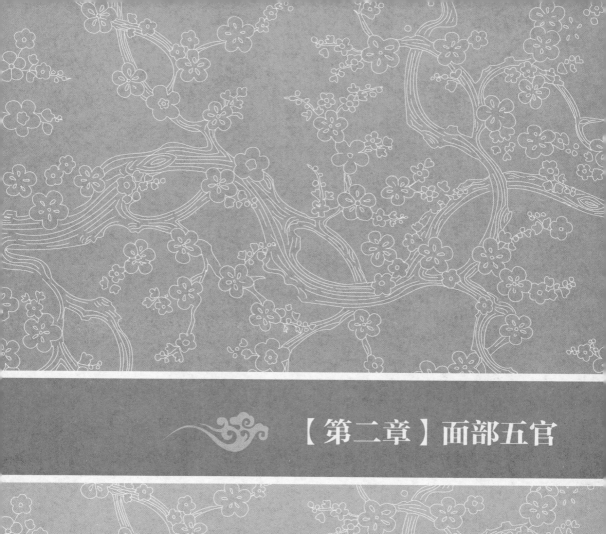

【第二章】面部五官

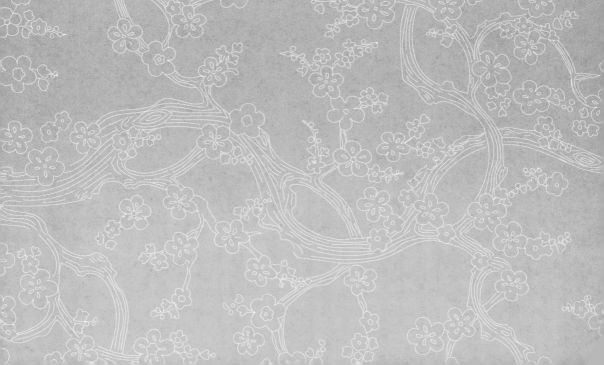

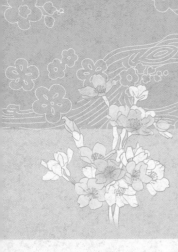

第一节　面部

俗话说，人活一张脸，古代用"面"字来表示人的面部，到唐宋时才有"脸"这一说。脸面是人体五官之所在，人体五脏六腑之精气皆上注于头面，脸上循行的经脉有十一条之多。所以脸面不仅能反映人体的健康状态，而且能反映人的气质相貌等。

面部常见疾病

黄褐斑

黄褐斑也称为肝斑，是由于皮肤黑色素增多而不能有效及时排除，沉积于面部形成的。因黄褐斑对人体除不美观外，无其他不适症状，所以，通常人们仅将之视为一般的损容性皮肤病变。事实上，黄褐斑的出现同身体内部状况息息相关，它的危害也是多方面的。表现为脸面部的色素沉着斑，形状不规则，对称分布，大小不定，颜色深浅不一。主要分布在眼睛周围、面颊部、额部口周处，但治疗十分棘手影响患者的容貌美，一般没有自觉症状。

中医认为黄褐斑的形成，不但与肝脾肾的关系密切，而且与阴阳平衡也有一定的关系。中医强调："阴平阳秘，精神乃治"，也就是说阴阳失调，打破了阴阳平衡就可产生黄褐斑。黄褐斑与脏腑之间的关系主要为脾虚、肝郁以及肾气不足。

（1）脾虚湿浊型：症状表现为色斑分布在口周、面颊、鼻翼周围等处；斑色多为黄褐，大部分患者肤色偏黄，或颜面虚浮。治疗原则以健脾化湿为主，方药用参苓白术散加减。

（2）肾气不足型：症状表现为面呈深褐色，状如蝶形，晦暗无华，伴头晕耳鸣，腰膝酸软。治疗原则以益肾养血为主，方药选择为金匮肾气丸加减。

（3）肾阴虚型：症状表现为面呈黑褐色，五心烦热，盗汗骨蒸，夜梦多，失眠。治疗原则为滋阴补虚，方药选择六味地黄丸。

（4）肝气郁结型：症状表现为情志抑郁，胸胁胀满，面部烘热，乳房胀痛，月经不调，经行腹痛。治疗原则为疏肝理气、活血化瘀，方药选择为加味逍遥丸或舒肝丸等。

＊ 黄褐斑常用食疗偏方

当归赤芍汤

【原料】当归、川芎、赤芍、紫草、白芷各10克，生地黄、熟地黄、女贞子各15克。

【制作】每日1剂，水煎2次，早晚分服。

【功效】养血活血，祛风消斑。适用于妇女面部黄褐斑，古称黧黑斑者，或兼月经失调，肝肾阴虚者。

丝瓜瓤

【原料】丝瓜瓤、僵蚕、白茯苓、白菊花各10克，珍珠母20克，玫瑰花3朵，红枣10枚。

【制作】将上述各味加水煎煮，取汁2次，混合。分2次饭后服用，每日1料，连服10日见效。

【功效】通经活络，清热，和血脉。用治蝴蝶斑。

猪肾薏苡仁粥

【原料】猪肾1对，怀山药100克，粳米200克，薏苡仁50克。

【制作】将猪肾去筋膜、臊腺，切碎，洗净，与去皮切碎的怀山药、粳米、薏苡仁加水适量，用小火煮成粥，加调料调味分顿吃。

【功效】具有补肾益肤功效。适用于色斑、黑斑皮肤。

羊奶羹

【原料】羊奶250毫升，鸡蛋2个，冰糖50克，清水适量。

【制作】清水将冰糖煮溶，倒入羊奶煮沸，打入鸡蛋，搅拌均匀煮沸，即可食用。可常期食用。

【功效】补中气，益六脏，滋润肌肤。适用于面部黑瘦灰暗、黄褐斑、雀斑。

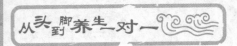

* **生活祛斑小妙方**

（1）针灸治疗：肝郁型选择肝俞、太冲、血海、足三里，脾虚型选择胃俞、脾俞、足三里、血海，肾虚型选择肾俞、照海、足三里、血海。

（2）刮痧治疗：使用水牛角板，沾取红花油，按针刺穴位取穴。

（3）食疗：应经常食用维生素C含量较多的食品如大枣、韭菜、菠菜、橘子、萝卜、白菜、冬瓜、西红柿、大葱、柿子、芹菜、黄瓜、梨、香蕉、西瓜、荔枝、核桃等。

（4）用干净的茄子皮敷脸，一段时间后，小黄褐斑就不那么明显了。

（5）每日喝一杯西红柿汁或常吃西红柿，对防止去黄褐斑有较好的作用。因为西红柿中含有丰富的谷胱甘肽，谷胱甘肽可抑制黑色素，从而使沉着的色素减退或消失。

（6）可以在洗脸时，在水中加1～2汤匙的食醋，有减轻色素沉着的作用。

痤疮

痤疮，俗称暗疮、粉刺，更多的人称它为青春痘，好发于15～30岁的青年男女。它是一种毛囊、皮脂腺慢性炎症性疾病，以粉刺（白头、黑头）、丘疹、脓疱、结节、囊肿及瘢痕为特征的皮肤损害。好发于颜面部，尤其是前额、双颊和颏部，也见于胸、肩胛间背部及肩部等部位，常常伴有皮脂溢出。由于痤疮常常损坏面容，使人感到痛苦，尤其对女性患者的心理造成严重的影响。

现代医学研究已经证实，痤疮是患者体内雄性激素分泌过多，刺激皮脂腺分泌过多的皮脂，因此痤疮患者的皮肤都比较油腻。由于过多皮脂潴留形成粉刺，并助长细菌繁殖，使脂肪酸增多，刺激毛囊管腔角化，阻塞毛囊管，引发炎症，从而形成痤疮。严重者愈后留有瘢痕。

中医认为，本病因肺经风热，熏蒸于肌肤，或过食辛辣肥甘厚味之品，湿热内生，阻于肌肤，或冲任不调，肌肤疏泄功能失畅所致。

* **痤疮常用的食疗偏方**

芪枣芹菜汤

【原料】黄芪10克，大枣10枚，鲜芹

菜50克。

【制作】将上3味水煎服。每日1剂，

连服 7~10 日。

【功效】益气健脾，清热利湿。主治肺胃血热型痤疮。

桃仁山楂粥

【原料】桃仁、山楂各 9 克，粳米 100 克，白糖适量。

【制作】将桃仁、山楂水煎取汁，调入粳米粥内，加入白糖服食。每日 1 剂，连服 7~10 日。

【功效】活血化瘀，润肤散结。主治湿阻血瘀型痤疮。

枇杷叶菊花米粥

【原料】枇杷叶 9 克，菊花 6 克，生石膏 15 克（没有生石膏也可），粳米 60 克。

【制作】粳米淘洗干净。取净锅加水 1200 毫升，将枇杷叶、菊花、生石膏 3 味和粳米一同放入。用文火煮粥，滚开后以小火煮熟，待粳米软烂后停火即成。每日 1 剂，分 3 次服完，连服 10~15 日。

【功效】清泻肺热。对治疗痤疮有良效。适用于肺胃积热型粉刺患者。

百合荷叶粥

【原料】鲜百合、鲜荷叶各 30 克，糯米 50 克，冰糖适量。

【制作】百合剥皮去须，洗净切碎，荷叶洗净，加糯米与水，煮至米烂汤稠，加入冰糖。早晚分服，20 日为 1 个疗程。

【功效】润肺清心，滋养肺胃，清肺泻热。适用于痤疮。

板蓝根丝瓜汤

【原料】板蓝根 20 克，丝瓜 250 克，精盐适量。

【制作】将板蓝根洗净；丝瓜洗净，连皮切片，备用；砂锅内加水适量，放入板蓝根、丝瓜片，大火烧沸，改用文火煮 10~15 分钟，去渣，调入精盐即成。每日 1 剂。同时配合药液外洗患处。

【功效】清肺泄热。适用于痤疮。

山楂冬瓜仁羹

【原料】生山楂、冬瓜仁各 15 克，马蹄粉 30 克，冰糖适量。

【制作】将山楂洗净切片，马蹄粉加水调成糊状。将山楂和冬瓜仁放入锅中，加水用中火烧开，改用小火煮 10 分钟后，放入冰糖，然后将马蹄粉糊徐徐倒入锅中，边倒边搅，烧开后即成。当点心吃，每日 2 次。

【功效】清肺热，利湿热。主治丘疹、痤疮，伴有纳差，口干，尿赤者。

★ 痤疮的特色疗法

【丝瓜藤水治痤疮】

丝瓜藤生长旺盛时期，离地 1 米以上处将茎剪断，把根部剪断部分插入瓶中

（勿着瓶底），以胶布护住瓶口，放置一昼夜，藤茎中有清汁滴出，即可得丝瓜藤水擦患处。

【泡脚疗法】

①桑白皮、生枇杷叶各125克，冰片3克。将前2味加清水适量，煎煮30分钟，去渣取汁，与2000毫升开水一起倒入盆中，纳入冰片，先熏蒸擦洗患处，待温度适宜时泡洗双脚，每日早、晚各1次，每次熏泡40分钟，10日为1个疗程。

②马齿苋、金银花、山豆根、绵茵陈、紫丹参、黄柏、苦参各15克，山栀子、川芎、苍术各10克，细辛5克。将上药加清水适量，浸泡20分钟，煎数沸，取药液与1500毫升开水同入盆中，趁热熏蒸擦洗患处，待温度适宜时泡洗双脚，每日2次，每次40分钟，10日为1个疗程。连用2个疗程。

* 专家提醒

（1）注意饮食调摄，以清淡素食为宜，少吃或暂停食用糖类、辛辣油腻、肥甘厚味及荤腥发物，多吃蔬菜和水果。

（2）忌用手挤压粉刺，以免继发感染，形成瘢痕。

（3）经常用温水和含硫香皂洗脸，不用油脂或油性较强的化妆品来护肤，以防阻塞毛孔。

（4）对经常便秘的患者，可清晨空腹饮用1杯凉开水或喝1匙蜂蜜。

（5）不饮浓茶，戒除烟酒。

（6）如果是满脸泛发的痤疮，就应去看医生。

面部保养

* 皮肤分为几种主要类型

皮肤按性质的不同可分为5种类型。

（1）中性皮肤：这是最理想的皮肤。表面柔滑，组织稳定，纹理细腻，没有粗大的毛孔和太油腻的部位。皮脂腺与汗腺通畅，富有弹性，对外界刺激不太敏感，不易出现毛细血管扩张或出现痤疮等。

（2）油性皮肤：皮肤较厚，毛孔粗大，皮脂分泌较多。耐风吹日晒，不易老化。但较多的分泌物易在表皮堆积，容易生长痤疮或引起细菌感染。旺盛的皮肤分泌容易浸润面部化妆品而发生脱妆，如果护理不当会使皮肤变得更粗糙。

（3）干性皮肤：皮肤较薄，皮脂分泌较少，缺少光泽。含水量低，表面干燥，缺少弹性，极易产生细碎皱纹。对环境适应能力差，老化、松弛较快，附着力较强，化妆后不易脱装。

（4）混合性皮肤：为干性与油性皮肤的混合，大约80%的女性皮肤属于这一类。通常油性皮肤占据面部T形区，包括前额、鼻部及下颌，而面颊及眼周的皮肤为干性。

（5）敏感性皮肤：又称为问题性皮肤，可见问题较多。皮肤脆弱，容易过敏。季节变化、风吹日晒、化妆品使用不当都易发生过敏而生皮疹或出现毛细血管扩张。水土变化，皮肤也发生异常，甚至香水也可引起不适应。此类皮肤应细心护理和慎用化妆品。

＊ 保护皮肤有哪些方法

皮肤是美容的基础。脸部皮肤的保护在美容中占有极重要的地位。日常生活中，应处处注意保护皮肤，使之不受伤害，主要方法如下。

（1）不要在强烈的阳光下暴晒。强烈的阳光可穿过表皮，使真皮层弹性纤维受到损伤，导致皮肤弹性降低。过久的暴晒还会使皮肤本能地采取保护功能，色素增多变黑，以此建立一层屏障，防止阳光透入伤害皮肤。

（2）皮肤清洁是美容的要点。应坚持每日至少洗脸两次，除去灰尘污垢，以保持皮肤柔润光泽。

（3）不要用过热的水洗脸，也不能让冷风长时间直吹面部，否则会使面部血管扩张及皮肤脱水，易出现红面及皱纹。

（4）经常用冷水洗脸，使皮肤血管受冷收缩后扩张，促进皮肤血液循环，可保持面部皮肤的弹性，延缓皱纹产生。

（5）不要用碱性较强的肥皂洗脸，以防皮脂过多损失，使皮肤干燥。

（6）每日摄入适量的脂肪，以保持适当的皮下脂肪及皮脂分泌。多吃新鲜蔬菜以补充维生素及水分。

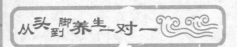

（7）保持充足的睡眠和心情愉快，对延缓机体及皮肤的衰老很有帮助。

（8）加强皮肤锻炼，经常进行按摩，以促进血液循环，延缓和减少面部皱纹的产生。

＊ 油性皮肤如何保养

油性皮肤的人毛孔粗大，皮脂腺分泌旺盛，脸上总是油光光的，易生痤疮及粉刺。油性皮肤保养应注意以下几点。

（1）增加洗脸次数，保持清洁。每日可洗脸 3 ～ 4 次，以避免油垢堆积、阻塞毛孔而引起各种面疮。应使用洗面奶或含有硼砂、硫黄等杀菌成分的弱碱性肥皂，也可以使用美容刷来帮助清洁皮肤。碱性肥皂虽有助于清除污垢，却对皮肤有刺激，易使皮脂分泌更加旺盛，应避免使用。

（2）洗脸后可用热毛巾（50 ～ 60℃）敷脸 10 分钟，使毛孔扩张，有效地除去油脂。然后敷以具有收缩毛孔和减少分泌作用的化妆品。

（3）避免使用油性较大的化妆品，可以用爽净型的乳液使皮肤柔软。

（4）多吃蔬菜、水果及含 B 族维生素的食物，控制含脂肪多及辛辣刺激性食物的摄入。注意及时调理脾胃，保持消化功能正常及大便通畅。

＊ 干性皮肤如何保养

干性皮肤皮脂分泌少，皮肤弹性低，极易使皮肤松弛，产生皱纹，要特别注意护理，方法如下。

（1）洗脸次数不宜过多，切忌使用肥皂，应使用有润泽功能的清洁乳。洗脸后及时使用润肤保养霜。

（2）每日进行 2 ～ 5 分钟面部按摩，以促进血液循环，使肌肤润泽。

（3）应用有营养的润泽性化妆品，以护肤和美肤。

（4）注意适当多饮水，以饮白开水为宜。浓茶水有利尿作用，易使皮肤干燥。较甜的饮料易导致皮肤脱水，不宜饮用。

（5）多吃富含维生素 E、维生素 A、维生素 D、B 族维生素及适量脂肪的食物和水果、蔬菜，为皮肤补充营养，提高皮脂腺的分泌功能。

（6）干燥季节要注意调整室内空气的湿度。外出时可准备一团饱蘸乳液的棉纱，适时取出对皮肤进行水分与油分的补充。

（7）每周使用营养性面膜敷面 1 次，以减少小皱纹的产生。

＊ 中性皮肤如何保养

中性皮肤皮脂及水分分泌调和，皮肤细嫩，富有弹性。但要注意保养，否则，就有可能成为油性或干性皮肤，保养方法如下。

（1）注意保持面部皮肤的清洁，每日洗脸 2 次为宜，以保证汗腺及皮脂腺分泌通畅。

（2）洗脸后宜选用中性收缩水拍在皮肤上，让扩张的毛孔收缩，使皮肤清爽。

（3）使用适合中性皮肤的营养化妆品，避免使用油多的化妆品或涂过厚的脂粉，以免使皮脂分泌困难，皮肤变得粗糙。

（4）中性皮肤冬季偏于干性而夏季偏于油性，应根据季节变换调整化妆品的类型。

＊ 混合性皮肤如何保养

混合性皮肤保养起来并不麻烦，只要稍加用心，同样可以取得较好的效果。混合性皮肤大体可采用干性皮肤的保养方法，同时尚应注意以下几点。

（1）面部 T 形区部位应减少油性化妆品的使用。

（2）面部 T 形区皮脂分泌较多时，可用食指抹擦面部 T 形区油脂，沿脸颊轻轻按摩，使油脂均匀涂于干性皮肤部位，使皮肤状况得到改善。

（3）冬季及干燥季节外出，可随身携带一瓶润肤剂或一团饱浸润肤剂的棉纱，及时涂抹面颊及眼周以防干燥。

（4）注意饮食调节，多食用水果及绿色蔬菜，以补充皮肤所需的维生素及水分。

（5）每周可用蔬菜、水果，如黄瓜、西红柿、香蕉、苹果等捣烂敷面 1 次，20 分钟后用水洗净，再涂上润肤霜即可。

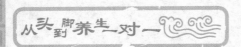

＊ 敏感性皮肤如何保养

敏感性皮肤如能依照皮肤的性质，细心加以保养，仍可取得满意的效果，方法如下。

（1）尽量采用已习惯了的皮肤化妆品，以减少对皮肤的意外刺激。

（2）如需更换新品牌的化妆品，可先做变态反应试验，抹一点新品牌化妆品在耳后皮肤上，1 日之内皮肤不红不痒，无不良反应，方可使用。

（3）香料易对皮肤产生刺激，引起变态反应，因此应使用没有香味的化妆品，并慎用香水。

（4）不要使用含油脂多、质量不好、价格低廉的化妆品。

（5）敏感性皮肤抗紫外线能力弱，阳光强烈的白天外出时，应戴草帽和使用适宜的防晒化妆品。

（6）减少化妆次数，尽量避免浓妆艳抹，以减少对皮肤的刺激。

（7）采用温水和清洁型乳液洗脸，同时对面部进行轻柔的按摩，促进血液循环，保持皮肤健康。

（8）慎用激素类外用药，因其仅有一时的脱敏作用，长期使用会使面部毛细血管扩张，出现红面和皮肤粗糙，并可产生激素依赖性。

 ## 观面知健康

＊ 观面色知健康

一个人的脸色与身体健康有着密切的关系，医生们也经常通过观看脸色作为判别疾病的参照，中医就有"望而知之者谓之神"的说法。这是由于人的全身气血的盛衰，常常从脸部显示出来。身体健康的人，脸色红润，表示血气充盈；而身体不适的人脸色白皙，表示血气虚衰。一般来说，健康人的脸色通常是微黄，显红润而有光泽；不健康的人常常表现出多种异常的脸色，如苍白、潮红、青紫、发黄、黑色等。

（1）苍白脸色是由于脸部毛细血管充盈不足而引起的，中医认为这大多是属虚病或寒证，是气血不足，体质差的表现。此外，如大出血、休克引起毛细血管强烈收缩，甲状腺机能减退、慢性肾炎、铅中毒等，也均会引起脸色苍白的现象。

（2）面尘脱色的一个解释是指没有颜色，脸色一点儿都不红润了；还有一个解释是说没有表情，就是人如果血不足，那么就会连表情都没了。古人曾经说，大丈夫要"喜怒不形于色"，就是说一个人要能沉得住气，不要表现出来。"喜怒形于色"在中医里讲就是肾精不足的象。有些女孩子动不动脸呼的一下就红了，这就叫喜怒形于色，这是沉不住气的一种表现；而做大丈夫的就要喜怒不形于色。面尘脱色在中医里边指的是肝病，是血虚不能上荣之象，就是血太虚了，导致脸上没有了表情，同时面色惨白，甚至口唇都是惨白的颜色。

（3）面如漆柴是肾病的表现。漆柴就像刚刚上过一层漆的柴火一样，在中医里，人的神就像蜡烛的光一样，是可以表现出来的，人脸上的光泽就是神的外现。如果你的脸像脏兮兮的木头上刷了一层黑油漆，既黑又暗，还很憔悴，没有一点光泽，就是肾病的征象。五行中，黑色为肾所主。

（4）面微有尘，体无膏泽。人的脸上蒙了一层尘土，身体也一点儿都不滋润了。这实际上是胆气被郁，胆经生发不起来，精气不能上荣到身体的各个地方的象。

（5）还有人一喝酒就脸红，甚至全身都红，这是属于肝功能出了问题，需要在平时多注意。

✳ 脸上反映健康预警

脸色不好看意味着身体有问题，能够拥有光洁无瑕的脸蛋是很难的，其实每个人的脸上多多少少都会有一些小小的瑕疵，而这些不容易注意到的瑕疵，都在显示着身体可能有些不理想，或是你的饮食出了问题。

（1）脸色。脸色过于苍白，表示饮食中缺乏叶酸、铁质及维生素B_{12}。

（2）前额。前额出现痘斑，是肝脏里含有过多的毒素所致，必须减少食用含糖分过高的食物，更要避免用太多的酒精。

（3）太阳穴。太阳穴附近出现小粉刺，显示你的饮食中包含了过多的加工食品，造成胆囊阻塞，需要赶紧进行体内大扫除。

（4）眼睛周围。眼睛周围干涩，或是出现像干燥地表的裂纹，表示你有必要加强维生素B_2及B_6的摄取。

（5）脸颊。老烟枪的脸颊容易出现水肿，并出现清晰的微血管纹路，这是皮肤缺氧气的信号，最好的解决方法就是戒烟！

（6）嘴角。嘴角出现细微的皱纹，表示你要多多补充铁质了！

（7）嘴唇。冬天特别干冷，嘴唇出现干燥、脱皮、剥裂现象的身体，在告诉你缺乏 B 族维生素，需要加以补充一番。

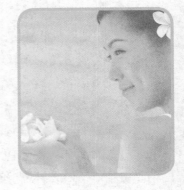

（8）下颌。每个月在月经来潮前后下颌长出一颗颗痘子，这区域的皮肤变化与卵巢有直接关系，可以进行身体按摩或是淋巴引流予以改善。

（9）眼睛下方。眼睛下方与肾脏有直接关系，当出现黑眼圈、眼袋及水肿现象时，表示你喝了太多的咖啡和茶，有必要节制这类饮料，同时多喝开水。

（10）鼻子两侧。鼻子两侧出现黑头粉刺，轻微干燥脱皮现象，表示血液循环不良，可以适度地进行按摩，加强这部分皮肤的血液循环，或是适量补充锌、维生素 B_2 及 B_6，对于改善皮肤的血液循环与油腻有大的帮助。

（11）脸颊两侧。这部分皮肤出现粉刺，表示饮食必须加以节制，不要暴饮暴食，多食用能促进身体去毒的食物，像苹果，对于身体肠胃自净有很大的帮助。

＊ 眉毛透漏的健康

从中医的角度来说，人体中皮主收敛，毛主发散，人要活着必须皮大于毛，不能过分耗散，只有多气多血的地方才会生出较浓密的毛发。在人体中，凡阳气生发足、血足的地方都会长毛，比如像眉毛、阴毛，以及身上的汗毛。眉头与膀胱经相关，膀胱经主一身阳气，眉毛中间由阳明胃经所主，阳明胃经是多血的。眉梢由小肠经所主，小肠经也是太阳经，是多气的经脉。

眉毛与性格有什么关联吗？因为眉毛是生长在多气多血的地方，我们人类又是通过眉毛来表达情感的，所以眉毛的形状、浓淡是能反映出一些人的性情的。比如眉毛很浓密的人，一般性格上属于比较爱操心的，因为这样的人气血很足，所以就爱多管闲事，也有多余的精力去操心；眉毛很淡的人，气血就不足，心也就会很闲散，懒得管事；有的人眉毛前一半浓，后面转淡了，一般是老来清闲的命；有的老人经常会长出几根很长的眉毛，叫做寿眉，就是说他的气血还算充足，阳气还有能力外散，阳气足，人自然就长寿。

✻ 望颧骨反映的健康

中医讲，小肠经循行经过颧骨。小肠经斜络于颧，小肠经在中医里归属于太阳。颧骨高一般阳气特别足，像这种女人大多有些心高气傲，她们往往对于人生有更多的追求，感情生活也就有可能出现更多的波折。

颧骨这儿的病主要是长蝴蝶斑。这属于小肠病，是肠胃吸收功能不好，体内的垃圾代谢不掉，都堆积在这里造成的。所以对于因蝴蝶斑去美容是没有用的，一定要先调理肠胃，把肠胃治好了，蝴蝶斑自然就会好了。刚生完孩子的妇女常会长蝴蝶斑，这与产后妇女所产生的焦虑影响到小肠的吸收功能有关。而不懂医理的话，这些长蝴蝶斑的年轻妈妈经常是越长越焦虑，最后导致一个现在很常见的疾病——产后抑郁症。对于这种病人，要先治肠胃，让她的消化吸收好起来，身体变强壮一些，垃圾就不会再堆积了，心情也会变好，就不那么抑郁了，斑自然就会消掉。

✻ 人中反映的人体疾病

人中这个地方有很多的名称，比如寿宫、子庭。一个人的气血怎么样，子嗣多不多，女性月经调不调，男性生殖器行不行，都可以通过人中有所反映。所以人中这个地方很重要。

中国古代看面相要看"一凸起，一凹进"，一凸起指看鼻子，一凹进指看人中。

人中为什么这么重要呢？因为它是任脉和督脉在人脸上的一个交会的沟渠。由于任脉主血，督脉主气，所以人中这个地方就是气血交通的沟渠，从这里就可以看出人的气血的水平。

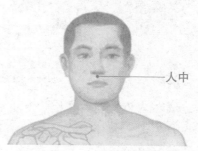

人中

那为什么叫寿宫呢？如果一个人的气血特别足的话，就会特别长寿，所以这个沟渠就应该是长宽深的；还由于督脉主男性的生殖，任脉主女性的生殖，如果一个人的人中长得好，就说明这个人的子嗣多，孩子个个都会很健康。所以，从人中上就可以看出我们人体的健康水平。假如人耗伤气血耗得太厉害了，人中就会平掉；但只要好好去休息，好好去养，那人中最起码能宽一点、深一些。所以在中医里人中这个地方很重要，比如人昏倒了就会去掐人中来急救。

第二节 肝之窍——目

中医称眼睛为目，目为视觉器官，具有视物功能，故又称为"精明"。目之所以具有视物功能，依赖肝精肝血之濡养和肝气之疏泄。如《灵枢·脉度》说："肝气通于目，肝和则能辨五色矣。"肝之精血充足，肝气调和，目才能正常发挥其视物辨色的功能。若肝精肝血不足，则会导致两目干涩、视物不清、目眩、目眶疼痛等症；肝经风热则目赤痒痛；肝风内动则目睛上吊、两目斜视；因情志不畅，致肝气郁结，久而火动痰生，蒙阻清窍，可致二目昏蒙，视物不清。

 眼部常见疾病

白内障

白内障是因为晶状体混浊而影响视力的一种眼病，多见于老年人，也是糖尿病常见的一种并发症。此外，接触到某些有害物质，外伤及先天性因素也会导致本病的发生。

中医古籍中无白内障之名。现所谓白内障一病，包括在内障眼病这一大类之中，如圆翳内障、如眼内障等。唐代《外台秘要》将本病称为"脑流青盲眼"，谓："无所因起，忽然漠漠，不痛不痒……小珠子里，乃有其障，作青白色，虽不辨物，犹知明暗三光。"在治疗方面，古代治法也多种多样，药物治疗，《千金要方》中的神曲丸（即磁珠丸）被后世医家誉为"开瞖第一品方"。

✱ 白内障常用的食疗偏方

莲心薏苡仁米粥

【原料】莲子心 10 克，薏苡仁 30 克，粳米 100 克。

【制作】上 3 味加水 500 毫升煮粥，早晚食用。

【功效】滋阴清热，宽中利湿。主治白内障，属阴虚夹湿热型，目涩视昏，烦热口臭，大便不畅或溏薄，小便短赤，舌红、苔黄腻。

豌豆菠菜粥

【原料】豌豆 30 克，菠菜 50 克，大米 60 克。

【制作】将豌豆用温水泡软，菠菜洗净，入沸水中余 2～3 分钟，捞出切碎，大米淘洗干净，备用。锅内加水适量，放入豌豆、大米煮粥，八成熟时加入菠菜末，再煮至粥熟即成。每日 2 次，连服 1 个月。

【功效】有补中益气、养血止血、敛阴润燥、下气通肠等功效。适用于白内障、夜盲症、消渴等。

韭菜炒羊肝

【原料】韭菜 120 克，羊肝 150 克，豆油、精盐、味精、黄酒、湿淀粉各适量。

【制作】将韭菜去杂洗净，切段，羊肝洗净切片，放入碗内，加湿淀粉拌匀，备用。炒锅上火，加油烧热，下羊肝爆炒至变色，再加入韭菜、精盐、黄酒，炒至嫩熟，点入味精即成。

【功效】滋补肝肾，明目消翳。适用于白内障。

枸杞子羊肾粥

【原料】枸杞子叶 250 克，羊肾 1 具，羊肉 60 克，葱白 2 茎，细盐少许，粳米 60～90 克。

【制作】将新鲜羊肾剖洗干净，去内膜，细切，羊肉洗净切碎。将枸杞子叶煎汁去渣，加羊肾、羊肉、葱白、粳米一起煮粥。待粥成后，加入细盐少许，稍煮即可。

【功效】补肾壮阳，益精明目。主治肝肾亏虚之老年性白内障。

✱ 白内障的防治保健法

（1）头部慢慢地转向左侧，同时吸气，接着头部转向右侧，同时呼气，反复 10 次。

（2）双眼眼球向上、向下、向左、向右、按顺时针与逆时针方向各旋转 10 次。

（3）首先，右手掌心向上，在胸部两侧慢慢地画一个横形的"8"字，同时眼睛跟着右手移动（注意：头部不可移动），反复 10 次，然后换手操练。

（4）用油性墨水笔在左手或右手拇指指甲上画一个圆圈，直径为 3～5 毫米，将拇指举至面前，与双眼同高。首先，双眼一边凝视，一边将拇指拉近到双眼前面（相距 10cm），然后一边凝视，一边伸直并缩回手臂，反复操练 3～5 分钟，每日 3 次。

（5）用 1 张黄色道林纸（2.5cm×5cm），裁成大小相同的 4 张，横贴在双眼上方与下方，然后闭目静坐 5 分钟，每日 1～3 次。

＊专家提醒

白内障发病原因复杂多变，种类繁多，且危害较大，故一旦发现异常情况，应从速就医，明确诊断，以便及时治疗。

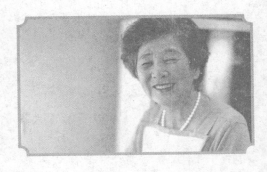

（1）白内障与高血压、糖尿病、动脉硬化等全身疾患有关，治白内障应与治疗上述相关疾病同步进行。

（2）白内障与紫外线有关，因此应避免过多照射紫外线及某些化学物质（三硝基甲苯、二硝基酚）、金属物质（钢铁、银、汞）等因素的影响。

（3）在饮食方面，合理调配，营养均衡，不过多食油腻厚味，多选清淡饮食。

（4）在强光和暗处均不宜观看过久，看电视、电影时间不宜过长或每半小时后，闭目养神 5 分钟。

（5）白内障患者看电视、电影过久或暗室工作过久，易诱发青光眼。如发生剧烈头痛、眼胀痛、恶心、呕吐及虹视等青光眼症状时，必须立即到医院检查治疗，延误时机可导致失明。

（6）精神愉快、乐观是防病长寿的秘诀。生活快乐对眼睛健康大有帮助。

（7）适当的体育活动，增强体质提高抗病能力。

青光眼

青光眼是一种由于眼内压升高而引起视乳头凹陷，视野缺损，最后可导致失明的严重眼病。临床上分原发性、继发性和先天性 3 类，以前者常见。原发性青光眼的发病，解剖因素是基本原因，但情绪不稳、过劳、用眼时间过度等均为诱发因素。

青光眼属传统医学之"五风"内障，包括青风内障、绿风内障、黄风内障、乌风内障及黑风内障，以前两者为多见。早在唐朝王焘的《外台秘要》中，即有绿翳青盲的叙述，并认为"眼内肝管缺，眼孔不通所致也"。至宋朝《太平圣惠方》，具体记载了青、绿、乌、黑风内障的治疗方药。约成书于宋元时代的我国著名的眼科专著《秘传眼科龙本论》，首次提出了五风变内障之名。

✻ 青光眼常用的食疗偏方

决明子绿豆粥

【原料】绿豆60克，决明子30克，大米100克，冰糖30克。

【制作】将决明子用干净纱布包好，绿豆、大米淘洗干净，冰糖捣碎，备用。锅内加水适量，放入绿豆、大米、决明子袋一起煮粥，熟后拣出决明子袋，调入冰糖，再稍煮即成。每日1次，连服10～15日。

【功效】绿豆有利尿消肿、清热解毒等功效。决明子有清肝、明目、通便等功效。适用于青光眼、目赤肿痛等。

槟榔白米粥

【原料】槟榔干15克，大米50克，白糖30克。

【制作】将大米淘洗干净，备用。往锅内加水适量，放入大米、槟榔干煮粥，熟后调入白糖即成。每日1次，连服20～30日。

【功效】槟榔有驱虫、治腹胀等功效。适用于青光眼、脚气等。

柴胡白术母鸡汤

【原料】柴胡、茯苓、薏苡仁、白术各15克，母鸡1只，葱、姜、盐各适量。

【制作】将母鸡去毛杂，洗净，诸药以布包，纳入鸡腹内，置锅中，加入葱、姜、椒、盐、清水等，文火炖至烂熟，去药渣服食。

【功效】可疏肝健脾。适用于肝郁脾虚型青光眼，时有恶心头痛、目眩眼胀。

荠菜粳米粥

【原料】新鲜荠菜500克（或干荠菜90克），粳米50～150克。

【制作】鲜荠菜洗净切碎，与粳米同煮粥。早晚温热服食。

【功效】补虚健脾，明目止血。适用于青光眼。

生地黄青葙粥

【原料】生地黄15克，青葙子9克，陈皮6克，粳米60克。

【制作】将生地黄、青葙子、陈皮洗净后入锅，加水适量煎煮，去渣留汁，

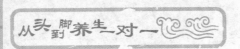

入粳米煮为稀粥。作早餐。

【功效】平肝潜阳，适用于青光眼。

贝齿芹菜四味粥

【原料】紫贝齿15～20克，芹菜100克，陈皮10克，竹茹60克，粳米100克。

【制作】将紫贝齿捣碎，同陈皮、竹茹煎水取汁，入粳米煮粥。待米熟时，将芹菜切段，同煮至粥熟。分1～2次服完。

【功效】清热化痰，平肝熄风。适用于原发性青光眼。

* 青光眼的防治保健法

（1）双眼轻闭，吸气时，眼球转向上方，呼气时平视，再吸气时，眼球转向下方，呼气时平视，反复10次。

（2）双眼轻闭，吸气时，眼球向左转动，呼气时平视，再吸气时，眼球向右转动，呼气时平视，反复10次。

（3）双眼轻闭，吸气时，眼球按顺时针方向转动，呼气时眼球按逆时针方向转动，反复10次。

（4）单手半握拳，放在大腿上，拳心朝下。另一手紧握拳，拳心朝外，放在鼻部上方，先后沿眼眶两侧旋转运行，顺、逆转10个"8"字形，同时进行呼吸，做2次。

接着，改为将单手食指掌指关节放在人中穴上，先在嘴巴周围旋转一圈，在人中穴上交叉向上，经眼外侧至前发际处，再经另一眼外侧下降至人中穴，按顺、逆时针方向各旋转2次。

然后，单手放在耳前，以此为起止点，下行围绕耳郭旋转一圈，在此交叉，再下行至颊部，沿对侧面孔外缘上行，再沿前发际处绕圈至起止点。每运转一个"8"字呼吸一次，按顺、逆时针方向各旋转2次，再以对侧耳前为起止点进行操练。

* 专家提醒

青光眼的真正病因目前尚不清楚，因此谈预防青光眼，也只能从避免诱因着手。如要做到生活起居有规律，注意少食酸辣等刺激性食物，戒烟酒，不喝浓茶，不暴饮，不吃易致敏食物，多吃蔬菜、水果等。此外，还应注意保持大便畅通，不在过暗的地方看书和工作。且一旦出现鼻根部发酸，眼胀或者出现视物模糊不清，花眼进展较快，看灯火有红绿彩环及头痛等症状，要及时去医院详细检查，尽量做到早发现，早治疗。

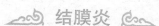 结膜炎

结膜炎是由细菌或病毒引起的，有急性和慢性两种。

急性结膜炎俗称"红眼睛"或"火眼"，是因为细菌感染所致，亦可因过敏或接触化学物品受刺激所致。中医认为是风热之邪外袭引起的白睛疾病。此病多以手帕、毛巾、手、水等为媒介，患者的家庭成员或密切接触者易受传染。此病发病急，其临床表现为双眼刺痒、灼热，有多量脓性或黏性分泌物，眼眵多而黄稠似脓，晨起胶封眼睑，甚者白睛红赤肿胀，有点片状出血斑，并有强烈的异物感、奇痒或灼热感，严重者可影响视力。全身可见发热恶寒、苔薄白、舌质红、脉浮数。

慢性结膜炎多因急性结膜炎治疗不彻底，也可由风尘刺激、泪囊炎引起。

＊ 结膜炎常用的食疗偏方

猪油炒苦瓜

【原料】苦瓜250克，猪油、葱、姜、盐各适量。

【制作】将苦瓜洗净，剖成两片，去内瓤，切成丝。把锅烧热，放入猪油，烧至油九成热时，将苦瓜倒入，加葱、姜、盐、爆炒至熟即成。可作菜用。

【功效】清热，养肝明目，润肺，补肾。适用于热性目疾，体衰等症。

竹叶粥

【原料】竹叶50片，石膏150克，白糖50克，粳米100克。

【制作】竹叶用清水洗净后，用刀切成3～5cm长的节。粳米淘净。然后将竹叶、石膏水放入锅内，加清水约1000毫升。用中火煮约20分钟后，滤出药汁，去渣不用，澄清，凉后滤出上层汁，备用。粳米、药汁放入锅内，用中火煮至米烂成粥。食时加白糖搅匀即成。

【功效】清风热，益目赤。治膈上风热，头痛目赤，目视模糊等症。

黄连冰片治

【原料】黄连3片，冰片1克，鸡蛋清5个。

【制作】将黄连洗净，水泡一夜。切片与冰片同放在蛋清内调匀，去面上泡沫，密封保存，每日用少许点眼。

【功效】清热，泻火，解毒。适用于急性结膜炎。

合欢花猪肝

【原料】合欢花10克，猪肝150克，盐少许。

【制作】将合欢花用水浸泡半日，再把猪肝切片，同放入碗中，加盐，盖上

盖，隔水，蒸熟。吃猪肝。

【功效】消风明目，舒郁理气，养肝安神。适用于结膜炎、失眠。

凉拌蒜黄瓜

【原料】鲜嫩黄瓜2根，大蒜头4瓣，调料适量。

【制作】将黄瓜洗净，轻轻拍打至裂，切成小段，将蒜头拍打成碎块，与黄瓜一起加入调料拌匀食用。

【功效】可清热利水、解毒生津。适用于热毒壅盛之急性结膜炎。

荸荠豆浆饮

【原料】荸荠150克，豆浆500毫升，白糖适量。

【制作】将荸荠洗净，去皮，捣烂取汁，与豆浆共置锅内，煮沸后调入白糖饮服。每日1剂，连服3～5日。

【功效】清热泻火，润燥消肿。适用于热毒型急性结膜炎。

海带白米粥

【原料】海带30克，大米60克，精盐、味精各适量。

【制作】将海带反复漂洗干净，切成碎块；大米淘洗干净，备用。锅内加水适量，放入大米煮粥，五成熟时加入海带块，再煮至粥熟，调入精盐、味精即成。每日1～2次，连服20～30日。

【功效】海带有通经利尿、化痰软坚、消痰平喘等功效。适用于结膜炎、高血压等。

地骨皮粥

【原料】地骨皮20克，粳米100克。

【制作】将地骨皮水煎2次取汁，加入粳米熬粥，趁温热服。

【功效】清热凉血，养胃和中。主治余邪滞留之急性结膜炎。

＊ 专家提醒

（1）不用公共毛巾和面盆。患者的毛巾、手帕、面盆要单独使用，用后煮沸消毒，以免再传染。

（2）不用手揉眼睛，以免发生交叉感染。

（3）忌食葱、韭菜、大蒜、辣椒、羊肉等辛辣、热性刺激食物。

（4）酒酿、芥菜、雪里蕻、橡皮鱼、鲥鱼、鲨鱼、带鱼、黄鱼、鳗鱼、虾、蟹等海腥发物，以不吃为宜。

（5）马兰头、枸杞子、茭白、冬瓜、苦瓜、绿豆、菊花、荸荠、香蕉、西瓜等具有清热利湿、解毒的功效，可作辅助性治疗食用。

（6）最好闭眼休息，以减少眼球刺激。

近视眼

近视眼是指能看清近处的东西，看不清远处的东西，是视力缺陷的一种表现。一般患者有眼胀、眼沉重感、视物模糊、头晕目眩等症状。近视眼的发病原因，目前普遍认为与遗传及环境有关，不良的用眼卫生习惯是一个主要因素。长期近视，过度调节，从而使眼轴拉长，形成轴性近视。另外，近视患者自幼多病，体质较差及营养失调，影响眼球与球壁巩膜的营养，从而使眼睛视力减退，导致近视眼。此病属于中医的"肝劳"范畴。中医认为近视的发生原因，主要由于肝肾不足、气血亏损为主。

＊近视眼常用的食疗偏方

双子黄花炒肉片

【原料】楮实子、菟丝子各25克，鲜黄花菜50克，猪肉100克，精盐、醋、白糖各适量。

【制作】楮实子、菟丝子煎水取浓汁，猪肉切片，用植物油炒至发白，放煎汁及盐、醋、白糖等，炒至肉熟时放黄花菜，炒熟后即可食用。

【功效】可滋补肝肾、益精明目。适用于肝肾亏虚之近视眼。

女贞子炖肉

【原料】女贞子100克，猪肉500克，调料适量。

【制作】将猪肉切成小块，女贞子用纱布袋包扎，同炖至肉烂，每日食用约50～100克，连服10～15日。

【功效】补肾明目。主治肝肾亏虚之近视眼。

酸枣仁粥

【原料】酸枣仁30克，粳米50克。

【制作】将酸枣仁捣碎，用纱布袋包扎，与粳米同入砂锅内，加水500毫升，煮至米烂汤稠，停火。然后去掉纱布袋，加红糖适量，盖严，闷5分钟即可服用。每晚临睡前1小时，温热服食。

【功效】补心益气，安神定志。用治近视眼，或神疲心悸。

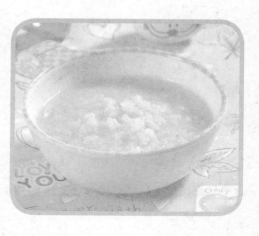

枸杞子炒猪肝

【原料】枸杞子50克，猪肝250克，猪油、食盐、料酒、味精各少许。

【制作】将枸杞子用温开水浸泡2小时捞出。猪肝切片，同食盐、料酒拌匀，用猪油炒至将熟时加入枸杞子同炒至熟，放入味精即出锅。分顿佐餐。

【功效】滋补肝肾，益精养血。主治近视眼，属肝肾两虚型，视近怯远，眼前黑花渐生，头晕耳鸣，腰膝酸软。

牡蛎蘑菇紫菜汤

【原料】鲜牡蛎肉250克，蘑菇200克、紫菜30克，生姜、麻油、盐、味精各适量。

【制作】先将菇、姜煮沸一刻钟，再入牡蛎、紫菜略煮，调以上述佐料，连汤吃下。

【功效】此方具有滋肾养肝、补血明目之功效，善治近视，视物昏花，或久病体虚、头昏目眩者。

＊ 做做常规眼保操

（1）揉天应穴：用双手大拇指轻轻揉按天应穴（眉头下面、眼眶外上角处）。

（2）挤按睛明穴：用一只手的大拇指轻轻揉按睛明穴（鼻根部紧挨两眼内眦处）先向下按，然后又向上挤。

（3）揉四白穴：用食指揉按面颊中央部的四白穴（眼眶下缘正中直下一横指）。

（4）按太阳穴、轮刮眼眶：用拇指按压太阳穴（眉梢和外眼角的中间向后一横指处），然后用弯曲的食指第二节内侧面轻刮眼眶一圈，由内上 → 外上 → 外下 → 内下，使眼眶周围的攒竹鱼腰、丝竹空、瞳子髎、球后、承泣等穴位受到按摩。对于假性近视、或预防近视眼度数的加深有好处。

＊ 专家提醒

（1）平时注意营养，多吃新鲜蔬菜，不要偏食。

（2）看书或看报时，眼睛与书面呈45°角，保持30cm的距离，并避免长时间近距离使用眼睛。

（3）避免在乘车、光线不足或光线强烈的地方看书报，看书时光源应均匀地由背后或左斜方投射过来。

（4）避免使用不洁毛巾或公共洗脸用具，以防感染。

（5）做到充足睡眠及户外活动，时常远望绿色植物。每日做3～4次眼保健操。

（6）不要长时间看电视、玩电脑、打游戏机，眼睛与荧光屏保持距离。

（7）定期作视力检查，发现问题及时治疗。

麦粒肿

麦粒肿又称睑腺炎，是一种常见的眼睑腺体化脓性炎症。临床分为外睑腺炎与内睑腺炎两种。外睑腺炎俗称"针眼"，致病菌为葡萄球菌。临床表现为病初即感眼胀，眼睑红肿、疼痛、发硬等炎症，有时水肿，近睫毛根部的硬结压痛显著，此处数日后出现脓点，破溃后脓液排出即自行消退。有时发生畏寒、发热的全身症状，耳前淋巴结可肿大并有压痛。内睑腺炎为睑板腺的急性化脓性炎症，较外睑腺炎少发。病初即眼睑红肿、疼痛，相应部睑结膜充血明显，可透见黄色脓点，破溃后，脓液排出。治疗方面早期应局部消炎、热敷，促使浸润吸收或化脓。当化脓后切开排脓。炎症严重者，耳前淋巴结肿大，或有发热等全身体征，除局部治疗外，全身应用抗生素。此外，调整消化系统，注意休息，增强抵抗力，亦为有效的辅助治疗。

中医称本病为"针眼"，临床可分为风热外袭、热毒上攻、脾胃伏热或脾胃虚弱等症型。风热外袭型，证见病初起局部微有红肿痒痛，并伴有头痛，发热，全身不适等，舌苔薄白，脉浮数。治宜疏风清热。热毒上攻型，证见睑睑局部红肿，硬结较大，灼热疼痛，伴有口渴喜饮，便秘溲赤，舌苔黄，脉数等。治宜清热泻火解毒。脾胃伏热或脾胃虚弱型，证见针眼反复发作，但诸证不重。治宜清解脾胃伏热或扶正祛邪。

✳ 麦粒肿常用的食疗偏方

金莲花茶

【原料】金莲花15克。

【制作】用纱布袋包好，沸水冲泡代茶饮。

【功效】可清热解毒、消肿明目。适用于热毒炽盛之麦粒肿为目赤肿痛、眵多流泪等热毒炽盛患者的常备饮料。

凉拌蒲公英

【原料】鲜嫩蒲公英200克，香油、精盐、味精等调料各适量。

【制作】用水1大碗煮沸，将蒲公英在沸水中余1分钟捞出，切成小段，加入以上调味品，做菜。亦可选蒲公英500克，洗净，绞取汁饮用。

【功效】清热解毒，消肿散结。主治麦粒肿，症见目赤肿痛之热毒诸症。

竹叶粳米粥

【原料】粳米60克，砂糖30克，竹叶50片，生石膏90克。

【制作】在锅内加水放入生石膏，烧开煎20分钟，再放入竹叶煎8分钟，取汁加粳米煮粥，食前加糖。

【功效】可清热利尿、泄火生津。适用于热毒炽盛之麦粒肿及一切热毒疮疡。

夏枯草煮鸡蛋

【原料】夏枯草120克，鸡蛋1～2个，薄荷20克。

【制作】夏枯草、鸡蛋加水适量同煮，蛋熟去壳，继煮，再加入薄荷，煮约10分钟即可。吃鸡蛋喝汤，每日1剂。

【功效】清肝明目。主治麦粒肿，证属病久邪盛正已虚者。

菊花米粥

【原料】干菊花15克，北粳米50克。

【制作】将干菊花去蒂择净，磨成菊花末，待用。北粳米加冰糖少许及清水500毫升，煮至米开汤未稠时，调入菊花末，改文火稍煮片刻，待粥稠停火，盖紧闷5分钟待服。每日2次，稍温服食。

【功效】疏风清热。主治麦粒肿，属风热外袭型，初起局部微有红肿痒痛，并伴有头痛、发热，全身不适等。

薏苡仁参叶粥

【原料】薏苡仁（鲜者）50克，人参叶6克，粳米100克。

【制作】人参叶水煎，取液200毫升。薏苡仁、粳米淘净，放入锅中，加入参叶煎液及水适量，烧至沸后，文火炖至熟烂，供食用。

【功效】健脾益胃利湿。主治麦粒肿，证属脾胃虚弱，运化无力，症见病久或反复发作者。

＊ 麦粒肿的针灸疗法

【脾胃蕴热型麦粒肿】

患者兼见口臭、口干、心烦、苔黄腻、脉数。

针灸取穴：承泣、四白、瞳子髎、合谷、三阴交。

方法：同外感风热型。也可同时加刺阿是穴。方法：在红肿处酒精消毒后，用0.5～1.0寸毫针，斜向刺进红肿处2～5毫米（视肿物大小，大者深刺，小者浅刺），不捻转，留针刺10～15分钟。

【外感风热型麦粒肿】

患者兼有恶寒、发热、头痛、苔薄白、脉浮。

针灸取穴：攒竹、鱼腰、太阳、丝竹空、行间。恶寒发热加外关；头痛加风池。

方法：眼区各穴毫针刺或点刺出血。

【耳穴疗法】

取穴：眼，肝，耳尖，神门，肾，皮质下，心。

方法：耳尖放血，余穴贴压王不留籽。贴压时耳部常规消毒，按摩耳部发红为好，贴压完毕按压2次或3次。

【梅花针疗法】

取穴：麦粒肿在上眼睑，叩打上睑与眉毛间；在下睑者，叩打下睑与承泣，球后之间。

方法：用梅花针叩击以局部出现灼热感或红晕为度。

【点刺疗法】

取穴：在第1～2胸椎至腋后线上找阳性反应点。婴幼儿如无反应点时，取第3～5胸椎刺突外两横指处。

方法：用圆利针点刺，小儿用28号毫针即可，使出血2～3滴。

＊ 专家提醒

（1）在脓头未形成之前可作热敷，以促进化脓，轻的炎症也可在热敷后完全消失。全身及局部使用抗生素也可促进炎症的消失，抗生素口服、肌内注射或静脉注射均可，它对化脓菌的作用都很好。

（2）一旦脓头出现就应及时切开排脓，不要等到自行破溃，这样可以减少患者的疼痛，并可缩短疗程。

（3）当脓头出现时切忌用手挤压，因为眼睑血管丰富，眼的静脉与眼眶内静脉相通，又与颅内的海绵窦相通，而眼静脉没有静脉瓣，血液可向各方向回流，挤压会使炎症扩散，引起严重并发症，如眼眶蜂窝织炎、海绵窦栓塞甚至败血症，从而危及生命。

（4）局部可滴眼药，一般使用0.25%氯霉素眼药水即可，如分泌物多用利福平眼药水效果好。小儿入睡后可涂金霉素眼膏。

（5）不要用脏手揉眼睛，以免细菌进入眼内，引起感染。

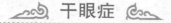

干眼症

所谓"干眼症"是指由于眼泪的减少或者泪腺功能下降，导致眼睛出现微小伤痕的一种症状。以往干眼症与白内障、青光眼等疾患主要是老年人的常见眼病，但现在发现一些城市里经常接触电脑、电视、游戏机的青年人和白领阶层患干眼病的也越来越多了。据有关部门的一项调查表明，每日在电脑前工作3小时以上的人群中，有90%的人眼睛有问题，这种所谓"电脑视力综合征"就是干眼病的一种表现。

据介绍，许多眼病和不良生活习惯都可能造成干眼病，比如眼睛屈光不正、自身免疫性疾病、眼表组织创伤以及大气污染、空气干燥、长期注视屏幕、睡眠不足等。干眼病最常表现为眼部干涩、异物感，此外还有烧灼感、痒、畏光、红痛、视力模糊、视疲劳、黏丝状分泌物，临床表现与慢性结膜炎有类似之处，因此许多干眼病患者被误诊为结膜炎，并且长期应用抗生素眼药水，更加重了症状。

＊ 干眼症常用的食疗偏方

胡萝卜羊肝粥

【原料】羊肝150克，胡萝卜100克。

【制作】上料切块一同煮熟服用。

【功效】适用于干眼病。

百合红枣粥

【原料】百合10克，山药15克，薏苡仁20克，红枣（去核）10个。

【制作】将上述材料洗净，共同煮粥食用。

【功效】百合滋阴降火；山药滋肾润肺；薏苡仁利湿健脾、清热排脓；红枣素有天然维生素丸之称，不但富含维生素C，也含有大量的维生素A。此粥不但防治干眼效果好，而且还用于明目。

菠菜护眼汤

【原料】猪肝60克，菠菜130克，食盐、麻油各少许，清高汤1000毫升，

故纸、谷精、枸杞子、川芎各15克。

【制作】将四味中药材洗净加水1000毫升，煎煮约20分钟，滤渣留汤备用。猪肝去筋膜洗净后切薄片，菠菜洗净后切成小段备用。先用少量油爆香葱花，加入中药汁、猪肝、菠菜，煮开后放入适量食盐，搅均后起锅加入少许麻油即可食用。

【功效】补肝养血、明目润燥。常食可改善视力，并可治疗小儿夜盲症、贫血，均有良好的补益作用。

决明子茶

【原料】决明子10克，菊花5克，山楂15克。

【制作】决明子略捣碎后，加入菊花、山楂，以沸水冲泡，加盖焖约30分钟，即可饮用。

【功效】决明子、菊花皆有清肝明目之

功效，主治头部晕眩，目昏干涩，视力减煺。

枸杞子桑椹粥

【原料】枸杞子5克，桑椹5克，山药5克，红枣5个，粳米100克。

【制作】将上述材料加适量清水熬成粥食用

【功效】枸杞子、桑椹能补肝肾，山药、红枣健脾胃。视力疲劳者如能每日早晚两餐，较长时间服用，既能消除眼疲劳症状，又能增强体质。

＊ 干眼症的防治保健法

（1）运动法预防干眼症。双眼同时向上、下、左、右注视和旋转眼球，可以运动眼外肌，减缓干眼症。

（2）按摩疗法预防干眼症。经常用手指按摩眼球周围，可预防及缓解干眼症。

（3）熨目法预防干眼症。微闭双眼，双手互相摩擦，待手搓热后用手掌熨贴双眼，反复几次，可促进眼部血液循环和新陈代谢。

（4）防止眼部疲劳。连续看书或使用电脑超过40分钟就应该休息5到10分钟，每日累计看书或使用电脑的时间不超过6小时。

（5）茶水熏眼法预防干眼症。将茶叶放入热水杯中，双眼靠近杯口，距离以忍受温度为宜，每日熏眼一次，一次10分钟，有营养眼球、明目的作用，如加菊花、决明子，效果更佳。

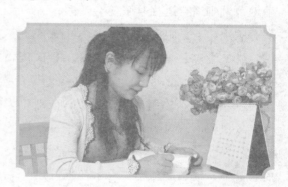

＊ 专家提醒

（1）有效地预防干眼病，最好的办法是养成多眨眼的习惯。

（2）为了保持荧光屏的清晰度，电脑不应放置在窗户的对面或背面，最好采用自然光线，避免亮光直接照射到屏幕上反射出明亮的光线造成眼部的疲劳。

（3）长期从事电脑操作者，应多吃一些新鲜的蔬菜和水果，以增加维生素B_1、维生素C、维生素E的摄入。为预防角膜干燥、眼干涩、视力下降，甚至出现夜盲等，应多吃富含维生素A的食物，如豆制品、鱼、牛奶、核桃、青菜、西红柿及新鲜水果等。

（4）此外，还可按摩眼部周围的穴位和肌肉，增加眼眶内血液循环，改善神经营养，消除大脑和眼球的过度疲劳。

 眼睛保养

＊ 古人教您养目

现代人坐在计算机前的时间越来越长，长时间近距离地使用计算机或看电视，容易导致屈光不正、眼睛疲劳、近视度数增加及散光加重。中医认为，眼与全身脏腑和经络的联系密切，古代医学家根据临床实践总结了许多简便而有效的养睛明目的方式，现向您推荐几种：

（1）药养：对于眼睛疲劳、近视等症状，中医多以定志丸及杞菊地黄丸来治疗。定志丸适合看近很清楚、看远则模糊，且伴有心悸、胸闷、易疲劳的人；杞菊地黄丸则适合近视且眼前有黑影、飞蚊症，伴有耳鸣、头晕、夜间多梦、易腰酸者服用。若是眼前常有黑影，可酌加丹参、郁金以活血化瘀。

（2）食养：多吃对视力有益的桂圆肉、山药、胡萝卜、菠菜、番薯、芋头、玉米、动物肝脏、牛肉、桑椹、红枣等食物，或者以红枣、人参、枸杞子、菊花、罗汉果泡茶饮用，也可护眼。一般以为罗汉果适合声音沙哑、咽喉不适者，其实罗汉果对火气大而眼睛又不好的患者疗效也很显著。

（3）水养：眼睛喜凉怕热，遇到心火、肝火过盛，就会长眼垢、发干、红肿、充血，经常用流动的凉水洗脸可减少眼睛疾病，保护视力，增强眼睛对疾病的抵抗力。尤其对常患眼红、发干、视物不清等病的人，好处更为明显。茶水熏眼对保护眼睛、恢复视力也有较大的帮助。熏眼时用手捂住杯口，以防热气过快散失，如果茶水过热无法忍受可稍微放凉一些，但熏的时间一定要保证在10分钟左右，并要坚持做，每日至少熏一次。

（4）动养：让眼球运动，使之得以锻炼。做法是：向远方凝视。找一处10米以外的草地或绿树：绿色由于波长较短，成像在视网膜之前，促使眼部调节放松、眼睫状肌松弛，减轻眼疲劳。不要眯眼，也不要总眨眼，排除杂念、集中精力、全神贯注的凝视25秒，辨认草叶或树叶的轮廓。接着把左手掌略高于眼睛前方 30cm 处，逐一从头到尾看清掌纹，大约 5 秒。看完掌纹后再凝视远方的草地或树叶 25 秒，然后再看掌纹。10 分钟时间反复 20 次，一天做 3 回，视力下降严重的要增加训练次数。

也可选一安静场所，或坐或站，全身放松，清除杂念，二目睁开，头颈不动，独转眼球。先将眼睛凝视正下方，缓慢转至左方，再转至凝视正上方，至右方，最后回到凝视正下方，这样，先顺时针转 9 圈。再让眼睛由凝视下方，转至右方，至上方，至左方，再回到下方，这样，再逆时针方向转 6 圈。总共做 4 次。每次转动，眼球都应尽可能地达到极限。这种转眼法可以锻炼眼肌，改善营养，使眼灵活自如，炯炯有神。另外，有规律地运转眼球和平视远处的山峰、楼顶、塔尖、河流等景物，也可调节眼肌和晶状体，减轻眼睛的疲劳，改善视力。

（5）按摩：以下按摩方法可以单独做，也可选择一两种共做，贵在持之以恒，日久定见成效。

吐气法：腰背挺直坐位，以鼻子徐徐吸气，待气吸到最大限度时，用手捏住鼻孔，紧闭双眼，再用口慢慢地吐气。

折指法：是指小指向内折弯再向后扳的屈伸运动。每遍进行 30 ～ 50 次，并在小指外侧的基部用拇指和食指揉捏 50 ～ 100 次。此法坐、立、卧皆可做，每日坚持早晚各做 1 遍，不仅能养脑明目，对有白内障和其他眼病者也有一定疗效。

抓筋法：身体取卧法，先缓缓吸气 3 次，而后用双手抓两侧颈筋 5 下（胸锁乳突肌部位），连续抓 10 ～ 15 次。此法有清心明目功效。

熨目法：黎明起床，全身放松，闭上双眼，然后快速相互摩擦双手，使之生热，趁热用双手捂住双眼，热散后两手猛然拿开，两眼也同时用劲一睁，反复3 次以后，再以食、中指轻轻按压眼球，或按压眼球四周能促进眼睛血液循环，促进新陈代谢。

＊ 眼睛保健 4 法

眼睛是心灵的窗户，是感受外界事物的主要器官。随着年龄的增长，各种眼病也会出现，常见的有目干涩、目痛、目痒等症状。以下是 4 种眼睛的自我保健疗法：

（1）早上起床时，喝一杯加了菊花的绿茶，不仅清香润口、提神醒脑，而且绿茶和菊花均有清肝明目的作用，对治疗目赤和目昏颇有疗效。

（2）如果眼睛经常有血丝或突然有小范围充血，可以用 1/3 或 1/2 块新鲜的荷叶煮水喝。荷叶能解暑清热、升发清阳、散瘀止血，可消除眼睛中的血丝和充血，使眼睛明亮。

（3）如果感到目赤肿痛，可用 50 克新鲜的车前草煮水饮用。车前草具有清热、利水、明目的功效。

（4）经常按摩眼眶和面部并做眼保健操。人体五脏六腑的许多经脉都经过面部和眼睛，每次按摩 10 分钟，每日数次，持之以恒，不仅对眼睛有保健作用，对整个人体的健康也大有好处。

第一节：按揉耳垂眼穴，脚趾抓地。通过对耳部、脚趾等局部穴位的刺激，增加全身血液循环，疏通经络，使全身气血畅通，从而达到调节眼部的目的。

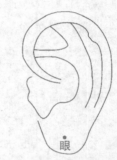

第二节：按压太阳穴，刮上眼眶。用拇指按压太阳穴（眉梢和外眼角的中间向后一横指处），然后用弯曲的食指第二节内侧面轻刮上眼眶，由内上至外上，使眼眶周围的攒竹、鱼腰、丝竹穴、瞳子髎受到按摩。

第一节：按揉耳垂眼穴，脚趾抓地

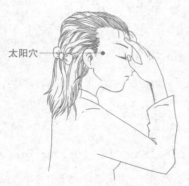
太阳穴

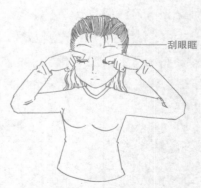
刮眼眶

第二节：按压太阳穴，刮上眼眶

第三节：按揉四白穴。用食指按揉面颊中部的四白穴（眼眶下缘正中直下一横指）。

第四节：按揉风池穴。风池穴位于后脑勺下方颈窝的两侧，颈窝往外两个拇指左右即是。注意要找准穴位，按揉面不要太大。

第五节：按揉头部督脉。督脉是指从面部人中直到脊椎，考虑操作方便，只按揉从前额到后发髻处的一段。

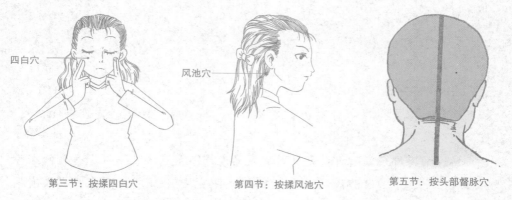

四白穴

风池穴

第三节：按揉四白穴　　　　第四节：按揉风池穴　　　　第五节：按头部督脉穴

＊ 对眼睛有益的食物

目前有许多孩子小小年纪都佩戴了眼镜。保护眼睛从小做起，还要经常吃些有益于眼睛的食品，保护眼睛。

那么对眼睛有益的食物有哪些呢？如瘦肉、禽肉、动物的内脏、鱼虾、奶类、蛋类、豆类等，里面含有丰富的蛋白质，而蛋白质又是组成细胞的主要成分，细胞组织的修补更新需要不断地补充蛋白质。

含有维生素A的食物对眼睛也有益。缺乏维生素A，眼睛对黑暗环境的适应能力减退，严重的时候容易患夜盲症。每日摄入足够的维生素A，可预防干眼病，消除眼睛疲劳。维生素A的最好来源是各种动物的肝脏、鱼肝油、奶类和蛋类，植物性食物，如胡萝卜、苋菜、菠菜、韭菜、青椒、红心白薯以及水果中的橘子、杏、柿子等。

含有维生素C的食物对眼睛也有益。维生素C是组成眼球水晶体的成分之一。缺乏维生素C，容易患水晶体浑浊的白内障病。因此，应该在每日的饮食中，注意摄取含维生素C丰富的食物。比如，各种新鲜蔬菜和水果，尤以青椒、黄瓜、菜花、小白菜、鲜枣、生梨、橘子等含量最高。

丰富的钙粉对眼睛也有好处。钙具有消除眼睛紧张的作用。如豆类、绿叶蔬菜、虾皮含钙量都比较丰富。烧排骨汤、松鱼、糖醋排骨等烹调方法可以增钙的含量。

第三节　肾之窍——耳

耳是听觉器官，耳的听觉功能灵敏与否，与肾精、肾气的盛衰密切相关。故《灵枢·脉度》说："肾气通于耳，肾和则耳能闻五音矣。"因此肾开窍于耳。

正常人的耳郭色泽红润，是气血充足的表现。如果耳轮淡白，多属气血亏虚；耳轮红肿，多为肝胆湿热或热毒上攻；耳轮青黑，多见于阴寒内盛或有剧痛；小儿耳背有红络，耳根发凉，多为出麻疹的先兆。

 耳部常见疾病

内耳眩晕病

内耳眩晕病，又称梅尼埃综合征，于1861年首先由法国学者P. Meniere提出。以发作性眩晕，伴有恶心、呕吐、眼球震颤、耳鸣及听力减退为主要临床表现。

本病属中医"眩晕"范畴。《黄帝内经》有不少记载，《灵枢·口问》篇谓："上气不足，脑为之不满，耳为之苦鸣，头为之苦倾，目为之眩。"中医认为本病多为脏腑内伤所致 与肝、脾、肾及脑有密切关系，归纳其病因病理，不外乎风、火、痰、瘀、虚5个方面。

风：肝主升发，喜条达。情志不遂，郁而化火，风火上扰而成眩晕。

火：暴怒伤肝，肝胆火旺；心火上炎，扰及脑窍；肾精亏虚，阴虚阳亢，虚火上炎；均可上扰清窍，而发眩晕。

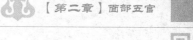

痰：脾主运化，输布水津。若脾运不健，水聚成痰；肾为水脏，化气而利小便。肾之气化不利，水湿内停，聚而生痰；痰饮阻遏清阳，清阳不升，浊阴不降，蒙蔽脑窍，亦可发作眩晕、耳鸣。

瘀：气虚血运无力，肝郁气滞血瘀，瘀血阻于脉络，气血不能上荣于脑窍，清窍失养而发眩晕。

虚：脾虚运化无权，气血生化乏源；肾虚髓海不充，脑窍失养；肾虚水不涵木，肝阳上亢，扰及清窍；均可引发眩晕、耳鸣。

＊ 内耳眩晕症常用的食疗偏方

首乌川芎煲鸡蛋

【原料】首乌60克，川芎10克，鸡蛋2克。

【制作】将上述材料煲汤，蛋熟后去壳取蛋再煮，片刻食蛋饮汤。

【功效】适宜于内耳眩晕症。

冬虫夏草炖猪脑

【原料】冬虫夏草10克，猪脑1只，黄酒1汤匙，冷水2汤匙，精盐适量。

【制作】将冬虫夏草洗净，水煎后去渣留汁。然后将猪脑去血、筋，洗净，将汁及猪肝脑放入瓷盆内，加黄酒及冷水、精盐少许，上蒸笼蒸2小时即可。每日分2次服。连服3～5剂。

【功效】适用于内耳眩晕症患者。

黄芪炖羊脑

【原料】黄芪40克，羊脑1只，黄酒2汤匙，葱、姜各适量。

【制作】将黄芪入砂锅内水煎取浓汁，再放入羊脑，旺火烧开后加黄酒2汤匙，放葱、姜适量，炖煮烂熟，吃羊脑喝汤。

每日1剂，连服15剂为1个疗程。

【功效】适宜于内耳眩晕症。

天麻茶

【原料】天麻3~5克，绿茶1克。

【制作】天麻切成薄片，干燥储存，备用。每次取天麻片与茶叶放入杯中，用刚沸的开水，冲泡大半杯，立即加盖，5分钟后可以饮服。饭后热饮，头汁饮完，略留余汁，再泡再饮，直至冲淡，弃渣。

【功效】平肝熄风，潜阳定惊，适用于耳性眩晕症。

泽泻汤

【原料】泽泻50~70克，白术20~30克。

【制作】每日1剂，第1次加温水500～1000毫升，浸泡30分钟，用文火煮沸15分钟，取药液；第2煎再加水200~300毫升，用文火煮沸10分钟取药液。合并2次药液，少量频服。若呕吐剧者加姜半夏15克。

【功效】适宜于内耳眩晕症。

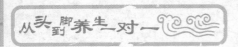
＊ 内耳眩晕症的其他疗法

【艾灸法】

取穴：常用穴：百会。备用穴：足三里。

器械：艾绒、竹质压舌板、弯剪、线香、凡士林、火柴、龙胆紫药水。

操作：取百会穴，左耳鸣可偏左 0.5 厘米，右耳鸣偏右 0.5 厘米，用龙胆紫药水作标记，剪去约 1 厘米见方的头发，暴露穴位，抹少许凡士林。患者低坐矮凳，医者坐在其正后方较高位置，取黄豆大上尖下圆的锥形艾柱。首次两壮合并放在百会穴上，用线香点燃，当燃至二分之一，或者患者三极（患者感觉灼痛，向医者诉痛，称一极）时，即用压舌板将其压灭，留下残绒，以后一壮接一壮加在前次残绒上，每个艾柱均燃至无烟（此刻最热）压灭，燃完一壮压一壮，压力由轻到重，每次压灸 25 ～ 50 壮，使患者自觉有热力从头皮渗入脑内的舒适感。施灸后，即针足三里，以提插泻法，留针 15 分钟。灸后嘱患者半月内不洗头，形成灸疮，要注意灸疮清洁，不需特殊处理，多在 1 个月左右愈复。

【体针法】

取穴：常用穴为太冲、合谷、内关、足三里、三阴交。备用穴为百会、丰隆、听宫、列缺。

操作：常用穴为主，每次取 3 ～ 4 穴，如不见效，可酌加备用穴。均宜深刺，得气后，采用捻转结合提插之法，持续运针 1 ～ 2 分钟。留针 30 分钟，如眩晕仍未能控制，可继续留针，每隔 5 ～ 10 分钟运针 1 次，日针 1 ～ 2 次。10 次为 1 个疗程。

＊ 专家提醒

（1）首先要戒酒，这是因为酒精会严重损害内耳，使人产生失重感，所以预防内耳眩晕症一定记得戒酒。

（2）尽量少喝咖啡、浓茶。现在工作学习压力大，很多人都习惯喝浓茶或咖啡来提神。这类饮品会使人神经兴奋，造成脑部供血不足，很容易引起内耳眩晕症，所以，记得少喝或者是不喝。

（3）可以喝一些有治疗耳鸣、眩晕功效的茶。例如：绿豆皮、扁豆皮各 10克，茶叶 5 克。将绿豆皮、扁豆皮炒黄，与茶叶一起，开水冲沏即可，每日把它当茶来喝。

（4）在饮食上，以清淡为主，少放盐。还有，一定要记住，要少喝水，最好等到有口渴的感觉时再喝。

老年性耳鸣

耳鸣是听觉功能紊乱的一种症状，时常自觉耳内鸣响，或如蝉鸣，或如潮声，或如风吹。耳鸣的原因，主要是神经系统或耳疾引起的，或是由于使用药物不当引起，噪声超标、血压过高或过低以及脑炎等也会导致本病。

老年人容易发生耳鸣。据调查，60岁以上的老人有近60%患有不同程度的老年性耳鸣症。轻者耳畔仿佛有远处的蝉鸣声，重者有如汽笛声甚至擂鼓声。夜以继日嗡嗡作响，弄得老人心神不安，影响睡眠与生活，也势必影响身体健康，实在是令人苦恼的病症。如果

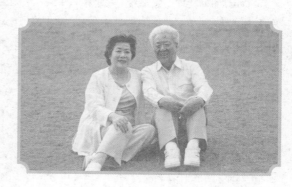

是因紧张、疲劳、神经衰弱引起的耳鸣，多是脑力劳动者由于连续用脑过度而造成的，经过适当的休息，耳鸣可以好转、消失。血压过高或过低、贫血、动脉硬化或供血不足等所造成的耳鸣，要着重治疗原发病。

＊ 老年性耳鸣常用的食疗偏方

芡实粳米粥

【原料】芡实20克，粳米50克。

【制作】将芡实同麦麸炒至黄色后，同粳米置砂锅内加水500毫升，用文火煎至微滚，保持粥汤稠而上见粥油为度。每日早、晚空腹各服1次，温热食用。

【功效】健脾益气。主治耳鸣，属肝胃虚弱型，耳鸣，劳而更甚，倦怠乏力，纳少，食后腹胀，大便时溏，面色萎黄。

陈皮二仁茶

【原料】陈皮50克，杏仁100克，桃仁25克，生姜10克。

【制作】杏仁浸泡去皮，陈皮、生姜切丝，桃仁捣碎。加水煮熟，加少量食盐调味即可饮服。

【功效】杏仁与桃仁配伍陈皮，可加强

陈皮消痰理气作用。此茶适合痰气壅结耳鸣者并多见肥胖者。

二花佛手片

【原料】玫瑰花50克，桂花30克，佛手片500克，山楂100克（切片），蜜、糖适量。

【制作】将以上诸品混匀，用蜜、糖腌制，约10日后即可服用。每次用5克，口含咽津后咀嚼咽下，日服3次，吃完可再腌制。

【功效】适于低音调耳鸣，听觉减退，鼓膜内陷、混浊。

黑豆狗肉汤

【原料】黑豆50克，狗肉200克，精盐、生姜丝各适量。

【制作】将黑豆用清水浸软，狗肉洗净切块，一同放入砂锅内，加水炖至烂熟，加盐、姜丝调味服食。每日1剂。

【功效】滋补肝肾。用治老年人肾虚耳鸣及小儿夜间遗尿。

菊花粥

【原料】菊花15克，粳米100克。

【制作】将菊花去蒂，蒸后晒干或阴干，然后磨成细末，备用。粳米淘洗干净，放入锅内，加水适量，用武火烧沸，再用文火熬成粥时，调入菊花末，再稍煮即可。

【功效】风热疏散。主治耳鸣，属风热侵袭型，起病较速，耳鸣，头痛，恶寒，发热。

＊ 老年性耳鸣的其他疗法

（1）屏气法：安定静坐，紧紧闭嘴，以两指捏紧鼻孔，怒睁双目，呼气冲击耳窍，至感觉到轰轰有声为止。每日做数次，连做2日即能见效。

（2）搓掌法：屏息坐定，搓掌心50次，趁掌心热时紧按双侧耳门，如此做6次，连做2～3个月。治疗时，要保持心情清静，方可收效。

（3）摩、扣耳门法：先用大拇指顺时针方向按摩耳门12下，再逆时针方向按摩耳门12下，然后用食指和中指并拢扣耳门两下，大拇指按一下，连续12下，每日早晚各做1次。

（4）聪耳枕：用荷叶、苦丁茶、菊花、夏枯草、蔓荆子、石菖蒲各等份，制成枕芯，经常枕之，有消除耳鸣、增强听力、明目之功效。

以上方法简单易行，对耳鸣较轻的老年人有较好的疗效。

＊ 专家提醒

老年人应慎重使用或尽量不用链霉素、庆大霉素和卡那霉素等易致内耳中毒的药物。同时，尽可能避免强噪声刺激。老年人还要注意情绪，做到遇事不怒。坚持锻炼身体，可以根据自己的身体状况和条件来选择诸如散步、慢跑、打太极拳等运动，以促进全身血液循环，改善内耳血液供应。每日应做一些耳、眼器官的保健操，按摩外耳及鼓膜。

老年性耳聋

人到40岁后机体各种器官均出现老化退变，特别在感官上，以耳聋、眼花表现最为突出。老化程度可因人而异，有的50岁即呈现严重耳聋，有的80岁以上听力很好。老年耳聋既是生理性的，也是病理性的，受内在机体和外在环境多种因素的影响。老年性耳聋的病因如下：

（1）长期接触噪声。据调查，城市居民老年耳聋发病比乡村要早。究其原因是多方面的，但长期噪声损伤是其主要原因之一。

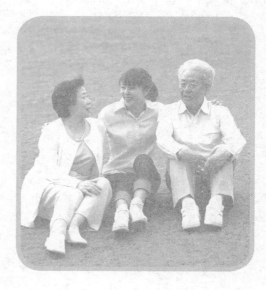

（2）不同饮食习惯的影响。据普查莫斯科及格鲁吉亚两地区居民听力发现，后者地区多吃素食，冠心病发病率少，老年人听力多保持较好，而莫斯科居民以肉食为主，血清胆固醇较高，心血管病发病率高，老年人听力亦差。调查老年耳聋中70%患有动脉粥样硬化，耳聋轻重与动脉硬化程度呈正相关。

（3）遗传因素。国外专家将耳聋患者按年龄分为两组，调查结果显示65岁以下有家族耳聋史，为平坦型或盆式听力曲线；65岁以上无家族耳聋史，为下坡型听力曲线，语言识别率低，遗传基因占主导地位。在遗传上，男女性别亦有不同，女性组织耐受性比男性强，而且男性接受恶劣环境和噪声的损伤机会也比女性多，吸烟饮酒比女性多，故老年性耳聋男比女多两倍。

* 老年性耳聋常用的食疗偏方

肉苁蓉炖羊肾

【原料】羊肾1对，肉苁蓉30克。

【制作】将羊肾剖开，挖去白色筋膜，清洗干净，切丁；肉苁蓉洗净，切片。将羊肾与肉苁蓉一并放在砂锅内，加入清水，先用大火煮沸，再用文火炖煮20～30分钟，以羊肾熟烂为度。捞去肉苁蓉片，酌加适量胡椒末、味精和精盐。当菜或点心食用。佐餐食用。

【功效】肉苁蓉有沙漠人参之名，味甘性温，归肾经，补肾阳，益精血。羊肾可补益肾气、益精填髓。可用于老年耳鸣耳聋、腰膝酸软、夜尿频多。

银耳瘦肉米粥

【原料】银耳、猪瘦肉各20克，粳米50克。

【制作】银耳洗净，猪瘦肉洗净，切成丝状，同置锅中，加清水500毫升，加粳米，急火煮开3分钟，改文火煮30分钟，成粥，趁热食用，连服。

【功效】滋补肝肾。主治老年耳聋，属肾精亏虚型，伴失眠健忘及周身乏力者。

胡桃肉炒芝麻

【原料】胡桃肉250克，黑芝麻250克。

【制作】将上述材料各炒至微黄，研碎，加冰糖碎屑，拌匀，每次1汤匙，加水服或干食，每日2次。

【功效】适用于伴目花头昏的老年性耳聋。

肥羊肉汤

【原料】肥羊肉100克，黄酒、葱、姜、食盐各适量。

【制作】肥羊肉洗净，开水浸泡1小时，去浮沫，置锅中，加清水500毫升，加黄酒、葱、姜、食盐，急火煮开3分钟，去浮沫，改文火煮煎30分钟，分次食用。

【功效】补益心脾。适用于老年耳聋，属脾胃虚弱型，伴神疲乏力、胃纳差者。

龙眼粥

【原料】龙眼（去壳）12个，大枣12枚，粳米60克，红糖适量。

【制作】将大枣、粳米洗净，与龙眼、红糖同煮粥食用。早、晚各1次，温热服。每日1剂。

【功效】老年性耳聋，证见聋肝阳上亢。

牛奶芝麻

【原料】黑芝麻30克，鲜牛奶200毫升，白糖10克。

【制作】先将黑芝麻洗净晒干，入锅内用小火炒熟出香，趁热研成细末，将鲜牛奶倒入锅中，加入黑芝麻细末、白糖，用小火煨煮，将沸腾时停火，倒入杯中即成。早餐时随早点一起服食，每日1剂。

【功效】老年性耳聋，证见肝肾阴虚。

* 老年性耳聋的防治保健操

捏耳郭：双手掌心面对耳郭，先顺时针揉动20次后，再逆时针揉动20次，早晚各做3次。揉动时不要用力过猛，以双耳郭充血发红为宜。

捏耳屏：耳屏亦称小耳朵。以拇指、食指不断挤压，放松耳屏，左右耳屏同时进行，每次捏20～30下，捏时以双耳屏发热为宜。

松耳郭：双手掌心面对耳郭，向内耳方向轻轻按下，然后轻轻松手，反复进行，刚开始每次3～5分钟，以后可增加到5～10分钟，早晚各2次。

拧耳朵：食指轻轻插入外耳孔，来回转动各20次，用力要均匀，速度不宜过快，以防损伤耳内皮肤。不要双耳同时进行，应先左后右交替进行。

拉耳郭：每日起床后，用右手从头上拉左耳郭上部20次，再用左手拉右耳郭上部20次。

* 专家提醒

（1）中老年人要坚持体育锻炼，如散步，慢跑，做操，打太极拳等，以增强体质，改善全身的血液循环，减慢衰老的过程。

（2）合理安排饮食，中老年人不要摄入过多的脂肪及甜食，宜多吃新鲜蔬菜、水果，豆类等清淡食品，以防高血压，动脉硬化，糖尿病等全身疾病的发生，而影响耳的听觉功能。

（3）临床应用链霉素、新霉素、庆大霉素、卡那霉素、多黏菌素等耳毒性药物时，应严格掌握其适应证，即使需要应用时，也宜用最小的有效剂量，尽可能用短期治疗，耳局部用药尤须重视。

（4）中老年人一旦发现听力减退，应及时到医院检查，查明病因，确定病变性质，尽早治疗，防止耳聋的加重。

中耳炎

中耳炎是中耳鼓室黏膜受到金黄色葡萄球菌、肺炎双球菌、溶血性链球菌、流行性感冒嗜血杆菌等细菌感染而诱发的一种炎性病变，可累及中耳（包括咽鼓管、鼓室、鼓窦及乳突气房）全部或部分结构，好发于春冬两季，包括非化脓性以及化脓性两种，其中非化脓性中耳炎也称为卡他性中耳炎，而化脓性中耳炎有急性与慢性之分。在中医上认为，中耳炎的发病是由于体内肝胆湿热，（火）邪气盛行导致的，故又称为"耳脓""耳疳"。

＊ 中耳炎常用的食疗偏方

金银花鳖甲粥

【原料】金银花12克，柴胡9克，鳖甲15克，薏苡仁、红糖适量。

【制作】煎3味煎汤取汁，入薏苡仁、红糖煮粥食用。每日1剂，连服4～5剂。

【功效】清利肝胆湿热。适用于肝胆火盛、邪热外侵之中耳炎。

大白菜芦根汤

【原料】大白菜根3～4个，芦根10克，薄荷3克。

【制作】上3味水煎15～30分钟，趁热分2次服下。

【功效】具有辛凉发散、疏风清热之功效。适用于治疗肝胆火盛、邪热外侵之中耳炎。

酒煮雄鸡

【原料】雄鸡1只，米酒1000毫升，姜、椒、食盐各适量。

【制作】将雄鸡用米酒和水各半煮至熟，加作料入味后食之。

【功效】补肾益精。适用于肾虚精亏型中耳炎。

黄连散治化脓性中耳炎

【原料】黄连、青黛、冰片各3克。

【制作】共研细末，贮瓶备用。用时，先用3%过氧化氢清洗患耳，再将少许药末吹入耳道，使药末穿过鼓膜穿孔，每日2次，5日为1个疗程。

【功效】清热解毒，收湿生肌，开窍定痛。适用于急、慢性化脓性中耳炎。

鳖甲薏苡仁粥

【原料】金银花12克，柴胡9克，鳖甲15克，薏苡仁、红糖各适量。

【制作】将前3味煎汤取汁，入薏苡仁、红糖煮粥食用。每日1剂，连服4～5剂。

【功效】清利肝胆湿热。适用于肝胆火盛、邪热外侵型化脓性中耳炎。

金银花菊花生地黄茶

【原料】金银花、菊花各10克，鲜生地黄15克，车前草20克。

【制作】上药共煎代茶饮。

【功效】可清热解毒、利水祛湿。适用于肝胆火盛、邪热外侵之中耳炎。

黄精枸杞子汤

【原料】黄精、枸杞子、冰糖各10克。

【制作】将黄精制成粗末，和枸杞子、冰糖泡水代茶饮。

【功效】滋肾益精。适用于肾元亏损型化脓性中耳炎。

★ 日常小验方

①大蒜 1 瓣，蒸馏水 10 毫升，将大蒜洗净捣烂，取汁与蒸馏水混匀，滴耳，每日数次，1 次数滴。本方适用于中耳炎，尤为化脓性中耳炎效果更佳。

②新鲜猪胆汁（或鸡胆汁）50 克，冰片 5 克，滴耳。

③胡桃肉捣油加冰片少许，滴入耳内。

④韭菜汁 50 克，明矾少许。将明矾加入韭菜汁中。滴入患耳内，每次 2 滴，每日 3 次，连用 3～4 日。

★ 专家提醒

（1）积极治疗鼻咽部疾病，以免病菌进入中耳，引发炎症。

（2）不能强力擤鼻和随便冲洗鼻腔，不能同时压闭两只鼻孔，应交叉单侧擤鼻涕。

（3）挖取底部耳垢，应十分小心，宜先湿润后才挖，避免损坏鼓膜。

（4）游泳上岸后，侧头单脚跳动，让耳内的水流出，最好用棉签吸干水分。

（5）急性期注意休息，保持鼻腔通畅。

（6）患慢性中耳炎者不宜游泳。

（7）加强体育锻炼，增加体质，减少感冒。

（8）忌食辛辣刺激性食品，如姜、胡椒、酒、羊肉、辣椒等。

（9）不要服热性补药，如人参、肉桂、香附子、鹿茸、牛鞭、大补膏之类。

（10）多食有清热消炎作用的新鲜蔬菜，如芹菜、丝瓜、茄子、荠菜、蓬蒿、黄瓜、苦瓜等。

耳部保养

★ 耳部保养应以预防为主

耳为心、肾之窍，通于脑。耳的功能与五脏皆有关系，而与肾的关系尤为密切。故《河间六书》谓："肾热者……必身瘦而耳焦也""肾水过少，不能润泽，

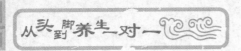

故黑干焦枯也"。同时,耳之功能受心神的主宰和调节,耳的听觉能力能够反映出心、肾、脑等脏腑的功能。因为"耳通天气",是人体接受外界音响刺激的重要途径,外界环境因素对耳的影响很大。随着现代科学技术和现代文明的高度发展,导致听力下降和耳聋的原因越来越多,噪声污染、环境污染和药物不良反应等都不同程度地会损害听力。先天性耳聋、噪声性耳聋、中毒性耳聋、外伤性耳聋、感染性耳聋、老年性耳聋等都较常见,而且治疗起来也很棘手。因此,耳功能保健应以预防为主。

＊ 耳朵保养的六个原则

(1)避噪声:人倘若长时间接触机器轰鸣、车辆喧闹、人声喧哗等各种噪声,会使原本开始衰退的听觉更容易疲劳,听力急剧减退,甚至引发噪声性耳聋。因此,尽量避免或减少噪声的干扰,是老年人保护听力的首要一条。

(2)戒挖掏:经常用耳勺、火柴棒掏耳朵,容易碰伤耳道,引起感染、发炎,还可能弄坏耳膜。耳道奇痒难受时,可以用棉签沾少许酒精或甘油轻擦耳道,亦可内服 B 族维生素、维生素 C 和鱼肝油。

(3)慎用药:尽量避免应用耳毒性药物,如庆大霉素、链霉素、卡那霉素、新霉素等,此外,还有硫酸盐类药、氯霉素、奎宁、氯喹,以及治疗肿瘤的化疗药物,如氮芥、长春碱类等。这是因为老年人解毒排泄功能低,应用这些药物容易引起耳中毒而损害听力。

(4)常按摩:按摩耳垂前后的翳风穴(在耳垂与耳后高骨之间的凹陷处),和听会穴(在耳屏前下方,下颌关节突后缘之凹陷处),可以增加内耳的血液循环,有保护听力的作用。宜每日早晚各按摩一次,每次 5 ~ 10 分钟,长期坚持下去即可见效。

(5)熄肝火:老年人如经常处于急躁、恼怒的状态中,会导致自主神经失去正常的调节功能,使内耳器官发生缺血、水肿和听觉神经营养障碍,这样就可能出现听力锐减或暴发耳聋。因此,老年人要尽量使自己保持轻松愉快的良好心境。

(6)多补肾:中医认为,肾开窍于耳,听力的衰退与肾虚有着密切的关系。故老年人可在医生指导下服用一些补肾的药物,如六味地黄丸、金匮肾气丸、龟龄丸等,也可常喝核桃粥、芝麻粥、花生粥、猪肾粥等,对于保护听力颇有裨益。

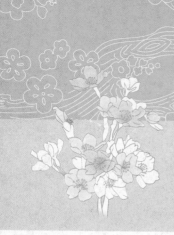

第四节　肺之窍——鼻

　　小小的鼻子，是五官中惹人注目的一环，对人体健康也起着重要作用。鼻子作为人体与空气打交道的第一关口，外与自然界相通，内与很多重要器官相连接，既是人体新陈代谢的重要器官之一，又是防止致病微生物、灰尘及各种脏物侵入人体的第一道防线。由此可见，鼻子的保健不容忽视。

　　鼻为明堂，是人体嗅觉器官，能纳万物之气息。中医认为，鼻为肺之官，通于肺；而肺朝百脉，因而鼻又能会聚转输人体各处气血。故而人体四肢百骸、五脏六腑各处的生理病理信息无时不反映于鼻部。诚如《灵枢·五阅五使》说："五色之见于明堂，以观五脏之气，左右上下，各知其度也。"

 鼻常见疾病

鼻衄

　　鼻衄，即鼻中出血。是多种疾病常见的疾状。多由"肺燥血热"，引起鼻腔干燥，毛细血管韧度不够，破裂所致。古人根据病因及症状不同而命名，如《诸病源候论》有伤寒鼻衄、时气鼻衄、热病鼻衄、温病鼻衄、虚劳鼻衄等。鼻衄严重者，又称"鼻洪"或"鼻大衄"。

　　《灵枢·百病始生》说："阳络伤则血外溢，血外溢则衄血。"鼻衄的产生也是各种原因引起鼻部阳络损伤的结果。临床上，鼻衄与肺、胃、肝、肾、脾关系较密切。

* 鼻衄常用的食疗偏方

旱莲草猪肝汤

【原料】旱莲草75克，猪肝35克，淀粉、调料各适量。

【制作】将猪肝洗净切片，用酱油、淀粉调匀。先取旱莲草水煎取汁，纳入猪肝片煮熟，用食盐、味精调服。每日1剂。

【功效】滋阴补肾，清热止血。适用于肾阴不足之鼻衄，证见反复发作，头晕耳鸣，腰膝酸软，鼻腔干燥灼热等。

仙鹤草粥

【原料】仙鹤草、旱莲草各15～30克，粳米50～100克，白糖适量。

【制作】先将仙鹤草、旱莲草煎煮，取汁去渣，再加入粳米煮粥，粥将熟时，加入白糖，稍煮即成。每日2次，空腹食。

【功效】具有滋阴清热，凉血止血的功效。适用于阴虚燥热所致的鼻出血，干咳少痰。

姜末青鱼

【原料】青鱼1条，黄酒、生姜末、食盐、香油各适量。

【制作】将青鱼去内脏，用开水煮熟后，放入黄酒、生姜末、食盐调味，待冷后放入少量香油拌食。凉食鱼肉，连用3日。

【功效】有滋阴凉血止血的功效。适用于鼻出血的辅助治疗。

茅芦饮

【原料】新鲜茅根、芦根各300克，冰糖适量。

【制作】将茅根、芦根洗净，切段，共煎清汤，加冰糖，凉后代茶饮用，每日4～5小碗。

【功效】疏风清热，凉血止血。适用于鼻出血，属肺经热盛型，鼻中出血，点滴而出，色鲜红，鼻腔干燥燍热感。

* 鼻衄的外用止血法

对鼻出血患者，治疗上要遵照"急则治其标"原则，使用各种止血方法，使鼻衄停止下来。常用的外用止血法如下：

（1）冷敷法。以冷水浸湿的毛巾或冰袋敷于患者的前额或颈部。血液遇寒凉而凝滞，流动减缓，故可减其涌溢之势，而达止血目的。

（2）压迫法。用手指揉按患者前发际正中线1～2寸处，或紧捏一侧或两侧鼻翼，以达止血目的。

（3）导引法。双足浸于温水中，或以大蒜捣烂，敷于足底涌泉穴上。有引热下行减少上炎的作用，而协助止血。

（4）滴鼻法。香墨浓研，滴入鼻中。香墨有止血作用，可使出血停止。或可用滴鼻灵或1%～3%麻黄素液等滴鼻，也有协助止血作用。

（5）吹鼻法。用血余炭、马勃、百草霜、田七末、云南白药等具有止血作用的药末吹入鼻腔，黏附于出血处，而达到止血目的。亦可将上述药物放在棉片上，贴于出血处，或填塞鼻腔。

（6）鼻腔填塞法。用上述方法而未能止血者，可用明胶海绵或凡士林纱条填塞患侧鼻腔。若仍未达止血目的，可行后鼻孔堵塞法。

＊ 专家提醒

（1）鼻衄患者情绪多较烦躁、紧张，因此，安定患者的情绪，使患者能够与医生密切配合，以使迅速制止出血，是很重要的。止血操作时动作要轻巧，不可粗暴，以免加重损伤。

（2）遇有活动性出血患者，要首先制止其出血，然后才做必要的检查，以寻找出血原因，审因论治。必要时请其他科医师会诊。根治引起鼻衄的内科疾病。

（3）对出血患者，一般可采用半卧位，既有助于止血，又便利于医生检查、操作。

（4）禁忌饮食辛燥刺激的食物，以免资助火热，加重病情。

在鼻衄的预防方面，要注意锻炼身体，预防感染外邪，天气干燥时，饮服清润饮料；避免进食辛辣燥热食物；在情志调节方面，尤忌暴怒。要去除挖鼻习惯，避免鼻部损伤。

急性鼻炎

急性鼻炎是鼻腔黏膜的急性炎性疾病。平时称的"伤风""感冒"反复鼻炎急性发作也就是经常感冒会引起慢性鼻炎的病因。因此预防和治疗慢性鼻炎必须注意经常预防感冒。

常见的诱因有全身因素，如受凉、过劳、营养不良、烟酒过度、内分泌失调（甲状腺功能紊乱等）及全身慢性疾病（心、肝、肾疾病）等均可影响新陈代谢的正常过程，造成血管痉挛、组织缺氧、鼻黏膜温度降低、免疫功能下降等，使呼吸道黏膜，特别是鼻腔黏膜的抵抗力下降。此外，体质因素亦有一定关系。局部因素主要由于鼻中隔偏曲、慢性鼻炎、鼻息肉等，致鼻腔通气受限，影响鼻腔生理功能。

典型的临床表现可以分为3个时期：

（1）初期（前驱期）。1～2日，多表现为一般性的全身酸困，鼻及鼻咽部发干灼热，鼻黏膜充血、干燥。

（2）急性期（湿期）。2～7日，渐有鼻塞，鼻分泌物增多，喷嚏和鼻腔发痒，说话呈闭塞性鼻音，嗅觉减退。鼻黏膜明显充血肿胀，鼻腔内充满黏液性或黏脓性分泌物，可转为脓样。不同程度的发热、头胀、头痛等。

（3）末期（恢复期）。鼻塞逐渐减轻，脓涕也减少，若不发生并发症，则数日后可自愈。

✳ 急性鼻炎常用的食疗偏方

辛夷白花汤

【原料】辛夷、白芷、桃仁、红花各10克，干姜、细辛各5克，葱、蒜各2根。

【制作】将上述材料加水适量煎煮20分钟后即可服用。

【功效】具有活血解表、温通鼻窍之功效，对于风寒或虚寒性感冒鼻塞不通者有较好的疗效。

葱白汤

【原料】葱白、蒜白各3～5根，生姜10～15克。

【制作】将上述原料沸水冲泡或煎煮10分钟捣或搅拌匀后饮用。

【功效】具有辛温散寒解表之功效，主治风寒性感冒之鼻塞。

蒲公英苍耳粥

【原料】鲜蒲公英70克，苍耳子15克，粳米60克。

【制作】先将蒲公英、苍耳子加水500毫升，煎至300毫升，去渣取药汁，用药汁煮粳米为粥食用。

【功效】适宜于急性鼻窦炎。

白菜萝卜汤

【原料】白菜心250克，白萝卜60克。

【制作】将上物水煎，加红糖适量，吃菜饮汤。

【功效】用治急性鼻炎。

鹅不食草白芷散

【原料】鹅不食草30克，白芷2克，羌活15克，菊花12克，冰片5克。

【制作】将上述材料研粗末，倒入洗净的空葡萄糖瓶内，加开水，待瓶内放出蒸汽时，将患者鼻孔对准瓶口吸入蒸汽，每日2次，连用3～5日。

【功效】适用于急性鼻炎。

枝子仁粥

【原料】枝子仁12克，辛夷花10克，白芷6克，粳米60克。

【制作】先将前3味药水煎，取汁去渣，入粳米煮粥食，每日2次。

【功效】适宜于急性鼻炎。

＊全身治疗法

卧床休息，宜多喝水，有便秘者可给予缓泻剂，应予以隔离以免传染他人。内服解热发汗药，如复方阿斯匹林，1～2片，每日3次；克感敏，1～2片，每日3次。中药以疏风解表祛邪为主，如桑菊感冒片和银翘解毒片等。合并细菌感染或有并发症时，就使用抗生素类药物。

＊局部治疗法

（1）1%麻黄素液或呋喃西林麻黄素液、氯霉素麻黄素液滴鼻，每日3次，以利通气引流。滴鼻法：

①仰卧法：仰卧，头悬垂于床缘外，或肩下垫枕，头后仰卧，鼻前孔向上，每侧鼻腔内滴药3～5滴。

②坐位法：坐位，头靠椅背并尽量后仰，然后滴药。

③侧卧法：向患侧侧卧，头向下垂，滴药。

（2）针刺迎香、鼻通穴，或做穴位按摩。

慢性鼻炎

慢性鼻炎是由全身、局部或职业环境等因素引起的鼻腔黏膜和黏膜下层的慢性炎症。包括单纯性鼻炎和慢性肥厚性鼻炎两种。前者临床表现为鼻塞，呈交替性和间歇性，多涕，常为黏液性涕。后者的临床表现为鼻塞严重，多为持续性，鼻涕不多，较黏稠，不易擤出等。病变迁延不愈，可影响到嗅觉功能。

本病属中医的"鼻渊""鼻鼽""鼻槁"等病症范畴。传统医学认为，本病多因素体肺脾气虚，卫外不固，加之调摄不慎，反复感受风寒或风热之邪，内外相合而成。

＊ 慢性鼻炎常用的食疗偏方

黄芪鸡

【原料】生黄芪120克，母鸡1只，香菜20克，葱段、姜片、盐各适量。

【制作】母鸡去毛及内脏后洗净，将黄芪纳入鸡腹中缝合，放锅中，加清水，放葱段、姜片，小火炖2小时，加盐、香菜调味即可。

【功效】益气健身，固表通窍。主治肺脾气虚型慢性鼻炎。

山药芫荽粥

【原料】山药60克，葱白、芫荽各10克，粳米100克。

【制作】将山药研末，同粳米煮粥，葱白、芫荽切细，粥熟时放入，搅匀，煮沸，分2次吃。

【功效】补益脾肺，散寒通窍。主治肺脾气虚之慢性鼻炎。

枣姜汤

【原料】红枣（焙干去核）500克，生姜50克，甘草（炒）60克，盐（炒）60克。

【制作】将上4味合而为末，每日晨起空腹用滚开水冲服6～10克。

【功效】补中益气，散寒通窍。主治肺脾气虚之慢性鼻炎。

丝瓜藤瘦肉汤

【原料】近根部的丝瓜藤3～5克，猪瘦肉60克，盐适量。

【制作】丝瓜藤洗净，猪瘦肉洗净切块，同放锅内煮汤，至肉熟加盐调味，饮汤吃肉。每日1剂，连服5～15日。

【功效】清热消炎，解毒通窍。主治慢性鼻炎急性发作、萎缩性鼻炎、鼻流脓涕、脑重头痛。

川芎猪脑汤

【原料】猪脑2个，川芎15克，辛夷花10克。

【制作】将猪脑洗净，剔去筋膜。将川芎、辛夷花煎水取汁，入猪脑和盐、胡椒，炖熟，分2次吃。

【功效】行气活血，补脑通窍。主治气滞血瘀之慢性鼻炎。

桑菊杏仁粥

【原料】桑叶9克，菊花6克，甜杏仁9克，粳米60克。

【制作】前二味加水适量煎煮，去渣取汁，加甜杏仁、粳米煮粥。早晚食用。

【功效】疏散风热，宣肺通窍。

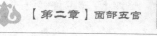

* 专家提醒

（1）戒烟酒，注意饮食卫生和环境卫生，避免粉尘长期刺激。

（2）治疗过程中宜配合体育疗法，以增强体质和抗病能力。

（3）避免局部长期使用麻黄素滴鼻，慢性单纯性鼻炎鼻黏膜光滑，有弹力，对血管收缩剂敏感；而慢性肥厚性鼻炎一般因黏膜肥厚，对血管收缩剂不敏感，故即使滴麻黄素后鼻塞亦无明显减轻，且会引起嗅觉障碍，头痛，记忆力减退，并有可能造成"药物性鼻炎"。

（4）积极治疗急性鼻炎，每遇感冒鼻塞加重，不可用力抠鼻，以免引起鼻腔感染，注意环境卫生，嗜烟酒者自然也应戒除。

过敏性鼻炎

对某种物质过敏而引起的鼻炎称为过敏性鼻炎，它能够引起一系列过敏性症状出现。过敏性鼻炎又称做变应性鼻炎。它是由于鼻暴露在过敏原的环境下，刺激到免疫系统而产生反应的结果。

过敏性鼻炎一般表现症状：多为阵发性鼻痒，连续打喷嚏、流水样或稀薄黏液样涕，鼻塞、嗅觉减退，还可有软腭、耳、眼、咽喉部痒感及头痛等。

（1）喷嚏。每日常有数次喷嚏阵发性发作。清晨和夜间加重，每次发作少则几次，多则几十次。

（2）流涕。常有大量清水样鼻涕，尤其在急性发作期明显。

（3）鼻塞。为间歇性或持续性，程度轻重不等。

（4）鼻痒和嗅觉障碍鼻内发痒，甚鼻外眼部发痒。因鼻黏膜肿胀或息肉形成而引起嗅觉障碍，因此嗅觉障碍可能是暂时性的，也可能是持久的。

* 过敏性鼻炎常用的食疗偏方

桑叶菊花杏仁粥

【原料】桑叶9克，菊花18克，甜杏仁9克，粳米60克。

【制作】将前二味药煎水去渣，加甜杏仁、粳米煮粥食之。每日1剂，连服数剂。

【功效】适宜于风热型过敏性鼻炎。

神仙粥

【原料】生姜6克，连须葱白6根，糯

米 60 克，米醋 10 毫升。

【制作】先将糯米洗后与生姜同煮，粥将熟时放入葱白，最后入米醋，稍煮即可食。

【功效】适宜于风寒型过敏性鼻炎。

菟丝细辛粥

【原料】菟丝子 15 克，细辛 5 克，粳米 100 克，白糖适量。

【制作】将菟丝子洗净后捣碎和细辛水煎去渣取汁，入米煮粥，粥熟时加白糖即可。

【功效】适宜于肾虚型过敏性鼻炎。

苁蓉金英羊肉粥

【原料】肉苁蓉 15 克，金英子 15 克，精羊肉 100 克，粳米 100 克，细盐少许，葱白 2 根，生姜 3 片。

【制作】先将肉苁蓉、金英子水煎去渣取汁，入羊肉、粳米同煮粥，待熟时，入盐、生姜、葱白稍煮即可。

【功效】适宜于肾虚型过敏性鼻炎。

葱白红枣鸡肉粥

【原料】红枣 10 枚（去核），葱白 5 茎，鸡肉连骨 100 克，芫荽 10 克，生姜 10 克，粳米 100 克。

【制作】将粳米、鸡肉、生姜、红枣先煮粥，粥成再加入葱白、芫荽，调味服用，每日 1 次。

【功效】适宜于风寒型过敏性鼻炎。

杏苏汤

【原料】杏仁、苏叶、桔梗、前胡、甘草各 6 克。

【制作】水煎服。每日 1 剂，2 次分服。

【功效】用治过敏性鼻炎。

＊ 过敏想鼻炎的治疗与预防

　　过敏性鼻炎的最根本保健措施是了解引起自己过敏性的物质，即过敏原并尽量避免它。引起过敏症状的物质称做过敏原，在户外（一般为季节性过敏原）和户内（一般为常年性过敏原）均可被发现。

　　当症状主要发生在户外：应尽可能限制户外活动，尤其是接触花草或者腐烂的树叶，以及柳絮和梧桐上的果毛，外出时戴口罩，或者到过敏原较少的海滨。

　　当症状主要发生在室内时应注意以下几点：

　　（1）在花粉或者灰尘较多的季节，关闭汽车或者房间的窗户。

　　（2）移去过敏源，包括宠物、烟，甚至可疑的花草或者家具。

　　（3）可以使用湿度调节器来减少室内的湿度，最好使空气湿度降到 50% 以下。

　　（4）用木板，地砖等代替地毯，尤其是固定于地板上的地毯更应去除。

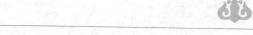

（5）不要为减轻症状服用超量的药物，如果有反酸、嗳气应注意睡前勿进食以及枕头垫高，并在医生指导下服用抗酸药。

另外，还要控制室内真菌和霉变的发生：真菌可以释放孢子从而引起过敏症状。真菌广泛存在于人们的各个生活角落，尤其是湿润的环境中，如地下室及卫生间，一般真菌的来源包括家用湿化器、浴缸、湿毛毯、淋浴房、花草、旧报纸、垃圾箱等。

（1）用漂白粉清洁，用漂白粉或者其他清洁剂清洗上述卫生间及垃圾箱。

（2）如果衣物发生霉变要尽早扔掉，或者酌情处理，去除真菌。

（3）保持干燥，地毯应注意防止潮湿，并保持书籍、报纸和衣物的干燥通风，食物也应合理保存，防止霉变。

（4）房间和阳台上最好不要有经常需要浇水的喜阴类植物，潮湿的土壤里可能隐藏着大量的真菌。

（5）不要在户外晒被和床单，因为真菌和花粉可以粘到被子上。

（6）彻底杀灭蟑螂等害虫。蟑螂已经存在超过 3 亿年，大部分生长在温暖和湿热的环境中，并在办公室、家庭房间内普遍存在。蟑螂人人讨厌，而且其排泄物中的蛋白质是引起过敏性鼻炎及哮喘的重要物质，尤其是生活在拥挤房间和城市的儿童。

＊ 过敏性鼻炎常用药物

（1）抗组胺类：扑尔敏，4 毫克，每日 3 次口服。也可口服赛庚啶、息斯敏等药。

（2）类固醇激素：泼尼松（强的松）5 毫克，每日 3 次口服。此药久服可产生水、盐、糖、蛋白质代谢紊乱，故应在医生指导下服用。

（3）外用滴鼻药：1% 麻黄素滴鼻液与 0.5% 可的松眼药水滴鼻。

药物治疗可减轻对过敏原的反应并抑制炎性反应，但药物治疗一般不要超过 7 日，长期使用会引起药物性鼻炎，令病情更为复杂。另外，在临床上使用的激光和微波治疗，是通过高温烧灼鼻甲和黏膜组织，对鼻甲表面黏膜损伤大，对鼻黏膜正常功能有一定影响，术后反应较重。

目前临床上主要是应用内窥镜下等离子低温消融术，选择性地进行筛前神经、翼管神经阻断术，降低鼻腔副交感神经的兴奋性，消除过敏区域神经对外界各种刺激，如气候、灰尘、花粉等的敏感性，过敏性鼻炎就可以自然而愈，不易复发。

酒糟鼻

酒糟鼻又名玫瑰痤疮，多见于中老年人，损害特点是在颜面中部发生弥漫性潮红，伴发丘疹、脓疱及毛细血管扩张。其病因尚未明确，一般认为，可能是在皮脂溢出的基础上，由于颜面血管运动神经失调，毛细血管长期扩张所致。刺激性食物、胃肠功能紊乱及内分泌障碍等可诱发本病。皮损发生于面部，多见鼻部及其两侧。

✳ 酒糟鼻常用的食疗偏方

枇杷叶膏

【原料】鲜枇杷叶 5000 克，蜂蜜适量。

【制作】将鲜枇杷叶洗净去毛，加水 4000 毫升，煎煮 3 小时后过滤去渣，再浓成膏 500 克，对入蜂蜜混匀，贮存备用。每次服 10～15 克，每日 2 次。

【功效】清肺和胃。适用于酒糟鼻、肺燥咳嗽等症。

黑豆红糖水

【原料】黑大豆 250 克，红糖适量。

【制作】黑豆煲水，熟烂后根据口味加入红糖适量即可。

【功效】滋补肾阴，活血。适用于血瘀型酒糟鼻。

马齿苋薏苡仁银花粥

【原料】马齿苋、薏苡仁各 30 克，银花 15 克。

【制作】将上述材料用 3 碗水煎银花至 2

碗时去渣，与马齿苋、薏苡仁混合煮粥，每日食用 1 次，连续食用有良好疗效。

【功效】此食疗法适用于酒糟鼻丘疹期。

鲜藕炒肉片

【原料】鲜莲藕 500 克，瘦猪肉 250 克。

【制作】将鲜藕洗净，去青皮，切薄片，瘦猪肉洗净，切片调味。先起油锅，将肉片炒至八成熟，放入藕片，炒至熟，调味即成。

【功效】滋阴清热，凉血。适用于血瘀型酒糟鼻。

银花知母粥

【原料】银花 9 克，生石膏 30 克，知母 15 克，粳米 60 克。

【制作】将银花、生石膏、知母同放锅内，加水适量煎煮，弃渣取汁，入粳米熬至粥熟食用。每日 1 次，7 日为 1 个疗程。

【功效】清热解毒。适用于酒糟鼻。

✳ 专家提醒

（1）尽量防止加重本病的因素，调整内分泌，纠正胃肠道功能紊乱，禁烟、咖啡、辛辣刺激性食物，勿暴饮暴食，保持大便通畅，避免使用刺激皮肤的碱性肥皂、酒精、洗洁剂、染色剂、收敛剂等，以及避免日光照射。

（2）忌食辛辣、酒类等辛热刺激物。

（3）保持大便通畅。肺与大肠相为表里，大便不通，肺火更旺。

（4）不宜在夏季、高温、湿热的环境中长期生活或工作。

（5）平时经常用温水肥皂洗涤。

（6）禁止在鼻子病变区抓、搔、剥及挤压。

 鼻子保养

✳ 健鼻功

中医学认为，肺开窍于鼻，如《黄帝内经》里说："肺气通于鼻，肺气和，则鼻能知香臭矣。"意思是，鼻的通气和嗅觉功能，主要依靠肺气的作用，肺气和，呼吸利，鼻的嗅觉才能灵敏。若肺气不足，鼻的功能减退时，即见嗅觉不灵，清涕自出。由此可见，肺与鼻关系密切，其原因是二者同与人体最重要的功能——呼吸有关，即肺能职司呼吸，而鼻又是呼吸之气的出入通道。如果鼻的通气功能受到影响，则将严重影响肺脏的功能。因此，在秋季宜多做些健鼻功。

《诸病源候论》里说："东向坐，不息三通，手捻鼻两孔，治鼻中患，通脚痛疮，去其涕唾，令鼻道通，得闻香臭。久行不已，彻闻十方。"原文的意思是说，在向东坐定时，屏气连做三次，再用手捻鼻两孔，可治鼻中疾患，也可通治脚上痛疮，还可去除涕唾，使鼻道通畅，能分辨香臭。长做此功，嗅觉可以闻达周围远处。《诸病源候论》里又说："踞坐，合两膝，张两足，不息五通，治鼻疮。"意思是说，蹲坐，合拢两膝，张开两脚，吸气后屏气，连做5次，可治疗鼻疮。

秋天常做上述健鼻功，有助于肺的呼吸功能正常。此外，经常按摩鼻部也有好处，方法是用两手拇指外侧相互摩擦，在有热感时，用手拇指外侧沿鼻梁、鼻翼两侧上下按摩30次左右，接着，按摩鼻翼两侧的"迎香穴"15～20次（迎香穴在鼻翼外缘中点旁开0.5寸，当鼻唇沟中）。每日摩鼻3次或4次，可大大加强鼻的耐寒能力，亦能治疗伤风，鼻塞不通。

✳ 鼻子按摩保健

（1）鼻内按摩：将拇指和食指分别伸入左右鼻腔内，夹住鼻中隔软骨轻轻向下拉若干次。此法既可提高鼻黏膜的抗病能力，预防感冒和鼻炎，又能使鼻腔湿润，保持黏膜正常。在冬春季，能有效地减轻冷空气对肺部的刺激，减少咳嗽之类疾病的发生，增加耐寒能力，拉动鼻中隔软骨，还有利于防治萎缩性鼻炎。

（2）鼻外按摩：用左手或右手的拇指与食指，夹住鼻根两侧并用力向下拉，由上至下连拉12次。这样拉动鼻部，可促进鼻黏膜的血液循环，有利于正常分泌鼻黏液。

（3）印堂穴按摩：用拇指、食指和中指的指腹点按印堂穴（在两眉中间）12次，也可用两手中指，一左一右交替按摩印堂穴。此法可增强鼻黏膜上皮细胞的再生能力，并能刺激嗅觉细胞，使嗅觉灵敏，还能预防感冒和呼吸道疾病。

（4）中药塞鼻：取野菊花放在蜂蜜内水蒸，蒸好后将它研成细末加入蜂蜜调匀。用时蘸少许涂鼻腔，每日3次。野菊花性味苦寒，有清热解毒的功效。现代药理研究证实，它对流感病毒溶血性链球菌、金黄色葡萄球菌均有抑制作用。

✳ 用贴膜来保养鼻子

鼻子表面保养最好别用撕拉型的鼻贴，虽然那上面密密麻麻的黑头会让你很有成就感，但时日一长，只会使毛孔愈来愈大，黑头愈来愈多哦！

绿豆蜂蜜鼻膜

【原料】绿豆粉适量，蜂蜜半勺，盐适量，维生素E胶丸一个，鲜柠檬汁适量。

【制作】将以上原料搅拌均匀，涂抹干鼻部，取一张吸油纸，对折贴在抹鼻膜处，静待10分钟左右，将吸油纸慢慢撕下，可以有效减少黑头粉刺等的出现（但要记住涂时要薄而均匀，否则不好干）。

【功效】绿豆粉可以修复受损细胞，蜂蜜可以滋润干燥皮肤，与维生素一起还可以保持肌肤的油水平衡，使细胞饱和有弹性，也可以促进肌肤细胞更好地吸收水分和营养，而柠檬汁和盐都有很好的镇静肌肤，收敛毛孔的效果，经常使用，可以使毛孔减小。之后洗掉，会看到不错的效果。

燕麦牛奶鼻膜

【原料】燕麦1～2勺，牛奶少许，蜂蜜1勺，热水。

【制作】将这些原料充分搅拌泡3～5分钟，将多余水分挤出。将鼻膜涂于鼻子周围，T字区也可以涂，待10～15分钟后洗净，再拍上控油爽肤水。

【功效】可达到滋润控油的效果。

绿茶控油爽肤水

【原料】开水（70～80℃），绿茶适量，甘油2～3滴。

【制作】先将绿茶泡10分钟左右，拣出茶叶不用，滴入甘油2～3滴。

【功效】这种爽肤水可以一次做多一点，一直使用，但要储存于冰箱内，以防变质，与上述鼻膜配合使用效果更好。

＊冬季鼻子的保养

鼻子是具有多功能的调节器，对吸入的空气起净化、调温、湿润的作用。一旦人体抵抗力下降，聚集在鼻腔的致病菌便兴风作浪，引起鼻黏膜病变。病菌若通过鼻腔侵入喉、气管、肺，则可致喉炎、气管炎、肺炎的发生。因此要懂得鼻子的保健知识和方法，尤其是在呼吸道疾病易发的冬季。

冬季清晨洗脸时，用毛巾揉揉鼻唇、鼻翼两侧及周围的皮肤，致稍红润、发热感。也可以用拇指、食指夹住鼻根，用力由上而下连拉几次。或者用拇指、食指伸入鼻腔前庭处，夹住鼻软骨，轻轻地下拉几次。这些机械的刺激按摩可使鼻周围血管充血，改善血液循环，加强营养，保持正常温度，使之尽快地适应外界的气温，提高鼻子的御寒能力。

杜绝用手挖鼻的习惯。平时擤鼻涕，要逐个鼻孔擤，用力不要太猛，以免将鼻内分泌物压入鼻周空腔鼻窦、鼻咽管，发生鼻窦、中耳腔感染；气流压力过大，也会损伤鼻黏膜，使毛细血管断裂，导致鼻出血。

冬天，外界空气异常干燥时要多喝水，勤漱口，提高鼻咽腔、鼻腔的相对湿度，有条件的可吃点梨、橘子等。也可用杯盛热水，将蒸汽吸入以改善鼻腔湿度，加强鼻功能。

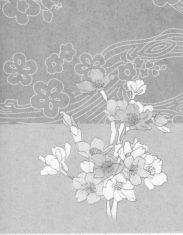

第五节 脾之窍——口唇

口为脾之窍，是指人的食欲、口味与脾的运化功能密切相关。脾气健旺，则食欲旺盛，口味正常，如《灵枢·脉度》说："脾气通于口，脾和则口能知五谷矣。"日常生活中我们常可见到的口腔疾病有口腔溃疡、口气病等。

唇为脾之华，是指口唇的色泽可以反映脾气功能的盛衰。如《素问·五藏生成》说："脾之合，肉也；其荣，唇也。"

口唇常见疾病

∽ 口臭 ∾

口臭，无论对自己还是对别人都是一件恼人的事。口臭之人，口中感觉特别不好，精神压力也非常大，最怕到公共场所与别人交谈，生怕口中那难闻的气味破坏自己的"形象"。可见，虽然口臭不会危及生命，却也着实令人烦恼。它不仅是一种不健康状态，而且还会影响到患者的社会交往和心理健康。

口臭是一种症状，其产生可有以下几方面的原因：首先是口腔和鼻的炎症所致，如萎缩性鼻炎、鼻窦炎、牙龈炎、慢性扁桃体炎；再则是消化系统疾病和一些全身性疾病，如糖尿病酮症酸中毒、尿毒症等，此时所表现的口臭，因疾病不同，各有其不同的特殊臭味。还有一些情况是由于有些个体缺乏某种消化酶，导致蛋白质消化不良，或口腔卫生习惯不佳及不良的饮食习惯而引起口臭，这就是单纯性口臭。实际上，前两种情况所表现出来的已不仅是口臭，只要根据病情，按臭索因，找出病根，治疗原发病，口臭也即随之而愈。这里主要讲单纯性口臭。

* 口臭常用的食疗偏方

藿香粥

【原料】藿香20克，粳米适量，蜂蜜适量。

【制作】藿香洗净，放入锅内（一定要用铝锅），加水煎5分钟，弃渣取汁待用。再将粳米入锅内加水适量，用大火烧沸，再用文火熬煮，待粥熟时，加入藿香汁，再煮沸即可食用。

【功效】能够有效保持口腔的清新。

薄荷粥

【原料】薄荷叶25克，粳米适量。

【制作】将薄荷叶加适量水熬，弃渣取汁待用。将粳米煮至米熟，再加入薄荷叶汁，煮沸即可食用。

【功效】薄荷是清洁口腔的最佳食品，做成粥，同样能够起到清洁口腔的作用。

生芦根粥

【原料】芦根30克，大米50克。

【制作】芦根洗净后放入煲内，加入适量清水大火煮15分钟，隔渣留汁，加入米煮成粥，每日1剂，宜每早空腹服用，约5剂见效。

【功效】专治因舌干或牙龈肿烂造成的口臭。

藿香佩兰茶

【原料】藿香、佩兰各3克。

【制作】将上述材料用开水冲泡，饮用或常用本品漱口。或羊角藿香20克，水煎供一日漱口用。

【功效】有芳香祛秽的作用。

麦冬粥

【原料】麦冬25克，粳米、冰糖各适量。

【制作】将麦冬煎熬成汁，弃渣取药汁待用。将粳米入锅内，加水适量，再将麦冬汁和冰糖适量同入锅内，用大火烧沸，用小火煮熟即成。

【功效】可有效地清新口腔。

* 生活去除口臭常用的小妙方

（1）嚼口香糖：和漱口水一样，薄荷口香剂或口香糖都只能暂时遮盖口气，仅适用于简短的面试或约会等场合。

（2）嚼茶叶：茶叶是很好的口腔清洁剂，你可以用茶水漱口，如果你正好刚吃过大蒜或腥鱼，而又有一个重要的约会，那你不妨以茶漱口，再拿一小撮茶叶放在口中咀嚼，它会帮你渡过短时间的难关。

（3）吃香芹：香芹不只是餐盘上的绿色点缀物，它也可净化口气，是天然的清新剂。因此，不妨挑一把嫩香芹，放入口中彻底咀嚼。

（4）宜用绿茶：绿茶是我们日常的传统饮品，其味清香，人们一般习惯夏季饮用，就是因为其性偏凉，有清热之功效。现代研究发现，绿茶中含有绿茶多酚和鞣酸，能有效地抑制引起牙龈炎的致病菌，减少口腔内牙龈炎致病菌的数量，达到预防牙龈炎、避免口臭的目的。

＊ 知识链接

中医认为，丁香味辛、性温，具有温中降逆、补肾助阳的作用，此外，丁香还是一味很好的温胃药，对由寒邪引起的胃痛、呕吐、呃逆、腹痛、泄泻等，均有良好的疗效。以丁香治牙痛、口腔溃疡也有一定的良效。取丁香1～2粒含口中治疗口臭的方法现今仍可用之，且疗效甚佳，口臭者不妨一试。丁香又名"鸡舌香"，在古代，它曾为治疗口臭立下过汗马功劳。

相传，唐朝著名的宫廷诗人宋之问在武则天掌权时曾充任文学侍从，他自恃长相仪表堂堂，又满腹经纶，理应受到武则天的重用。可事与愿违，武则天一直对他避而远之。他百思不得其解，于是写了一首诗呈给武则天以期得到重视，谁知武则天读后对一近臣说："宋卿哪方面都不错，就是不知道自己有口臭的毛病。"宋闻后羞愧无比，从此之后，人们就经常看见他口含丁香以解其臭。由此，有人趣称丁香为"古代的口香糖"。

丁香是一味古老的中药，由于其形状像钉子、有强烈的香味而得此名。在长沙马王堆汉墓发现的西汉古尸手中就曾握有丁香。丁香有公丁香、母丁香之分。人们常把未开放的花蕾称为"公丁香"，而把成熟的果实称为"母丁香"，其用法与用量基本相同。

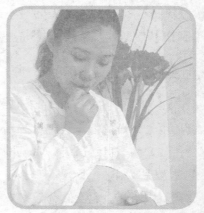

＊ 专家提醒

可能引起口臭的疾病包括癌症、肺结核、肾炎、梅毒、虚脱、锌缺乏。有些药物，包括青霉素及锂，也可能引起口臭。

经常有口臭的人，并不一定是吃了太多洋

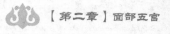

葱或蒜头。口臭也可能是身体疾病的征兆。如果出现下列情况，则应去找牙医或医生就诊：

（1）口臭持续 24 小时以上，且无明显的原因。

（2）气味与炎症或牙床出血有关，这些可能是牙齿腐烂或牙床疾患的表现。

（3）特殊的口臭，在清洁牙齿、牙床和舌头之后没有明显的改善。你可能存在内脏疾患需要进行医学诊断和治疗。

口腔溃疡

口腔溃疡，是口腔黏膜疾病中最常见的溃疡性损害，具有周期性复发的规律，所以常称为复发性口疮。

历代医家将口疮的病因、病机概括分为虚、实两类。实证的表现是：发病迅速，病程短，一般 7～10 日逐步愈合，愈后不留瘢痕；溃疡好发于口腔前半部，多见于唇、舌、颊、口底等部，龈、腭少见。初起的红赤稍隆起，中央出现溃点，逐渐扩大凹陷，呈绿豆粒大或黄豆粒大小，圆形或椭圆形，表面多覆有黄白色膜，周围绕有红晕。虚证的表现是：发病稍缓，病程长，易反复发作，间歇期时间长短不等，终年不断，此起彼伏，溃疡多发于口腔前半部，但久病者逐渐向口腔后部移行，侵及软腭及腭弓；溃疡大小不等，周围微红不肿；溃点数量少而分散；溃疡疼痛轻微或不痛。本病属中医"口疳""口疮"范畴，发病与心肾不交、虚火上炎或脾胃湿热有关。治宜滋阴清火，清泄胃热。

* 口腔溃疡常用的食疗偏方

生地黄青梅饮

【原料】生地黄 15 克，石斛 10 克，甘草 2 克，青梅 30 克。

【制作】将生地黄、石斛、甘草、青梅加水适量，同煮 20 分钟，去渣取汁。每日 1 剂，分 2～3 次饮服，可连用数日。

【功效】养阴清热，降火敛疮。

竹叶通草绿豆粥

【原料】淡竹叶 10 克，通草 5 克，甘草 1.5 克，绿豆 30 克，粳米 150 克。

【制作】将淡竹叶、通草、甘草剁碎装入纱布袋，与绿豆、粳米一起加水以文火煮制成粥。早晚分食。

【功效】清热泻火，解毒敛疮。

莲心栀子甘草茶

【原料】莲子心3克，栀子9克，甘草6克。

【制作】以上诸物加入开水浸泡。每日1剂，代茶频饮，可连用3剂。

【功效】清心泻火。

地芩竹叶饮

【原料】生地黄15克，黄芩9克，淡竹叶15克，白糖适量。

【制作】前三味加水煎取汤汁，调入白糖。每日1剂，分2次饮用，或代茶频饮。

【功效】清心泻火。

鲜藕红糖蜜膏

【原料】鲜藕1500克，蜂蜜400克，红糖200克。

【制作】鲜藕洗净，用擦刮刀擦丝，以洁净纱布绞取汁液，再将红糖、蜂蜜倒入鲜藕汁液内，拌匀，倒入锅内，文火煎熬，至稠时，停火即成。每日服3次，每次1汤匙，以沸水冲化食用。

【功效】清热解暑，润燥解毒。用于心火上炎之口腔溃疡。

五鲜汁

【原料】鲜藕250克，梨250克，苹果250克，西瓜500克，荸荠250克，白糖50克。

【制作】将西瓜洗净，挖去西瓜瓤，用洁净纱布挤绞汁液，荸荠、藕去皮，洗净，切成细丝；苹果、梨去皮、核，切薄片，将藕、梨、苹果、荸荠共置洁净纱布内，挤绞汁液，然后将西瓜汁加入拌匀；将五鲜汁放入盆内，加白糖、凉开水适量，再搅匀即成，常饮用。

【功效】生津解暑，除烦止渴。用于心火上炎之口腔溃疡。

＊ 专家提醒

（1）反复发作者，是一个体质问题，也许是免疫功能不良，故患者宜从改善体质之根本上着手。

（2）起居有规律，饮食有节，劳逸有度。

（3）饮食多样化，多食蔬菜、水果，忌食煎炸烘烤食品。

（4）减少房事。

（5）心平气和，对事与人切勿情绪高亢激昂，用心过度，操劳失常，均会引发虚火亢盛而致口腔溃疡。

（6）保持大便通畅。

（7）口部疱疮可用维生素 C 支持疗法，因维生素 C 具有抗坏血病作用，能促进创口愈合。此法有溃疡病者慎用。

（8）溃疡创口边缘不整齐，面积大于 1cm，创面有小粟粒或者表面乳头样突起，如菜花状，手摸底部有硬块者，不宜在家自疗，应去医院检查治疗。

口唇保养

✳ 望唇诊病

中医的望诊在诊断疾病时，是重要的方法之一，而嘴唇颜色的变化也能反映身体的健康状况。

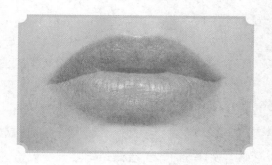

（1）唇红润湿燥适度，肠胃健康。

（2）唇青紫中医称为"发绀"，这是机体缺氧或药物中毒的征象。常伴有面色暗红或淡青，胸闷不舒或时有心慌气短等症状。

（3）唇皲裂指口唇出现裂隙或裂沟，古称"唇燥裂"，是维生素 B_2 缺乏及阴虚火旺的症状。

（4）上唇干枯为大肠病变，伴有口臭口疹、耳鼻不通等症状。

（5）唇色泛白为血虚的特征，血液循环弱，冬天四肢冰冷发紫，若营养不良，起居无常，容易导致贫血。唇苍白为大肠虚寒，有腹泻、胀气、腹绞痛、冷热交加等症状间或出现。下唇苍白为胃虚寒，会出现上吐下泻、胃部发冷、胃阵痛等症状。

（6）下唇绛红色为胃热，并见胃痛、腹胀等症状。唇色火红发热，心火旺，呼吸道有炎症。

（7）唇内红赤肝火旺，易脾气急躁。

（8）唇内黄色有肝炎迹象，肝胆一定不佳。

（9）唇色暗黑而浊者消化系统功能失调，时见便秘、腹泻、头痛、失眠、食欲不振等。

* 唇部按摩的方法

唇部按摩可减少嘴唇皱纹。但是针对不同症状有不同的按摩方法：

（1）正常略干的唇部：注意滋润，定期按摩。如果你的嘴唇还算柔软，冬季多涂一些合适的润唇膏，注意滋润保湿就可以了。但是如果已经造成唇部干裂和脱皮，则需要进行一番处理。虽然市面上推出一些唇部磨砂膏，但那是针对健康唇部的，而且也不能过于频繁使用。

另外定期给唇部按摩可以减少嘴唇的皱纹：用食指和大拇指捏住上唇，食指不动，用大拇指来按摩上唇；再用食指和拇指捏住下唇，大拇指不动，轻动食指来按摩下唇。

（2）已经干裂的唇部：轻柔去死皮，唇部加倍护理。已出现问题的嘴唇更要小心，不能做正常去死皮的护理。当唇部出现干裂时，可睡前先用热毛巾敷唇3～5分钟，再用柔软的刷子轻轻刷掉唇上的死皮，然后抹上厚厚的润唇霜，尤其是含有甘菊、金盏花以及蜂蜜成分的，连续这样护理一周，双唇就可恢复润泽。除了普通的护理，骨胶原唇膜是非常理想的滋润产品，通常美容院进行骨胶原面膜护理时，都会赠送顾客一些边角料，不妨用来做唇膜。

（3）经常化妆的唇部：敏感唇部首选滋润效果的唇彩，另外冬季的唇部卸妆非常关键，如果卸妆不彻底，同样也会导致唇色暗沉和干燥，严重者则有可能染上"口红病"。所以，具有滋润效果的唇彩比唇膏更适合冬季唇部敏感的人。

* 护唇敷膜

桑椹膏

【原料】鲜桑椹适量。

【制作】①取鲜桑椹适量，微研至碎，绞汁，文火熬至原量一半时，酌加蜂蜜，再熬为膏，瓶贮。②每日2次涂唇，并饮服20毫升，用温开水或黄酒送下。

【功效】本品有滋阴养血，润肤通血气的作用。

藕粉糊

【原料】莲藕粉适量。

【制作】① 将莲藕粉加适量水调成糊状。② 洗净脸后将混合的敷料涂于唇部，敷约15分钟就可以洗掉了。

双唇和肠胃的关系非常密切，如果长期肠胃都不好的人，通常嘴唇也不会太健康。这两道敷唇的配方可以让双唇恢复娇艳动人的外表。

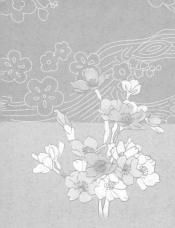

第六节 牙齿牙龈

牙齿与骨同出一源，亦由肾精充养，故称"齿为骨之余"。牙齿是粉碎食物的"武器"，牙齿使我们能够享受到多种多样的食物，健康的牙齿能让我们无所顾忌地咀嚼较硬的食物、肉类……良好的咀嚼能够加强牙龈的强度、促进唾液分泌……可以说，牙齿是我们健康的第一道防线。牙齿疾病是日常生活中比较常见的病，主要有牙痛和龋病（龋齿）。

牙龈是附着在牙颈和牙槽突部分的黏膜组织，呈粉红色，有光泽，质坚韧。牙龈边缘称为龈缘，正常呈月牙形。龈缘与牙颈之间的小沟称龈沟，正常龈沟深 1～2 毫米。两邻牙之间的牙龈突起称龈乳突，也叫齿龈，通称牙床，有的地区叫牙花儿。日常生活中我们常可见到与牙龈有关的疾病，如牙龈炎、牙龈出血、牙周病等。

牙齿牙龈常见疾病

牙痛

牙痛是指牙齿疼痛及牙齿周围组织疾病造成的疼痛，如牙龈炎、牙周炎、牙根尖周围炎等。中医认为牙痛的发生多因外感风寒热邪及脏腑功能失调所致，故临床辨证可分风热牙痛、寒凝牙痛、胃火牙痛、肾虚牙痛等类型。

（1）风热牙痛：发病急，牙齿疼痛，遇热加重，遇冷则减轻，牙龈红肿疼痛，甚则肿胀延及面颊，发热，头痛，舌苔薄白或微黄，脉浮数。食疗宜疏风清热，消肿止痛。

（2）寒凝牙痛：牙痛剧烈，遇冷加重，遇热减轻，牙痛常连及半侧头部疼痛，舌苔薄白，脉浮紧。食疗宜驱风散寒，温经止痛。

（3）胃火牙痛：牙龈红肿，渗血溢脓，甚则肿胀波及面颊，或开口不利，口中臭秽，口渴喜冷饮，胃脘灼热或疼痛，便秘，尿赤，舌苔黄厚，脉洪数。食疗宜清热泻火，消肿止痛。

（4）肾虚牙痛：为久病及肾或热极伤阴，肾阴亏损，致牙根裸露，牙齿松动作痛，咀嚼无力，伴头晕耳鸣，腰膝酸软，五心烦热，口干咽燥，舌红少苔或无苔，脉细数。食疗宜滋阴益肾，固齿止痛。

＊ 牙痛常用的食疗偏方

虎坠火汤

【原料】生石膏30克，怀牛膝9克，丹皮6克，绿豆100克，大米适量。

【制作】先将石膏、绿豆捣碎，然后将各药放入纱布袋里，缝口，放进砂锅里，加适量清水和大米煮粥，粥成去药袋，喝粥。

【功效】石膏大寒为消炎坠火之品，牛膝引热下行以散郁热，丹皮行血散瘀，绿豆清热解毒消炎。适宜实热火盛的壮实的患者食用，体弱胃气虚者忌服。

贻贝苁蓉黑豆汤

【原料】贻贝（淡菜，为海产品）、肉苁蓉各30克，黑豆150克。

【制作】洗去贻贝沙泥，黑豆洗净，肉苁蓉切片，共放锅里加清水适量熬煮1小时以上，然后取汁，1次服完。每日1剂，连服数日，牙痛痊愈为止。

【功效】贻贝入肾经，滋阴降火；黑豆补肾，除胸中热痹，散五脏积热。适宜龋齿牙痛及虚火上炎的牙龈肿痛者食用。

牛膝生地黄黑豆粥

【原料】牛膝12克，生地黄、熟地黄各15克，黑豆60克，粳米100克。

【制作】将各物分别用水洗净，地黄切碎，一同放入锅中，加适量清水煮成粥，去牛膝、地黄的药渣，用少许盐调味随意食用。

【功效】适宜体虚正气弱的老年牙痛患者食用。

银耳何首乌粥

【原料】银耳、何首乌各15克，花生衣3克，粳米60克。

【制作】将银耳、何首乌、粳米分别洗净，一同入锅，放入花生衣煮成粥食用。

【功效】银耳有清热润燥之效，何首乌有养血解毒之功。

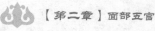

❋ 牙痛日常小验方

（1）将适量牙膏，涂在牙痛处，数分钟后即可止痛。

（2）取生姜1片，咬在牙痛处，必要时可重复使用。

（3）取大蒜捣烂，温热后敷在疼点上可以治疗牙髓炎、牙周炎和牙痛等症状。

（4）用浓茶水（或薄荷水、盐水）频频含漱。

（5）茶叶3克，用沸水冲泡5分钟，滤出茶汁，加入陈醋2毫升，每日服用3次。

（6）沙参20克，细辛3克，共研成细末，放入保温瓶中，冲入沸水，焖15分钟，代茶频饮。

（7）生石膏30克，研末，与蜂蜜20克调成糊状，用沸水冲泡，早晚各饮1杯。

❋ 牙痛的防治保健法

（1）每日早晨刷牙时，采取"马步"姿势：双脚分立，比肩稍宽，脚尖朝前，不宜站成内、外"八"字形，屈膝下蹲，双眼平视，然后刷牙。

（2）每日早晨刷牙后，洗净双手，用手指按序从牙根向牙冠挤压并按摩牙龈，反复10次。

（3）口唇微闭，用左手拇指与食指在外唇外面轻轻地搓擦，直至局部发红、发热为止，每次操练5分钟，每日1～3次。

（4）闭口，向外吹气，使腮部鼓起来，再用手指轻轻地按摩腮部，左右各10次。

（5）做开口、闭口、前伸与侧向的下颔运动，速度要慢，不可用力过猛，每次操练5分钟，每日1～3次。

（6）每日清晨与入睡前，取坐式或卧式。口唇微闭，上下牙齿对齐，轻轻地相互叩击50次，然后，舌头在口中旋转搅动，做漱口动作，再将唾液分3次吞下。

牙龈炎

牙龈俗称牙床，而牙龈炎也即牙床发炎，是一种最常见的疾病，成年人及青少年都可发病。此病与局部牙石的机械刺激及全身代谢障碍和中医所说的"上火"有密切关系。

牙龈炎多因口腔不洁，牙面上有结石（牙垢）堆积，经常刺激牙龈，同时细菌容易滋生繁殖而使牙龈发生炎症。牙齿排列不整齐食物嵌塞在牙缝内、镶补不良的假牙压迫刺激牙龈等原因，都可发生牙龈炎。

当牙龈发炎时，一般不很疼痛，只是在刷牙或吃硬的饮食刺激牙龈时容易出血。患有牙龈炎的牙龈出现红肿，表面失去坚韧光滑的外观。炎症的范围主要限于牙龈，没有牙槽骨的破坏，故牙齿不松动。挤压牙龈时牙龈缝隙无脓液流出，但有时可有自发性出血现象。牙龈如有增生肥大伴有炎症，若为局部原因所引起，应采取手术治疗，将增生的牙龈切除。

本病临床分5型，即缘龈炎、肥大性龈炎、妊娠性龈炎、青春性龈炎和剥脱性龈炎。其中缘龈炎最常见，多发于成年人。肥大性龈炎多发于青少年，其病因明确，只要去除局部刺激（牙石）、改正口呼吸及咬颌不良的习惯，预后良好。妊娠性牙龈炎多在分娩后减轻或消失。青春性龈炎多发于青春前期的青少年、女性为多，近成年时一般自行消退。剥脱性龈炎是一种综合征，此症常伴有口腔苔藓或天疱疮。

＊ 牙龈炎常用的食疗偏方

蜜橘鸡粒

【原料】橘子4个，鸡脯肉100克，蛋清、精盐、味精、淀粉、水淀粉、料酒及西芹叶子、白萝卜丝适量。

【制作】先把3个橘子洗净，用刀切成两半，放在盘里；剩下的橘子剥皮后，橘肉切成小粒；鸡脯肉洗净后，切小粒，放在碗里，用精盐、味精、蛋清、料酒、淀粉浸腌；把精盐、料酒、水淀粉放入碗里，兑成稀芡汁；锅放在火上，倒入色拉油，烧至三四成热下入鸡粒滑散，捞出沥油；向锅里下入鸡粒、橘粒、稀芡汁，推匀出锅，分别浇在盘中已切成两半的橘子剖面上，用白萝卜丝、西芹叶子点缀即成。

【功效】有效防止牙龈炎。

红椒拌藕片

【原料】红椒2个，白嫩莲藕1根，白糖、生姜、芝麻油、香醋及精盐各适量。

【制作】先将莲藕、红椒及生姜都清洗干净，莲藕需要去皮切成薄薄的片，先不要散开，直接装入一个器皿中，放精盐并加凉开水浸泡至软，取出后装盘。红椒去籽、去蒂、切丝，装入莲藕片盘中，生姜切细丝，把白糖、香醋以及姜丝一起撒在藕片和红椒丝上，略腌一会儿，淋上芝麻油拌匀即成。

【功效】此方酸甜有味，清淡爽口，其中的红椒富含维生素C，莲藕中富含丹宁酸，具有收缩止血的牙龈炎食疗作用，对孕妇有生津止渴、清热除烦、养胃消食、养心生血的牙龈炎食疗功效。

车前草煮蛋

【原料】鲜车前草30克，鲜薄荷15克，绿皮鸭蛋1个。

【制作】先将前2味药煎煮后滤去药渣，鸭蛋去壳入药液煮熟，加少许盐后吃蛋饮汤。每日1次。

【功效】对牙龈炎红、肿、热、痛有效。

垂杨柳根炖瘦肉

【原料】垂杨柳根30克，瘦猪肉150克，葱、姜、料酒、盐、味精各适量。

【制作】将杨柳根洗净，切条；猪肉切小块，同放砂锅内，加葱、姜、料酒及水适量，用文火炖，待肉熟时加盐、味精调味。食肉饮汤，每日1次。

【功效】滋阴润燥，祛风清热，清肺止痛。适用于牙龈炎。

西瓜霜

【原料】西瓜霜6克，冰片0.6克。

【制作】将上述材料研末，搽患处。

【功效】清热，凉血，解毒，消炎。适用于牙龈炎、牙龈红肿、易出血。

＊ 中医分型治疗

（1）胃经实火型的，宜清胃泻火。可服牛黄清胃丸。

（2）阴虚胃热型的，宜滋肾阴清胃热，可服六味地黄丸、麦味地黄丸等。

（3）外感风热型的，宜疏风清热，可服银翘解毒丸、犀羚解毒丸等。

＊ 专家提醒

制订与季节变化相适应的作息制度。多漱口，勤刷牙，克服用口呼吸的不良习惯，养成清晨排便的习惯。进餐要规律，细嚼慢咽，多食蔬菜，如胡萝卜、菠菜、木耳。适量进食水果，如山楂、苹果。

牙龈出血

牙龈出血是指牙龈自发性的或由于轻微的刺激（如吸吮、刷牙等）引起的少量流血或唾液中带血。主要表现为牙龈出血轻者量少，仅在吸吮、刷牙、咬硬食物时唾液中带有血丝，重者在牙龈受到轻微刺激时即出血较多，更严重者可自发性出血，血流不止，除牙龈局部阳性体征外，多伴有全身其他体征。

牙龈出血的原因很多，是口腔疾病的常见症状之一。一般分为局部性和全身性两种：局部原因引起的牙龈出血，常见的是患牙龈炎和牙周炎患者。这些人由于不经常刷牙，或由于刷牙的方法不正确，在牙龈边缘的地方产生牙石。牙石是一种坚硬的石灰样物质，对牙龈有刺激作用，能引起牙龈发炎、肿胀、充血，轻者在刷牙、吮吸、咬硬物或剔牙时出血，重者在轻微刺激或没刺激时也会出血。如发炎、高热致牙龈组织的血管结构发生改变，也会造成出血。口腔疾病所致的牙龈出血，多见于牙龈炎和牙周炎。

此外，假牙不合适，食物嵌塞、牙周损伤等，都可造成牙龈出血。有的会在牙刷上留下出血的痕迹。人们遇到这种情况，不用担心，因为这类出血在刷牙完毕后，很快就会停止。

另外，如龋已毁坏牙冠（医学上叫残冠），残冠表面有锋利的牙釉质组织，像小刀一样刺割着牙龈而引起牙龈出血；有些人因吃东西不慎，把骨头刺入牙龈里，也能造成牙龈出血。但这种出血只发生在个别牙齿的牙龈上，拔除残冠、去掉骨刺后，出血就会停止。有些人因使用牙签不当，剔伤牙龈而出血，这种出血，只要停止剔牙或改正使用牙签的方法，出血也会很快停止。

由于牙龈出血的原因很多，因此必须找出病因，才能进行有效的防治。如果是缺乏维生素C，除了在医生的指导下服用维生素C片剂，饮食上也要多注意补充富含维生素C的食物，多吃水果蔬菜。如果是牙周炎，要在医生指导下服用消炎药，并遵医嘱复诊，不能自己随便停药。

＊ 牙龈出血常用的食疗偏方

八宝番茄

【原料】番茄10个，水发莲子25克，蜜枣25克，樱桃15克，密瓜片25克，桃脯15克，杏脯15克，桃仁15克，橘饼15克，鸡蛋1颗，麻油、白糖、精盐适量。

【制作】先把8种果料去核、切小丁，再用些许白糖拌匀；番茄洗净，在距离顶端1.5cm处切开、成盖，再用小刀挖去内瓤，填入已制作好的果馅；鸡蛋清打入一个小碗里，搅匀后加淀粉调匀，把装好果馅的番茄用蛋清糊封闭，放入蒸笼里蒸5分钟；火上放锅，加清水100毫升，白糖和精盐些许，以旺火烧开；再用淀粉匀成汤芡，淋上麻油，浇在蒸好的番茄上即成。

【功效】口味甜润，清香爽胃，其中富含维生素C、铁和糖分，对牙龈出血、缺铁性贫血及食欲不佳具有防治作用。

花椒水

【原料】花椒5克，醋50克，水500克。

【制作】将上药煎开漱口。连用3～4日。

【功效】适用于牙龈出血。

＊ 预防牙龈出血应注意以下几点

（1）如果是由于口腔卫生不良，有大量牙垢、牙石导致的刺激出血（这种情况最常见），可到口腔科请医生清洁牙齿，去除牙垢、牙石（俗称洗牙，医学上称洁治、刮治），并口服抗生素1周，牙龈炎症会很快消除，出血也就随之停止。一般来说，就是不发生牙龈出血，也应半年到一年洗牙1次。

（2）如果是由残根、残冠引起的牙龈出血，应拔除残冠、残根，然后镶假牙；如果是制作不良的牙套或不良修复体导致的牙龈出血，应重新制作牙套或重补牙。

（3）女性月经期、妊娠期要保持口腔卫生，通常在经期及妊娠期过后，牙龈出血就可明显减轻。

（4）选用新型保健牙刷，避免用力横刷牙齿，采用竖刷法，以防刺激牙龈造成出血。

（5）遇有原因不明的大范围自发性牙龈出血时，应及早到医院检查，以便确定其是否存在血液系统疾病，尤其是隐蔽的血液病，要高度注意，多方面查找原因并及时处理。

牙周病

牙周病是指发生在牙支持组织（牙周组织）的疾病，包括仅累及牙龈组织的牙龈病和波及深层牙周组织（牙周膜、牙槽骨、牙骨质）的牙周炎两大类。牙周病是发生在牙龈、牙周膜及牙槽骨等牙齿支持组织的一种慢性、进行性破坏的疾病，可影响到多数牙齿甚至整口牙齿。本病早期多无症状，晚期会出现牙齿松动、牙周溢脓、牙周脓肿等病变，造成牙列缺损或牙列缺失，使咀嚼器官失去完整性并破坏其功能。此外，它还可以成为感染病灶，引起其他器官的病变，影响全身健康。

现代医学证明，患牙周病后，轻者牙龈发炎、出血，疼痛，口臭，重者牙周组织被破坏，使牙齿与牙龈分离，导致牙齿松动移位，牙齿酸软，咀嚼无力，甚至脱落，而且还可以诱发许多疾病，如风湿、抑郁症、心脏病、血液病等。因此，牙周病的防治值得重视。传统医学认为，按脏腑辨证，牙齿属于肾的范畴。

《素问·阴阳应象大论》说："肾生骨髓……在体为骨，在脏为肾""齿为骨之余"。《素问·六节脏象论》说:"肾者主势,封藏之本,精之处也""肾藏精"是肾的主要生理功能。《素问·上古天真论》说:"肾者主水,受五脏六腑之精而藏之。"肾藏精,精化为气,通过三焦,布散全身。故肾气的主要生理功能是促进机体的生长、发育和生殖,以及调节人体的代谢、免疫和生理功能活动。

中医认为,本病多为脾胃蕴热,火热上熏或肝肾阴虚、虚火上浮所引发,当以清热泻火,滋阴补肾为治。

✻ 辨证分型及治疗

症一:胃热上蒸型

主要表现为牙周病伴口臭,口渴饮冷,口舌生疮糜烂、牙龈赤烂肿痛,大便干结,小便短黄,舌红苔黄腻,脉滑数。当以清胃泄热为治,可选用如下药膳:

银杏罗布麻茶

【原料】银杏叶、罗布麻各50克,菊花30克,决明子10克。

【制作】将决明子炒香备用;将决明子与银杏叶、罗布麻、菊花等同放杯中,冲入沸水适量,密封浸泡10~20分钟后饮服。每日1剂。

【功效】适宜于胃热上蒸型牙周病。

三花茶

【原料】金银花、菊花各10克,扁豆花2朵,绿茶3克。

【制作】将三花择洗干净;取三花与绿茶同置杯中,冲入沸水,浸泡3~5分钟后饮服。每日1剂。

【功效】适宜于胃热上蒸型牙周病。

翠皮爆鳝丝

【原料】西瓜皮250克,鳝鱼1000克,芹菜500克,泡辣椒50克,调味品适量。

【制作】将西瓜皮洗净,榨汁;取一半与鸡汤混匀;泡辣椒切丝;鳝鱼去鳞杂,用一半西瓜汁及蛋清、淀粉、食盐、酱油、味精、白糖、胡椒粉等调匀;锅中放素油适量烧至六成热时,下鳝鱼丝滑透,倒入漏勺;而后下芹菜、泡辣椒、姜、葱、蒜等翻炒,再下鳝鱼丝及鸡汤芡汁炒匀,再下醋、香油适量炒匀即成。佐餐食用。

【功效】适宜于胃热上蒸型牙周病。

症二:湿热蕴蒸型

主要表现为牙周病伴口苦,口舌生疮糜烂,牙龈赤烂肿痛,大便不畅,小便短黄,舌苔黄腻,脉濡数。当以清热祛湿为治,可选用:

苦瓜茶叶饮

【原料】苦瓜、茶叶、蜂蜜各适量。

【制作】将鲜苦瓜1个，截断去瓤，纳入茶叶，对合，悬挂通风处阴干，去苦瓜，取茶叶备用；使用时每次取3～5克，沸水冲泡，调入蜂蜜适量。每日1剂。

【功效】适宜于湿热蕴蒸型牙周病。

陈皮荷叶茶

【原料】陈皮500克，鲜荷叶100张，生薏苡仁、生山楂各1000克。

【制作】将夏日采集的新鲜荷叶洗净、切丝、晾干。与其他三药混匀分成100袋。每日1袋，开水冲泡代茶饮。

【功效】适宜于湿热蕴蒸型牙周病。

症三：肝肾两虚型

主要表现为牙周病伴头晕目眩，耳鸣健忘，急躁易怒，或精神紧张，失眠多梦，五心烦热，咽干颧红，腰膝酸软，甚或遗精，大便干结，舌红苔少，脉细数。当以滋补肝肾，养阴清热为治。可选用：

枸杞子鸽蛋汤

【原料】鸽蛋2个，枸杞子15克，白糖适量。

【制作】将枸杞子择洗干净；将鸽蛋煮熟去壳，同枸杞子共放碗中，加清水适量，蒸熟，加白糖调味服食。佐餐食用。

【功效】适宜于肝肾两虚型牙周病。

核桃鸡丁

【原料】核桃仁100克，鸡肉250克，调料适量。

【制作】将核桃炸黄备用；鸡肉洗净，切丁；锅中放植物油适量烧热后，下鸡丁炒至七成熟时，下核桃再炒，调味，炒至鸡丁熟透即成。佐餐食用。

【功效】适宜于肝肾两虚型牙周病。

 # 牙齿牙龈保养

✳ 牙齿美白

拥有一口洁白健康的牙齿，笑起来也显得特别迷人。要照顾好牙齿，除了勤刷牙、用牙线、定期光顾牙医，还能怎么做？愈来愈多的研究发现，吃什么食物也可能大大影响你的灿烂笑容。因为一些天然食物里的成分，可以对抗造成蛀牙的口腔细菌、强化牙齿珐琅质，还能消除恼人的坏口气，让你更自信地展露笑颜。

听起来让人心动吗？不妨试一试下面 8 种食物。

（1）芹菜：当你大口嚼着芹菜时，它正帮你的牙齿进行一次大扫除，让你减少龋齿的机会。因为，这些纤维粗的食物就像扫把，可以扫掉一部分牙齿上的食物残渣。另一方面，当你愈是费劲咀嚼，就愈能刺激分泌唾液，平衡口腔内的酸碱值，达到自然的抗菌效果。

嘴馋的时候，别尽想着甜点零食，可以将芹菜、小黄瓜和胡萝卜切成条状，一嘴馋就抓来嚼一嚼，按摩一下牙龈，还可以补充一天的蔬菜量。

（2）番石榴：想让自己的牙龈常保健康，啃一颗番石榴是另一个好方法。番石榴的热量低，很多人节食的时候拿它来增加饱足感，而它的维生素 C 含量又高居水果之冠。维生素 C 是维护牙龈健康的重要营养素，严重缺乏的人牙龈会变得脆弱，容易罹患疾病，出现牙龈肿胀、流血、牙齿松动或脱落等症状。

除了番石榴之外，维生素 C 的最佳食物来源是各种蔬菜水果，如甜椒、球茎甘蓝、绿花椰菜、西红柿、奇异果、柑橘类水果、木瓜、草莓等。每日均衡摄取 3 种蔬菜、2 种水果，大约就能满足身体的需求。建议经常外食或工作压力大的上班族，可以带一颗番石榴或一小包小西红柿到办公室，等下午肚子饿或精神不济时，拿来当下午茶吃，补充体力，也不必担心发胖。

（3）绿茶：被日本人视为长寿之宝的绿茶，对健康的好处实在多到让人无法抗拒它，许多研究都指出它的抗氧化能力相当强，可以预防多种癌症，常喝的人也会减少罹患心血管疾病的风险。

现在，就连牙齿也因为喝了绿茶而变得更健康。一方面是绿茶含有大量的氟（其他茶类也有），可以和牙齿中的磷灰石结合，具有抗酸、防蛀牙的效果。另一方面是研究显示，绿茶中的儿茶素能够减少在口腔中造成蛀牙的变形链球菌，同时也可除去难闻的口气。

视个人喜好，一天喝 2 ～ 5 杯绿茶，建议在用完餐或吃了甜点之后饮用。另外，绿茶里含有咖啡因，所以孕妇应该限量饮用。

（4）洋葱：洋葱里的硫化合物是强有力的抗菌成分，在试管实验中发现，洋葱能杀死多种细菌，其中包括造成我们蛀牙的变形链球菌，而且以新鲜的生洋葱效果最好。

建议每日吃半颗生洋葱，不仅能预防龋齿，还有助于降低胆固醇、预防心脏病及提升免疫力。制作生菜沙拉时，可以剥几片新鲜洋葱加进去；或者在汉堡、三明治里夹上一些生洋葱丝。

（5）香菇：菇类在近几年不但成了提升免疫力的热门食物，自2000年以来的一些研究还发现，它对保护牙齿也有帮助。原因是香菇里所含的香菇多醣体可以抑制口腔中的细菌制造牙菌斑。

菇类带有独特的风味而且热量又低，不论煮汤、清炒或凉拌都很可口。每周吃2次或3次各种菇类，是简单又不花大钱的保健方法。

（6）芥末：品尝日本料理的生鱼片或是寿司，都要配上那呛得人眼泪鼻涕直流的芥末，主要为了杀菌。芥末会产生如此辛辣、呛鼻的味道，是因为它内含一种被称为异硫氰酸盐的成分，这种物质也存在于其他十字花科蔬菜里。日本研究者在试管中的实验发现，芥末里的异硫氰酸盐可以抑制造成蛀牙的变形链球菌繁殖。

除了搭配生鱼片食用，也可以将一小匙芥末加上少许酱油调匀，作为水煮海鲜类的蘸酱；或者将等比例的芥末、蜂蜜及水拌匀，淋在墨鱼、虾仁上做凉拌酱，能中和海鲜的腥味。

（7）无糖口香糖：嚼食无糖口香糖可以增加唾液分泌量，中和口腔内的酸性，进一步预防龋齿。美国明尼苏达大学牙医学院的研究发现，嚼食添加木糖醇的无糖口香糖之后，对抑制造成龋齿的细菌，效果明显。木糖醇是一种热量很低的代糖，可以产生甜味，但不会被口中细菌利用。

吃过东西之后，如果不能立刻刷牙，嚼5分钟以上的无糖口香糖是一种替代方法。不过，牙科医生强调，嚼口香糖并不能取代刷牙及使用牙线来清洁口腔，尽可能吃完东西就马上刷牙。

（8）薄荷：薄荷的淡淡清香有助于提神醒脑，同时也能减少坏口气。薄荷叶里含有一种单帖烯类的化合物，可以经由血液循环到达肺部，让你在呼吸时感觉气味清新。在欧美国家，许多家庭用薄荷叶自制漱口水，缓解牙龈发炎、肿胀的不适感。国外研究也发现，使用这一类药草漱口水可以减少口腔内的细菌滋生。

吃完一顿大鱼大肉之后，喝一杯不加糖的薄荷茶，可以去腻、缓解腹胀感；如果你苦恼于满嘴的葱、蒜辛味而不敢与人开口交谈，建议嚼2～3片新鲜薄荷叶或者荷兰芹，都有助于去除这些令人尴尬的气味。

＊ 一般人牙齿保护

牙齿养护综合起来可归结为9个字：常清洁、补营养、勤运动。

（1）常清洁：要养成良好的刷牙习惯，刷牙要实行"三三制"，即每日 3 次，每次 3 分钟，饭后 3 分钟刷牙。有些人因生活、工作等因素，不方便实行"三三制"，但至少每日要坚持早起后，晚睡前刷牙并饭后漱口。

正确的刷牙方法：刷上颌后牙时，将牙刷置于上颌牙上，使刷毛与牙齿呈 45 度角，然后转动刷头，由上向下刷，各部位重复刷 8 ～ 10 次，里外刷法相同。刷下颌后牙时，将牙刷置于下颌牙上，使刷毛与牙齿成 45 度角。然后转动刷头，由下向上刷，各部位重复刷 8 ～ 10 次，里外刷法相同。上下腭前牙面刷法与后牙方法相同。刷上前腭面和下前牙舌面时，可将刷头竖立，上牙由上向下刷，下牙由下向上刷。刷上下牙咬合面时，将牙刷置于其上，稍加力以水平方向来回刷。

（2）补营养：牙齿最主要的组成部分是钙和磷，但最需要补充的物质却是氟，因为牙齿表面起保护作用的牙釉质最重要的成分是氟。健康的氟主要含于天然矿泉水、海鱼、茶和某些蔬菜当中，需要注意的是每日摄取氟超过 2 毫克牙齿会变黑。

各种乳制品是钙和磷的健康来源，而且乳制品中还含有丰富的维生素 D，可以促进钙和磷的吸收。所以，每日一杯奶，对牙齿的坚固和养白都有好处。

（3）勤运动：不仅身体需要运动，牙齿也需要运动。最适合牙齿的运动一是嚼无糖口香糖，不仅可以清洁口腔，还可以锻炼牙齿；二是叩齿，经常叩齿，既能坚牙固齿，防止牙齿松动、脱落，又能活动面部肌群，促进血脉畅通。唐代著名医学家孙思邈，在他的《养生记》中写道："清晨一盘粥，夜饭莫教足，撞动景阳钟，扣齿三十六"，说明扣齿养生由来以久。

＊ 老年人牙齿保护

（1）要积极防治各种能引发牙齿松动、脱落的疾病。许多老年人都认为自己牙齿的松动、脱落是自然现象，不需要也无法进行防治。这种观点是错误的。临床研究发现，老年人的牙齿出现松动、脱落大多是由牙周病、牙髓病和骨质疏松症等疾病引起的。因此，老年人只要积极地防治上述疾病，是完全可能拥有一口好牙的。

（2）要少吃坚硬的食物。人的牙齿上包有一层珐琅质。人若经常吃一些坚硬的食物，会使这层珐琅质因过度磨损而受到破坏，甚至使深层的牙本质暴露在外，使牙髓神经失去保护。这不仅易使人患牙本质过敏症（倒牙），还容易引发龋齿等比较严重的牙病。另外，人的牙齿磨损严重还会造成牙齿的向前移位，导致人的脸形发生改变，从而影响人的容貌。因此，老年人应尽量少吃槟榔、甘蔗、榛子等坚硬的食物，更不能用牙齿去启瓶盖、拔钉子，以防止牙齿受到损害。

（3）要定期洗牙。有的老年人认为保护牙齿只要坚持刷牙就可以了，没必要总去洗牙。这种观点是不对的。其实，刷牙是不能代替洗牙的。这是因为牙刷只能刷到牙齿的正面和上面，却无法刷到牙齿的背面和侧面。若一个人长期只刷牙不洗牙的话，那么在其牙齿的背面和侧面就会形成大量的牙菌斑和牙石。这些牙菌斑和牙石会逐渐腐蚀掉牙齿表面的珐琅质，从而使牙齿变脆。牙齿上的珐琅质一旦被完全腐蚀掉，牙本质就会暴露在外，从而可引发牙髓炎等疾病。而洗牙则可通过一些物理和化学的方法去掉牙齿各个面上的牙菌斑和牙石，从而达到彻底清洁牙齿的目的。因此，老年人应养成定期洗牙的习惯，最好每年洗牙2次或3次。

（4）掉了牙及时修补。临床研究发现，人的牙齿脱落后若没有得到及时的修补，那么其附近的牙齿也会很快松动甚至脱落。另外，人的每颗牙齿都有不可代替的作用，哪怕有一颗牙齿出现缺失，也会使人的咀嚼能力下降，从而影响人体对食物的消化吸收。因此，专家告诫老年人：一旦出现牙齿缺失就应立即进行修补，以恢复牙齿的功能并稳定其邻近的牙齿。

（5）补牙和镶牙一定要去有条件的牙科医院。有的老年人出于经济方面的考虑，喜欢去一些不正规的诊所看牙病。这样做是很危险的。首先，洗牙、补牙和镶牙等都是专业性很强的技术工作，从事这方面工作的医生须经过严格的培训才能上岗，否则很容易出现医疗事故。其次，在洗牙、补牙和镶牙的过程中需要对操作器材进行严格的消毒，而一些不正规的诊所根本无法对器械进行严格的消毒，这就使得来此看牙病的患者很容易感染一些血液性疾病，如乙型肝炎、丙型肝炎等。另外，有些老年人的心脏功能不好，他们在治疗牙病的过程中很容易突发心绞痛、心肌梗死等疾病。而一些不正规的诊所一般都不具备抢救心脏病患者的条件。因此，老年人在看牙病时一定要选择条件好的牙科医院。

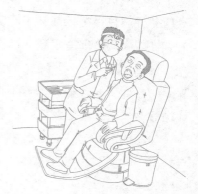

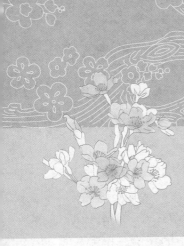

第七节　咽喉

何谓咽喉？咽喉由咽和喉两部分组成。《重楼玉钥》则说："咽者胃之系，喉者肺气之所通。"意思就是咽是食物上下的通道，咽是走两边的；喉是走中间的，喉主声音，所以它是气上下的通道。

我们称咽喉为要道，因为咽喉离人体最重要的器官头部最近，从人体经络分布来看，经过咽喉的经脉一共有八条之多，所有上脑、上头的经脉都要走咽喉，人体头部的疾病大多与咽喉有关，所以咽喉就成为了一道屏障，来阻止疾病的上行。既然咽喉如此关键，那么我们在日常生活中就应当重视咽喉的问题，咽喉的病可都非小病。

咽喉常见疾病

急性咽炎

急性咽炎是咽黏膜，并波及黏膜下及淋巴组织的急性炎症，常继发于急性鼻炎或急性扁桃体之后或为上呼吸道感染之一部分。亦常为全身疾病的局部表现或为急性传染病之前驱症状。

常因受凉，过度疲劳，烟酒过度等致全身及局部抵抗力下降，病原微生物乘虚而入而引发本病。营养不良，患慢性心、肾、关节疾病，生活及工作环境不佳，经常接触高温、粉尘、有害刺激气体等皆易罹患本病。

症状为起病急，初起时咽部干燥，灼热；继而疼痛，吞咽唾液时咽痛往往比进食时更为明显；可伴发热，头痛，食欲不振和四肢酸痛；侵及喉部，可伴声音嘶哑和咳嗽。

＊ 急性咽炎常用的食疗偏方

藕片绿豆粥

【原料】鲜藕50克，绿豆、粳米各30克，白糖适量。

【制作】先将绿豆煮沸，然后加粳米煮至半熟时，再加鲜藕片煮成粥，加糖调味，喝粥。

【功效】适用于肺胃火炽的咽喉急性炎症及炎症后期火热伤阴。

橄榄酸梅汤

【原料】鲜橄榄（去核）60克，酸梅10克，白糖适量。

【制作】将橄榄、酸梅洗净捣碎，一同放入砂锅内，水煎去渣，加入白糖调服。每日2剂。

【功效】清热解毒，生津止渴。用治急性扁桃体炎、急性咽炎、酒精中毒、烦渴等。

银菊芍药汤

【原料】金银花12克，野菊花15克，赤芍药10克。

【制作】将上述原料用清水500毫升，小火煎5～10分钟。分两次服，每日1～2剂。

【功效】治咽喉肿痛，恶寒发热明显者。

蜜糖银花露

【原料】金银花、蜜糖各30克。

【制作】煎金银花水约两碗，放凉后去渣，服用前加入蜂蜜，调匀后饮用。每日2次。

【功效】有清热毒，疏散风邪，利咽通便之功效。

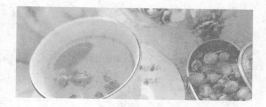

＊ 急性咽炎的防治保健法

（1）搅海。闭口咬牙，口内如含食物，两腮有节奏地鼓动36次后，舌尖在口中轻轻地旋转、搅动36次，待唾液满口后，分3次慢慢咽下。

（2）伸舌。首先，舌头伸出、缩进10次，接着舌头在嘴巴外面，向左、向右、按顺时针与逆时针方向各旋转10次。

（3）摩喉。一手虎口张开，用拇指与食指掌面自颌部往下搓擦至颈部，再用两指的背面由下向上，往返摩喉10次。

（4）钳夹口角。口尽量张大，双手拇指与食指呈钳状，夹住口角地仓穴，一松一按10次，然后闭口，双手钳夹住地仓穴，旋转并扭动嘴唇10次。

（5）搓颈。双手掌心放在颈部两侧，指尖朝向后方，前后搓擦颈部20次。

* 专家提醒

（1）宜多饮白开水，饮食以清淡、易消化为原则，如白米粥、面条、藕粉、新鲜蔬菜等。白菜、丝瓜、冬瓜、西瓜、鸭梨、黄瓜、绿豆、豆腐有清热的作用，可多食用。

（2）忌食油腻、黏滞、煎炸食物，鱼肉荤腥皆不宜食用或尽量少食用。

（3）咽炎急性期一般不宜进补品，若考虑体弱不耐，则稍加蛋、乳、瘦肉之类，以扶正气。

（4）辛辣之品，刺激咽喉，不宜食用。

慢性咽炎

慢性咽炎是咽部黏膜、黏膜下及淋巴组织的弥漫性炎症。口、鼻等部的慢性炎症，有害气体、粉尘等刺激，以及全身性疾病致机体抵抗力下降为常见的致病因素。

慢性咽炎，中医称为"虚火喉痹""帘珠喉痹"，归属喉痹范畴。《素问·阴阳别论》云："一阴一阳结谓之喉痹。"是对本病的最早论述。《丹溪心法》认为"喉痹大概多是痰热"。《医学入门》云："色欲动肾火，火炎上攻，咽膈干痛。"在本病的治疗中，也总结出了不少好的方药，如《伤寒论》中用甘草、桔梗治咽病，当为喉科名方甘桔汤之肇始。陈实功著《外科正宗》，其所载"噙化丸"是最早治疗咽部疾病的含药。

* 慢性咽炎常用的食疗偏方

雪梨冰糖粥

【原料】雪梨150～200克，粳米100克，冰糖30克。

【制作】将雪梨洗净，去皮、核，切成小块，与冰糖一同放入将熟的粳米粥内，再煮至粥熟即成。每日1剂。

【功效】清热润肺，化痰止咳。适用于肺热型慢性咽炎。

蜂蜜蒸梨

【原料】蜂蜜30克，白梨1个。

【制作】将上2味蒸熟食用。

【功效】补益肺脾。主治慢性咽炎，属肺脾气虚型，咽喉干燥疼痛，或咽中有异物感，倦怠乏力，纳呆便溏。

胖大海茶

【原料】胖大海3枚，冰糖适量。

【制作】先将胖大海用温水洗净，再与冰糖一起用沸水冲泡15分钟，每日1剂，代茶饮用。

【功效】本方具有清热润肺、利咽解毒的作用。适用于急慢性咽炎、喉炎、扁桃体炎，症见咽喉肿痛，或咽痒作咳。

菊花茶

【原料】菊花、鲜茶叶各30克（干品各15克）。

【制作】将上两味剪碎，共捣取汁，用凉开水40毫升冲和即可。干品则煎汤代茶。每日1剂，不拘时饮用。

【功效】本方具有清热利咽、消肿止痛的作用。主治急慢性咽喉炎，咽喉肿痛，刺痒不适等症。

咽炎茶

【原料】金银花、菊花各10克，胖大海3枚。

【制作】将药放入开水瓶中，冲入沸水大半瓶，瓶塞塞严15分钟后，做茶频频饮用，1日内饮完。每日1次。

【功效】治慢性咽喉炎，经年不愈者。

罗汉雪梨汤

【原料】罗汉果2个，雪梨1个，白糖适量。

【制作】将罗汉果洗净捣碎，雪梨去皮、核，切片，共置锅内，加水煎汤，调入白糖即成。每日1剂，连服7～10日。

【功效】滋阴降火，润肺利咽。适用于虚火型慢性咽炎。

＊ 慢性咽炎的拔罐疗法

取穴：大椎、肺俞、肝俞、少商、商阳

操作：先将前3穴常规消毒，每穴用三棱针点刺2下或3下，立即在所点刺的位上拔罐，留罐10～15分钟，拔出血1～5毫升，取罐后擦净皮肤上的血迹。然后将少商、商阳穴进行常规消毒，每穴用三棱针点刺1下，挤出血6～12滴。隔日治疗1次，3～6次为1个疗程。

取穴：膀胱经的大杼至膀胱俞，督脉的大椎至腰俞

操作：患者俯卧位或俯伏坐位，充分暴露背部，在背部涂上适量的润滑油，选择大小适宜的火罐，用闪火法将罐拔于背部，然后轻轻地沿着膀胱经和督脉的穴位来回推移火罐，至皮肤出现红色瘀血为止，取罐后擦净皮肤上的油迹。每周治疗1次或2次，5次为1个疗程。

取穴：太阳、天突

操作：将所选穴位进行常规消毒，每穴用三棱针点刺 3～5 下，选择小号火罐，立即拔于所点刺的穴位上，留罐 10～15 分钟，至皮肤出现瘀血为止，取罐后擦净皮肤上的油迹。隔日治疗 1 次，6 次为 1 个疗程。

＊ 慢性咽炎的防治保健法

（1）用拇指重力按揉其肘部曲池穴和腕外侧的阳溪穴，每穴保持强烈的酸胀感 1 分钟。然后再用指拨法重力推拨曲池穴附近肌肉、筋腱 1 分钟。完毕后进行另一侧上肢。

（2）施术者一手握其一侧手腕，另一手则在合谷穴做拿法，力量较重，以酸胀为宜，保持 1 分钟，两侧均进行。

（3）用一手拇指与食、中、无名指分置于其喉结两侧的人迎穴，然后做轻柔缓慢的拿揉，即两边揉动的同时，又在做相对用力的拿捏，时间为 3～5 分钟。

（4）针选取咽喉、下屏尖、脑为主穴。肺阴不足型加肺、对屏尖，肾阴亏损型加肾、神门，胃腑积热型加胃、脾。常规消毒耳郭，皮肤干燥后，将王不留行籽用适当大小的麝香止痛膏贴于穴位上，并在药粒处按压，使患者产生痛感，使局部充血即可。患者每日按压数次，隔日 1 次，10 次为 1 个疗程。

急性喉炎

急性喉炎临床以吸气性呼吸困难，喉间痰鸣，干咳无痰，声音嘶哑，甚至张口抬肩，不能言语为其特点。此病起病急，来势猛，常伴发热。这是由患者热内盛，蕴结于咽喉所造成的，所以，治疗应清热解毒，宣肺解表。

＊ 急性喉炎常用的食疗偏方

腊梅参叶汤

【原料】腊梅花 15 克，参叶、金樱根各 10 克。

【制作】将上述材料水煎 2 次，每用水 300 毫升，煎半小时，两次混合，去渣取汁。分 2 次服。

【功效】适用于喉炎，声带水肿。

绿豆芽木蝴蝶饮

【原料】绿豆芽 50 克，木蝴蝶 10 克，冰糖适量。

【制作】将上述材料加滚开水 150 毫

升，温浸10分钟，当茶饮。

【功效】适用于急性喉炎，高声讲话、唱歌或啼哭过久，声音嘶哑。

橄榄冰糖饮

【原料】生橄榄、冰糖各适量。

【制作】将橄榄打碎，入锅加适量清水、冰糖煎熟后，将汁分3次服用。

【功效】适宜于急性喉炎。

茶榄海蜜饮

【原料】橄榄、胖大海、蜂蜜、绿茶各适量。

【制作】先将橄榄放入适量清水中煎沸片刻，然后冲泡绿茶、胖大海，闷盖片刻，放入蜂蜜调匀，徐徐饮之。

【功效】适宜于急性喉炎。

甘蔗萝卜银花汤

【原料】甘蔗、萝卜各250克，金银花、淡竹叶各10克。

【制作】将上述材料加水600毫升，烧开后，小火煮半小时，去渣留汁于锅中，加入冰糖，煮至糖溶。分2次服。

【功效】适用于急性喉炎，咽喉疼痛，鼻中干燥。

紫菜蛋清豆豉汤

【原料】紫菜15克，豆豉10克，鸡蛋清2只，精盐、味精、麻油各适量。

【制作】紫菜加水300毫升，烧开，倒入豆豉和鸡蛋清，打散，煮熟，下精盐、味精，淋麻油。分1~2次服。

【功效】适用于急性喉炎，肿痛，声音嘶哑。

慢性喉炎

慢性喉炎多由急性喉炎之后，上呼吸道反复感染所致，常与慢性咽炎并存。常见症状：自觉咽喉不适，有异物感，咳声发空，或犬吠样，痰不多或无痰，无明显呼吸困难，舌质红少苔，脉数，说明体内余热不清，肺燥伤津，咽喉不利。治疗时，着重滋阴润燥，清热利咽。

＊ 慢性喉炎常用的食疗偏方

蝶菊茶蜜饮

【原料】绿茶、菊花、玉胡蝶（刀豆）各3克，蜂蜜1匙。

【制作】先将玉胡蝶加入适量水煎沸片刻，然后冲泡绿茶、菊花，闷盖后入

蜂蜜调匀，徐徐饮汁。

【功效】适宜于慢性喉炎。

蜂蜜藕汁

【原料】鲜藕，蜂蜜各适量。

【制作】将鲜藕绞汁100毫升，加蜂蜜

调匀饮服，每日1次，连服数日。

【功效】适宜于慢性喉炎。

雪梨川贝饮

【原料】大雪梨1个川贝末0.5克，冰

糖2克。

【制作】将大雪梨去皮挖心，装入川贝母和冰糖，同蒸熟后食用。

【功效】适宜于慢性喉炎。

 ## 咽喉保养

咽喉是人体饮食与呼吸的通路，食物通过咽喉从食管进入胃肠中而为机体提供营养，空气通过咽喉从气管进入肺而为机体提供氧气。咽喉也是人体的语音发声器官，与人的讲话有重要的关系，所以咽喉的养生保健是保证身体健康和语音功能正常十分重要的措施。

①日常生活中的咽喉养生保健方法：咽喉是饮食和气体的通路，所以饮食物的刺激、外界气候的变化都能影响咽喉的功能，甚至造成病理性的损害。平时饮食应以清淡为主，少食辛辣食品，戒烟酒等，以避免刺激性食品与烟酒对咽喉的刺激。要根据天气的变化适当增减衣服，调节室内的温度，可以预防春季之风、夏季之热、秋季之燥、冬季之寒对咽喉的损伤。经常进行适量的运动，增强体质也是咽喉养生保健的重要措施。

②清洁口腔的咽喉养生保健方法：每日早晚刷牙后，用淡盐水漱口，以清洗咽喉。具体方法是，含一口淡盐水，仰起头，使盐水流聚于咽喉部。用肺中气体自咽喉部冲出，使盐水滚动清洗咽部，并发出"咕噜、咕噜"的声音，然后吐掉，再重新开始，连续进行3～5次。有保持口腔及咽喉部清洁，预防咽喉疾病的作用。

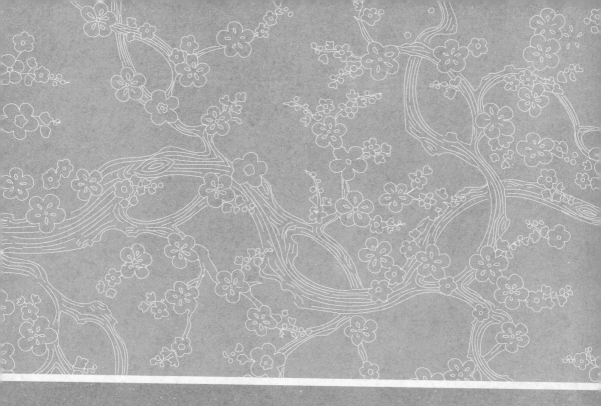

【第三章】颈项与两肩

　　颈项是连接头部和躯干的部分，其前部称颈，后部称项。颈项起着支撑头部，连接头身的重要作用；颈项中有气管、食道、脊髓和血脉通过，是清气、饮食、气血、津液循行之要道。经过颈项的经脉有六条，它们分别是：督脉、膀胱经、三焦经、小肠经、大肠经和胆经。

　　两肩里有一个非常重要的穴位——缺盆。人吸气时两肩的锁骨处会形成一个窝，这个窝的中间就是缺盆穴。《黄帝内经》里有"五脏六腑，心为之主"的说法，就是五脏六腑是由心来统摄的，为君主。而心又靠什么来统摄五脏六腑呢？——缺盆，"缺盆为之道"，就是缺盆是心统摄五脏六腑的通路。假若通路受阻心也无法管好五脏六腑。因此人体必须要保证通路畅通无阻。但是日常生活中我们常常会感到肩臂疼痛等。

第一节　颈项

 颈项常见疾病

颈椎病

颈椎病是指因颈椎间盘退行性变及其继发病理改变（包括器质性改变和动力性改变）刺激或压迫邻近的神经根、脊髓、椎动脉等组织，并引起各种症状和体征者。本病发病以男性为主。目前一般将颈椎病分为颈型、神经根型、脊髓型、椎动脉型等类型。

颈椎病属中医学的"痹证"范畴，属于人到中年，气血渐亏，阳气渐衰，血脉空虚，阳气不用，卫外不固，风寒湿邪乘虚而入，阻滞经脉；或因跌打损伤，经络受损，瘀血内停；或因积劳成疾，肝肾亏损，督阳不运，痰凝血瘀，而成颈椎病。颈椎病的预防保健，应重视保持颈部良好的姿势，防止颈部外伤，避免颈部过度疲劳，并防止颈背部受凉。

＊颈椎病常用的食疗偏方

人参大枣粥

【原料】人参3克，粳米50克，大枣肉15克，白糖适量。

【制作】将人参研成细粉，粳米用水淘洗干净，大枣洗干净去核。粳米、大枣放入锅中煮成粥，粥成后调入人参粉及白糖适量。

【功效】补气益血，适用于气血不足型颈椎病。

栗子米粥

【原料】板栗20克，粳米50克。

【制作】将板栗去壳，洗净，置锅中，加清水500毫升，加粳米，武火煮开5分钟，文火煮30分钟，成粥，分次食用。

【功效】补中益气。主治颈椎病之颈肩疼痛、倦乏无力者。

莲党杞子粥

【原料】莲子50克，党参50克，粳米50克，枸杞子15克，冰糖适量。

【制作】莲子用温水浸泡，剥去皮，粳米、党参、枸杞子用水洗净，全部原料放入锅中，加水适量，熬成粥，加冰糖即可。

【功效】益气养血，适用于年老体弱的颈椎病患者。

猪心花生粥

【原料】猪心150克，粳米50克，花生50克，味精、精盐、花生油、葱、姜末、料酒各适量。

【制作】猪心洗净切丁，花生、粳米洗净。花生油下锅加入葱、姜末、料酒及猪心，煸炒片刻，再加入精盐、清水、粳米、花生。武火烧沸，文火熬煮成粥，加入适量味精即可。

【功效】养心安神，养血健脑。适用于各型颈椎病的辅助治疗。

桑椹龙眼汤

【原料】桑椹、龙眼肉各20克。

【制作】将桑椹、龙眼肉分别洗净，置锅中，加清水200毫升，武火煮开5分钟，文火煮20分钟，分次饮用。

【功效】补益肝肾。主治颈椎病之颈肩疼痛、腰酸腿软者。

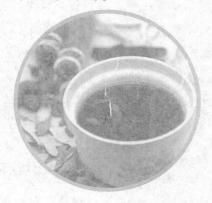

＊ 颈椎病的推拿治疗

患者取坐位，医者立于背后。

（1）双手分别在患者左右两肩背部施以揉、按、捏法，再施以弹拨、拿捏，松解痉挛。

（2）重点弹拨头夹肌、斜方肌、菱形肌、冈上肌、提肩胛肌。

（3）一手托患者下颌部，另一手拇指、食指分开自枕骨下开始捏、揉、拿两侧颈肌，重点按、弹拨颈项韧带、棘上韧带、棘间韧带。

（4）一手托下颌部，另一手托枕骨部，做向上伸拔（或用肘关节伸拔），向上伸拔 2～3 次后再次伸拔时做缓慢的旋转。将颈旋转至极限后再稍加力（用力切勿过大）旋转即止，可听到声响。左右同手法。

（5）用双小鱼际沿颈至肩背部位揉摩放松。推拿治疗可每日 1 次。

＊ 颈椎病的牵引疗法

颈椎牵引是治疗颈椎病的有效措施。牵引治疗前要选购好颈椎牵引带，也可用薄帆布或厚棉布自制。先将牵引带的长头放置在患者的下颌部，短头放置在枕部，两侧的耳朵位于牵引带之外，牵引带的两侧有结扎固定用的小布条，便于结扎固定好头部。为了避免牵引重量拉紧牵引带而压迫颈前部的气管等组织，可在下颌部放置一块小而薄的棉垫。

开始时应用较小重量进行牵引，一般约 2 千克，倘若一开始就应用较大重量牵引，患者很可能因不能忍受而拒绝牵引治疗。因此，必须要有一个逐步适应的过程，应逐渐增加重量，最大牵引重量不得超过 3 千克。牵引可以在仰卧位进行，也可在坐位时进行，以患者自觉症状获得减轻为宜。症状严重者宜住院牵引。牵引时颈部放在稍微屈曲位，即头向前倾斜 10°～15°，如此使牵引力加在颈椎上，椎间隙增宽最明显，倘若颈椎放在正中位而不是向前屈曲 10°～15° 位，牵引治疗的效果就会受影响，甚至有时会加重患者的痛苦。一般可以采用间歇牵引法，每日 1～3 次，每次牵引 30 分钟至 1 小时。严重者可以持续牵引，每周 6～8 小时，持续约 3 周。牵引疗法贵在坚持。

甲状腺功能亢进

甲状腺功能亢进症简称甲亢，是由多种原因引起的甲状腺激素分泌过多所致的一种常见的内分泌疾病，弥漫性甲状腺肿大导致的甲亢在临床最为多见。据研究，遗传是主要的发病基础，而精神刺激、感染等因素则是其发病诱因。本病在临床多见于女性，以 20～40 岁为多见，典型表现为：怕热、出汗、食欲亢进、但体重减轻、疲乏无力、颈部增粗、甲状腺呈弥漫性对称性肿大，眼球不同程度的突出，并伴有眼胀、眼痛、流泪、视物重影、怕光、异物感、视力模糊等症状。神经系统的兴奋性增高，表现为神经过敏、易激动、烦躁焦虑、多言多动、失眠多梦等，肌肉兴奋性亦增高，因而出现伸舌或双手平举前伸时有细小的抖动。心血管系统方面，患者常感心悸、胸闷、气促，且在活动后加重。另外，甲亢尚能影响生殖系统，女性出现月经紊乱、甚至闭经，男性则见阳痿、不育等。

如果在感染、各种刺激或用碘-131治疗等因素的刺激下，可能会发生甲状腺危象，死亡率较高，应引起重视。表现为高热、脉速快、心悸、焦躁不安、大汗淋漓、厌食、恶心呕吐、腹泻等，如不及时抢救终致虚脱、休克而昏迷。

＊ 甲状腺功能亢进常用的食疗偏方

紫菜蛋卷

【原料】紫菜20克，鸡蛋3个，象贝粉3克，牡蛎粉3克，鲜橘皮5克，猪肉馅100克，姜、葱、盐、味精各适量。

【制作】将鸡蛋摊成蛋皮；肉馅、象贝粉、牡蛎粉拌匀成黏稠状，加入橘皮末、姜末、葱末、盐、味精和成馅；摊好蛋皮，铺上一层发好的紫菜，放上馅，卷成卷，装盘，上笼蒸20分钟即可。佐餐食。

【功效】疏肝理气，消痰瘿散结。适用于甲状腺功能亢进属于气郁痰凝者。

海带拌白菜

【原料】大白菜心300克，水发海带100克，精盐、味精、香油、米醋各适量。

【制作】将大白菜心、海带分别洗净，切成细丝，放入盘内，加入调料拌匀即成。

【功效】清热利尿，软坚散结，消痰平喘。适用于甲状腺肿大、高血压、高脂血症、肥胖症等。

川贝丹参冬瓜粥

【原料】川贝、丹参各15克，薏苡仁30克，冬瓜60克，红糖适量。

【制作】川贝、丹参先煎汤后去渣，与薏苡仁、冬瓜一起煮粥。每日晨起空腹温服，连服15～20日。

【功效】适用于甲状腺功能亢进兼有颈部肿大、恶心、便溏症的患者。

＊ 专家提醒

如果出现下列症状，请速就医：

（1）尽管食欲增加但体重减轻。

（2）心率增加，血压升高，烦躁，多汗。

（3）肠蠕动增加，有时伴腹泻。

（4）肌无力，手震颤。

（5）发热，易激动或者谵妄，脉搏加速，说明有甲状腺危象，一种突然且危险的甲亢并发症。甲状腺肿大及头晕、嘶哑，或吞咽困难，这是由于甲状腺可能

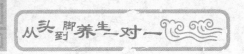

压迫了颈静脉、气管、食管或者是控制喉部的神经。这种肿物应及时治疗，通常需要手术切除。

总之，甲状腺危象起病急，发展快，病情危重，属内科急症，病死率较高。故重症甲亢患者遇有上述诱因时，应高度警惕，注意预防。一旦发现苗头，要尽快送往医院，以便采取相应的措施。

颈项保养

✳ 做做鸟弓操

在很古老的年代，中医就开始模仿动物的动作来增强人的体质，预防和治疗疾病，如五禽戏、大雁气功等。鸟是不会得颈椎病的，这不仅与它身体构造有关，而且与它的飞翔密不可分。鸟弓操就是模拟鸟展翅飞翔的动作而来，动作简单易学便于掌握。

起式：身心放松，双臂自然放于身体两侧，双脚并拢呈立正姿势。按个人习惯向前迈出左（右）脚，前脚跟距离后脚尖大约半脚远，两脚左右间距一个半脚掌宽，以保持身体稳定。

展翅：双臂缓慢前举上举至与肩同高同宽时向后向外展开，同时头向前缓慢伸至可承受的最大程度，略停留 2～3 秒。可以想象自己是一只悠然的海鸥飞翔于蓝天碧海中。呼吸着清新的空气，感受着温暖的阳光。

收式：双臂按原线返回，头缓慢恢复至原位。每次反复做 10 次，每日 1～2 次。

【注意】

首次做操切忌过于拉伸，动作要和缓，以免肌肉关节受伤。

做操时要使背部肌群与颈部肌群同时得到锻炼。

颈部术后或脊髓型颈椎病患者做操前最好先咨询一下医生。

✳ 六式颈椎保健操

要防止颈椎病的发生，除了要纠正不良姿势、注意防潮、防冷外，还应积极加强锻炼，经常活动颈部，这里特介绍六式颈椎保健操，以供大家在平时练习。

（1）前俯后仰。做操前，先自然站立，双目平视，双脚略分开，与两肩平行，然后双手叉腰。动作时先抬头后仰，同时吸气，双眼望天，停留片刻；然后缓慢向前胸部位低头，同时呼气，双眼看地。做此动作时，要闭口，使下颌尽量紧贴前胸，停留片刻后，再上下反复做四次。动作要旨是：舒展、轻松、缓慢，以不感到难受为宜。

（2）举臂转身。做操前，先自然站立，双目平视，双脚略分开，与肩同宽，双手自然下垂。动作时先举右臂，手掌向下，抬头目视手心，身体慢慢转向左侧，停留片刻。在转身时，要注意脚跟转动45度，身体重心向前倾，然后身体再转向右后侧，旋转时要慢慢吸气，回转时慢慢呼气，整个动作要缓慢、协调。转动颈、腰部时，要尽量转到不能转为止，停留片刻，回到自然式后，再换左臂。而换左臂时，放下的手要沿耳根慢慢压下，换好手臂后同样再做，来回反复做两次。

（3）左右旋转。做操前，先自然站立，双目平视，双脚略分开，与肩平行，双手叉腰。动作时先将头部缓慢转向左侧，同时吸气于胸，让右侧颈部伸直后，停留片刻，再缓慢转向左侧，同时呼气，让左边颈部伸直后，停留片刻。这样反复交替做四次。要注意的是，整套动作要轻松、舒展，以不感到头晕为宜。

（4）提肩缩颈。做操前，先自然站立，双目平视，双脚略分开，与肩平行，双手自然下垂。动作时双肩慢慢提起，颈部尽量往下缩，停留片刻后，双肩慢慢放松地放下，头颈自然伸出，还原自然，然后再将双肩用力往下沉，头颈部向上拔伸，停留片刻后，双肩放松，并自然呼气。注意在缩伸颈的同时要慢慢吸气，停留时要憋气，松肩时要尽量使肩、颈部放松。回到自然式后，再反复做四次。

（5）左右摆动。做操前，先自然站立，双目平视，双脚略分开，与肩平行，双手叉腰。动作时头部缓缓向左肩倾斜，使左耳贴于左肩，停留片刻后，头部返回中位；然后再向右肩倾斜，同样右耳要贴近右肩，停留片刻后，再回到中位。这样左右摆动反复做四次，在头部摆动时需吸气，回到中位时慢慢呼气，做操时双肩、颈部要尽量放松，动作以慢而稳为佳。

（6）波浪屈伸。做操前，先自然站立，双目平视，双腿略分开，与肩平行，双手自然下垂。动作时下颌往下前方波浪式屈伸，在做该动作时，下颌尽量贴近前胸，双肩扛起，下颌慢慢屈起，胸部前挺，双肩往后上下慢慢运动。下颌屈伸时要慢慢吸气，抬头还原时慢慢呼气，双肩放松，做两次停留片刻；然后再倒过来做下颌伸屈运动，由上往下时吸气，还原时呼气，做两次，正反各练两次。

第二节　两肩

 肩部常见疾病

❦ 肩周炎 ❦

肩周炎是肩关节周围炎症的简称，又称五十肩、冻结肩、漏肩风等。本病好发于45岁以上的中老年人，且多见于体力劳动者，右肩多于左肩，常为慢性发作。其主要症状为肩周围疼痛，关节活动受限和疼痛，尤以夜间疼痛为甚，有时可放射至肘、手及肩胛区，但无感觉障碍。肩周围持续疼痛，会使肩部筋肉痉挛，重者肌肉萎缩，肩关节各方向活动受限，有时因并发血管痉挛而发生上肢血液循环障碍，出现前臂及手部肿胀、发凉及手指活动疼痛等症状。

本病多由年老体弱、肝肾亏损、气血不足，以致筋失濡养，关节失利，加之创伤、劳损或风寒湿邪为诱因，致使气血瘀滞，痰浊瘀阻而发病。常食一些补肝益肾、补中益气、补血活血的食物，有利防治此病的发生。

✽ 肩周炎常用的食疗偏方

附桂羌活猪蹄汤

【原料】制附片、桂枝各8克，桑枝40克，羌活20克，猪蹄1对，川椒、胡椒各适量。

【制作】将猪蹄去毛杂洗净剁块；诸药布包，加水同炖至猪蹄烂熟后，去药渣。用食盐、味精、川椒、胡椒等调味，煮沸服食。

【功效】可温阳散寒、通筋活血。适用于肩周炎。

桑叶饮

【原料】桑叶50克，冰糖20克。

【制作】将桑叶洗净，置锅中，放清水500毫升，加冰糖，武火煎沸5分钟，改文火煎30分钟，滤渣取汁，分次饮服，每日2次。

【功效】祛风通络止痛。主治肩周炎，属风寒型，肩部疼痛，关节活动轻度受限，复感风寒后疼痛加剧者。

桂圆粥

【原料】桂圆50克，粳米500克，白糖60克。

【制作】将桂圆去壳洗净，粳米淘净，共置锅中，加清水1000毫升，武火煮开5分钟，改文火煮30分钟，分次饮服。

【功效】补益肝肾。主治肩周炎，属肩关节疼痛，伸展无力，活动不利者。桂圆有养血补血、健脾安神之效。

薏苡仁酒

【原料】薏苡仁500克，白酒500毫升。

【制作】将薏苡仁碾细，放入瓶中，加白酒封固，每日振摇1次，半个月后即可饮用。每日3次，每次口服30毫升。

【功效】除湿散寒，温阳通痹。适用于肩周炎。

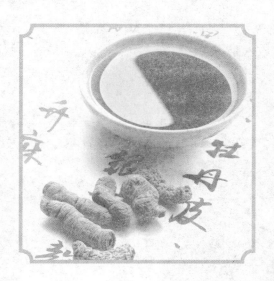

＊ 肩周炎的运动疗法

（1）撸臂法。将两手合掌搓热，用右手掌紧握左腋下，用力沿臂内侧自上而下撸至掌心，经虎口翻至手背，用力沿手臂外侧自下向上撸至肩部，揉肩部2～3圈，然后翻至左腋下，共撸10次。然后用左手掌撸右手臂，做10次。

（2）举臂法。站立位，两脚分开与肩平，双手掌心向下，放于腹部，然后翻掌向上，慢慢上举，至下颌部时，翻转手掌，掌心向外，再向上举时，掌心逐渐向上，用力上推，头向后仰，脚后跟随之抬起，脚尖着地。然后两手分开，自身体两侧缓缓下落至腹部，再交叉，做16次。

（3）拍臂法。将左臂向前伸平，用右手掌拍打左臂的上、下、内、外侧，然后用左手掌拍打右臂，各做10次。

（4）运动关节法。站立位，双手举至肩平，十指分开，四指向前方，肘关节部自然弯曲，做左右运动 20 次，做上下运动 20 次，运动时，注意要将指、腕、肘、肩各关节均进行活动。

颈肩部位出现连续反复疼痛或者疼痛超过三个星期则应该去医院检查是否得了肩周炎，肩周炎患者不适合做剧烈运动或者钓鱼等长时间不动的活动。

✳ 肩周炎的防治保健

肩周炎重在自我锻炼，如果配合得当会起到事半功倍的效果，这里向大家介绍几种锻炼方法：

（1）弯腰伸臂，做肩关节环转运动，动作由小到大，由慢到快。

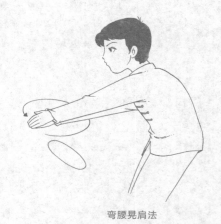

弯腰晃肩法

（2）面对墙壁，用双手或单手沿墙壁缓慢向上爬动，使上肢尽量高举，然后再缓缓向下回到原处，反复数次。

（3）双手向后，由健侧手拉住患侧腕部，渐渐向上拉动，反复进行。

（4）背靠墙而立，握拳屈肘，手臂外旋，尽量使拳背碰到墙壁，反复数次。

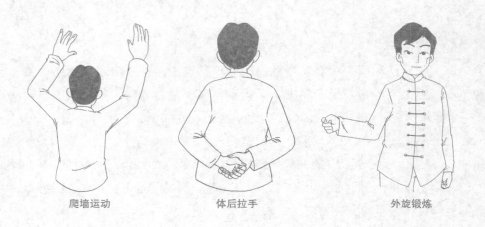

爬墙运动　　　　　　　体后拉手　　　　　　　外旋锻炼

双手在颈后部交叉，肩关节尽量内收及外展，反复数次。

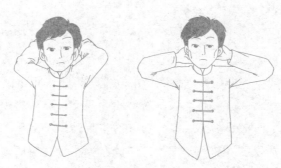

双肩内收外展运动

患者站立位，做肩关节前屈、后伸及内收、外展运动，动作幅度由小到大，反复进行。

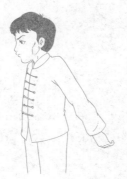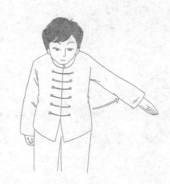

甩手锻炼

用双手扶持身后的固定物体，做挺胸挺腹，牵拉患肢向后。

患者双手扶持固定物体（如床沿、桌边）做下蹲，用体重牵拉患肢向上举直。

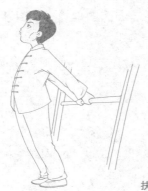

扶持牵拉

✻ 专家提醒

（1）加强体育锻炼是预防和治疗肩周炎的有效方法，但贵在坚持。如果不坚持锻炼，不坚持做康复治疗，则肩关节的功能难以恢复正常。

（2）营养不良可导致体质虚弱，而体质虚弱又常导致肩周炎。如果营养补充得比较充分，加上适当锻炼，肩周炎常可不药而愈。

（3）受凉常是肩周炎的诱发因素，因此，为了预防肩周炎，中老年人应重视保暖防寒，勿使肩部受凉。一旦着凉也要及时治疗，切忌拖延不治。

肩部保养

✻ 按摩缺盆

取站位、坐位或卧位，然后把手心的劳宫穴位贴在缺盆处，轻轻地按揉，慢慢地提捏。我们没事的时候可以多做这个动作，松开了缺盆，肩膀疼痛就会缓解很多。

✻ 推拿肩井穴

（1）肩井在人体胆经上，是非常重要的强身穴。肩井穴位于肩上，前直乳中，当大椎穴与肩峰端连线的中点上。点按它对人体非常有益。如果感冒背痛，就用两手拇指与食指相对用力捏拿肩上大筋或点按肩井穴，5～10次，3～5分钟。

（2）开膏肓：膏肓穴是人体最不容易活动到的地方，而且不能用针刺，所以古代很多的锻炼方法都在练这些轻易打不开的穴位。在现实生活中，有一个动作可以开膏肓。操作如下：两手像抱椅背那样先前撑，然后再拼命地向后挤压脊柱，反复做几遍。疼痛就会明显减轻。

（3）肩功：两肩连手，左右轮转，各二十四次。先左转后右转，曰单辘轳；左右同转，曰双辘轳。

调息神思，以左手擦脐十四遍，右手亦然。复以两手如数擦胁，连肩摇摆七次，咽气纳入丹田，握固两手，复屈足侧卧。

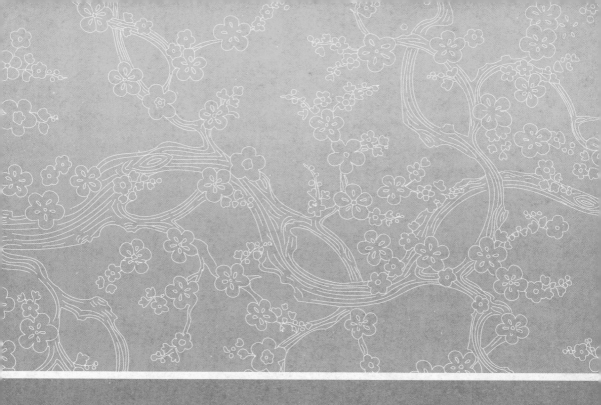

【第四章】胸胁

　　《修龄要旨·起居调摄》说："胸宜常护。"《老老恒言·衣》说："夏虽极热时，必着葛布短半臂，以护其胸。"说明胸部的保护以保暖避寒为主，目的在于保护胸阳，年老体弱者更应注意。日常生活中，人们穿的背心、上衣，均是以保护胸背的阳气为主。

　　日常胸部保健有如下两法：

　　（1）取坐位或仰卧位，用左手掌在胸部从左上向右下推摩，右手从右上向左下推摩，双手交叉进行，推摩30次。然后，两只手同时揉乳房顺、逆时针方向各30圈，再左右与上下各揉按30次。

　　（2）女性还可做抓拿乳房保健：两小臂交叉，右手扶左侧乳房，左手扶右侧乳房，然后用手指抓拿乳房，一抓一放为一次，可连续做30次。胸部按摩可以振奋阳气，促进气血运行，增强心肺功能。

第一节　乳房

 乳房常见疾病

❧ 乳腺炎 ❧

乳腺炎是乳房的急性化脓性感染，为细菌（金黄色葡萄球菌等）经乳头皲裂处或乳管口侵入乳腺组织所引起。本病以初产妇为多见，好发于产后第3～4周。

本病初起乳房肿胀、疼痛，肿块压痛，表面红肿，发热；如继续发展，则症状加重，乳房搏动性疼痛。严重者伴有高热，寒战，乳房肿痛明显，局部皮肤红肿，有硬结、压痛，患侧腋下淋巴结肿大、压痛。炎症在数天内软化，形成乳房囊肿，有波动感，脓肿深的皮肤发红及波动感不明显。

✳ 乳腺炎常用的食疗偏方

蒲公英粥

【原料】蒲公英60克，金银花30克，粳米50～100克。

【制作】先煎蒲公英、金银花，去渣取汁，再入粳米煮作粥。任意服食。

【功效】清热解毒。适用于乳腺炎、扁桃体炎、胆囊炎、眼结膜炎等症。

金针猪蹄汤

【原料】鲜金针菜根15克（或用干金针菜24克），猪蹄1只。

【制作】将鲜金针菜根与猪蹄加水同煮。吃肉，喝汤。每日1次，连吃3次或4次。

【功效】清热消肿，通经下乳。适用于乳腺炎、乳汁不下。

四仙猪骨汤

【原料】金银花20克，蒲公英15克，皂角刺10克，夏枯草20克，猪杂骨250克，细盐、料酒、葱、味精各适量。

【制作】先将上述四味中药装入干净纱布袋内，扎口；洗净猪杂骨，捶碎；再将药袋、猪杂骨装入大砂锅中，加清水适量，旺火煎沸，撇去浮沫，加入细盐、料酒、葱，改文火煨60分钟，起锅时加味精。每日1剂，喝汤，分3次服完。

【功效】清热解毒，活血化淤，通络托脓。适用于乳腺炎化脓期的患者服用。

豉粥

【原料】豆豉15克，葱白3根，薄荷6克，生姜片6克，羊髓100克，白米100克，细盐少许。

【制作】先煎葱、姜及豉，后下薄荷；稍煎后去渣取汁，入米，再煮；候粥熟，下羊髓及盐，搅匀即成。

【功效】祛风，清热，解毒。适用于乳腺炎初起、局部红肿热痛、而脓尚未成者。空腹服，每日2次。

蒲金粥

【原料】蒲公英60克，紫花地丁、金银花各30克，粳米50～100克，白糖适量。

【制作】先煎蒲公英、金银花、紫花地丁，去渣取汁，再入粳米煮粥，加白糖调味。每日2～3次，10日为1个疗程。

【功效】清热解毒。适用于急性乳腺炎。

＊ 乳腺炎的刮痧疗法

对于严重的乳腺炎，我们还可以在用以上的方法外，同时配上背部的刮痧。也可以用走罐的手法，彻底出痧。方法如下：

（1）先刮背部的督脉、膀胱经。

（2）刮肩甲处与乳房对应的部位。

（3）刮腋下的肝经和胆经。

（4）最后再按脚上的乳腺反射区300下。

＊ 乳腺炎的防治保健法

（1）推抚法：患者取坐位或侧卧位，充分暴露胸部。先在患侧乳房上撒些滑石粉或涂上少许石蜡油，然后双手全掌由乳房四周沿乳腺管轻轻向乳头方向推抚50～100次。

（2）揉压法：以手掌上的小鱼际或大鱼际着力于患部，在红肿胀痛处施以轻揉手法，有硬块的地方反复揉压数次，直至肿块柔软为止。

（3）揉、捏、拿法：以右手五指着力，抓起患侧乳房部，施以揉捏手法，一抓一松，反复施术10～15次。左手轻轻将乳头揪动数次，以扩张乳头部的输乳管。

（4）振荡法：以右手小鱼际部着力，从乳房肿结处，沿乳根向乳头方向做高速振荡推赶，反复3～5遍。局部出现有微热感时，效果更佳。

乳腺癌

乳腺癌多见于40～60岁的女性，其病因尚不清楚。早期表现为患侧乳房出现无痛、单发的小肿块。由于通过乳房触诊可以发现乳房内部的异常，故较容易早期发现。

乳腺是多种内分泌激素的靶器官，其中雌酮及雌二醇对乳腺癌的发病有直接关系。另外营养过剩、肥胖、高脂肪饮食，可加强或延长雌激素对乳腺上皮细胞的刺激，从而增加乳腺癌的发病机会。

✳ 乳腺癌常用的食疗偏方

海带萝卜米粥

【原料】海带15克，白萝卜120克，糯米100克，盐适量。

【制作】海带用冷水浸泡，洗净，切小片；白萝卜洗净，切丁；糯米洗净，浸泡3小时。将糯米放入锅中，加适量清水，大火煮沸，加入海带、白萝卜，同煮至熟，加盐调味即可。

【功效】此粥软坚散结，抗癌。适用于痰湿体质者食用。

佛手煮鹅血

【原料】佛手20克，鹅血块250克，黄酒、精盐各适量。

【制作】佛手洗净，切成片，置锅中，加清水500克，煮沸约5分钟，滤渣取汁，再加清水200克，加鹅血块及黄酒、精盐少许，略煮，即可食用。

【功效】可行气止痛、活血通络。适用于乳腺癌初期，乳房作痛，牵及两肋，乳房外形改变者。

陈皮大枣汤

【原料】陈皮20克，大枣20枚。

【制作】陈皮、大枣洗净，同置锅中，加清水500毫升，煮沸20分钟，滤渣取汁服用。

【功效】理气化痰，温补中气。主治乳腺癌后期，术后气短少言，纳差者。

芍归陈皮米粥

【原料】白芍10克，当归9克，陈皮10

克，生姜6克，粳米100克，白糖适量。

【制作】先将前四味一并放入砂锅中，加清水适量煎煮，煮沸约10分钟后，过滤，去渣取汁备用；粳米洗净，置锅中，加适量水煮粥，先用武火煮沸后，再用文火慢煮，至粥熟后，倒入药汁与白糖，再稍煮至沸即成。每日1剂，分2次服食，连续服食5～7日。

【功效】可舒肝解郁、理气散结。适用于肝郁气滞之乳腺癌。

当归鲤鱼汤

【原料】当归15克，牛膝10克，木通10克，茯苓15克，赤小豆100克，鲤鱼500克，葱、姜、蒜、食油、盐、米醋适量。

【制作】将药材洗净包好，与鲤鱼一起炖2小时。食汤，每日1剂，分2次饮用。

【功效】适宜于乳腺癌。

✻ 专家提醒

（1）建立良好的生活方式，调整好生活节奏，保持心情舒畅。

（2）坚持体育锻炼，积极参加社交活动，避免和减少精神、心理紧张因素，保持心态平和。

（3）养成良好的饮食习惯。婴幼儿时期注意营养均衡，提倡母乳喂养；儿童发育期减少摄入过量的高蛋白质和低纤维饮食；青春期不要大量摄入脂肪和动物蛋白，加强身体锻炼；绝经后控制总热量的摄入，避免肥胖。

（4）积极治疗乳腺疾病。

乳房保养

✻ 青春期的乳房保健

青春期女孩乳房发育是正常的生理现象，也是健美的标志之一。因此青春期女孩应加倍保护自己的乳房。在乳房发育的过程中，有时可出现轻微胀痛或瘙痒，不要用手捏挤或搔抓。

青春期女孩在乳房发育过程中要注意做到以下几点。

（1）营养要适度：不能片面地追求曲线美而盲目地节食、偏食，适量蛋白质食物的摄入，能增加胸部的脂肪量，保持乳房丰满。

（2）注意姿势：平时走路要抬头挺胸，收腹紧臀；坐姿也要挺胸端坐，不要含胸驼背；睡眠时要取仰卧位或侧卧位，不要俯卧。

（3）避免外伤：在劳动或体育运动时，要注意保护乳房，避免撞击伤或挤压伤。

（4）做好胸部健美：主要是加强胸部的肌肉锻炼，如适当做些扩胸运动、俯卧撑或扩胸健美操等。坚持早晚适当地按摩乳房，促进神经反射作用，改善脑垂体的分泌，使乳房丰满健康。

＊ 乳头凹陷如何矫正

乳头凹陷指乳头整个或半个向乳房里陷入。乳头变得较平坦，甚至低于乳晕的皮肤表面。乳头凹陷多因青春期束胸或戴过小过紧的乳罩，使乳头受到较大的压力，造成发育不良所致。此外，在乳房发育的过程中，乳头发生炎症或损伤，治愈后形成瘢痕挛缩，也会使乳头凹陷。乳头凹陷不仅影响乳房外观形态的健美，凹陷部分还可能因分泌物堆积和滋生细菌引起乳房感染，更重要的是影响育婴时的哺乳。因此，乳头凹陷必须矫正，常用的方法如下。

（1）乳罩法：戴大小适宜的乳罩并在乳罩中央与乳头相应的部位开一个与乳头大小相似的洞，戴上乳罩后，可使乳头挤向外面，并保持在突出的位置上。

（2）牵拉法：洗净乳头与双手，用手指轻轻向外牵拉，牵拉的同时，拇指与食指轻轻揉按刺激乳头，每日早、晚各做 1 次，每次 5 ～ 10 分钟。

（3）负压法：用吸乳器慢慢将乳头吸出，保持 3 ～ 5 分钟；放松，连吸 5 ～ 10 次。

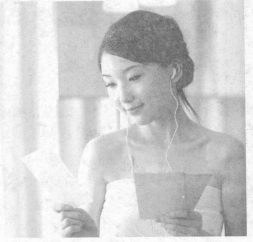

第二节
五脏六腑之主——心

 心脏常见疾病

心悸

　　心悸指患者自觉心中悸动，甚则不能自主的一类症状，表现为自觉心跳快而强，并伴有心前区不适感。

　　本病症可见于多种疾病过程中，多与失眠、健忘、眩晕、耳鸣等并存，凡各种原因引起心脏搏动频率增加、节律发生异常，均可导致心悸。心悸指不因惊吓而自心跳不宁的疾患，属传统医学"惊悸"和"怔忡"的范畴。出自《伤寒论·辨太阳病脉证并治》，其重症为怔忡。多由气血虚弱、痰饮内停、气滞血瘀等所致。

＊ 心悸常用的食疗偏方

大枣炖猪心

【原料】猪心1个，大枣7枚，调料适量。

【制作】将猪心洗净切块，大枣洗净，共置锅内，加水炖熟，调味食用。每日1剂。

【功效】补心养血，镇惊安神。用治心

神不宁型心悸。

五味子蒸鸽蛋

【原料】五味子、龙眼肉、枸杞子各15克，鸽蛋2只，白糖适量。

【制作】先将鸽蛋煮熟，去壳，与五味子、龙眼肉、枸杞子共置碗内，上笼蒸

15～20分钟，加糖调食。每日1剂。

【功效】五味子可敛肺滋肾益精；龙眼肉可补心健脾，养心安神，壮阳益精；枸杞子可补肾益精，养肝明目；鸽蛋可补肾养心。合食，可补心肾，益气血。适用于气血不足型及心神不宁型心悸。

莲子龙眼汤

【原料】莲子50克，龙眼肉30克，冰糖25克。

【制作】莲子去皮带心，磨粉调糊状，与龙眼肉、冰糖，加水煮，每晚临睡前食。

【功效】适用于心悸心血不足。

花生米粳米羹

【原料】花生米40克，粳米40克，嫩花生叶50克。

【制作】将上3味共捣研为末，加水600毫升，煮至400毫升，再加醋调匀。每晚睡前一次服完。

【功效】适用于神经官能症心悸。

＊ 心悸的保健按摩法

（1）推抚全身滋阴法。患者俯卧，全身放松，医者用双掌、掌根或鱼际肌，从双肩开始，沿背腰部足太阳膀胱经路线推至双髋及双下肢后面；当推至跟腱时，转向内踝与足弓直至足尖。

（2）推摩上背益气法。两手多指分推上背部，两手握拿背肌；两掌协同，大面积快速摩上背部，以局部温热为度。

（3）揉压心俞益心法。两手拇指指腹同时按揉两侧心俞三分钟，亦可重点按揉左心俞穴。

（4）拿揉颈项养血法。用多指拿揉患者颈项部，用力适度，拿揉自然，两手交替。

（5）按压后枕安神法。患者俯卧，医者立于顶侧，两手食指分别自内向外按压枕骨下缘，反复按压数遍。

（6）按压跟腱镇静法。双拇指重叠分别按压患者两侧跟腱，双拇指同时压两侧涌泉。

（7）按压四穴宁心法。双拇指同时按压两侧极泉、神门、内关、太渊共3分钟。

（8）弹拨极泉法。施治者一手托起被治者左侧上肢，使其腋窝暴露，另一手食、中指并拢，伸入腋窝内，用力弹拨位于腋窝顶点的极泉穴，此处腋神经、腋动脉、腋静脉集合成束，弹拨时手指下会有条索感，注意弹拨时手指要用力向内钩按，弹拨的速度不要过急，被治者会有明显的酸麻感，并向肩部、上肢发散。

冠心病

冠心病是"冠状动脉粥样硬化性心脏病"的简称，是由于冠状动脉脂肪物质的沉积，形成粥样斑块，引起血管腔的狭窄或堵塞以及痉挛，导致心肌缺血、缺氧，临床表现为心绞痛、心律失常、心肌梗死、猝死等症状。

本病是中老年人的常见病与多发病，高血压、高脂血症、糖尿病等患者或从事紧张工作的患者易患本病，遗传因素也是病因之一。冠心病属中医的"胸痹""胸痛""真心病""厥心痛"等范畴。

＊冠心病常用的食疗偏方

龙眼芡实莲心米粥

【原料】龙眼肉、芡实各30克，莲子心15克，粳米60克，白糖适量。

【制作】按常法煮粥食用。每日1剂。

【功效】补脾养心，养血安神，清心泻火。适用于冠心病之心悸失眠、烦热等。

柠檬粥

【原料】柠檬50克，大米60克，蜂蜜30克。

【制作】将柠檬洗净，切片，大米淘洗干净，备用。锅内加水适量，放入大米煮粥，八成熟时，加入柠檬片，再煮至粥熟，调入蜂蜜即成。每日2次，连服15～20日。

【功效】柠檬酸有抑制血液凝固的作用，所以适宜心血管疾病患者食用。蜂蜜有清热解毒、润燥止痛等功效。适用于冠心病等。

丝瓜竹笋汤

【原料】丝瓜100克，竹笋60克，酱油、麻油、食盐、米醋各适量。

【制作】将丝瓜去皮洗净，切片，竹笋切片，炒锅入香油烧热，放入竹笋加盐、酱油煸炒一下，加水煮沸，放入丝瓜再煮沸，出锅入碗食用。

【功效】丝瓜有通经活络之功，竹笋可利尿通便，对冠心病有良好的食疗作用。

山楂兔肉汤

【原料】兔肉300克，枸杞子15克，山楂、怀山药各30克，大枣4枚，调料适量。

【制作】将兔肉洗净，切块，山楂、枸杞子、怀山药、大枣洗净，共置锅内，加水炖至烂熟，调味食用。每日1剂。

【功效】滋阴补血，活血化瘀。主治肝肾阴虚、心血瘀阻型冠心病。

扁豆煎韭菜

【原料】白扁豆20克，韭菜30克，红糖15克。

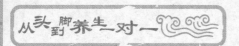

【制作】将前两味水煎熟，加红糖调味服食。

【功效】壮阳散寒，活血通络。主治冠心病，属阴寒凝滞型，胸痛，遇寒则剧，胸闷气短，面色苍白，脉沉细者。

✳ 冠心病的防治保健法

（1）双脚分立，与肩同宽。双臂向前平举，掌心相对。首先，双臂向两侧慢慢拉开，同时呼气，然后复原，同时吸气，反复10次。

（2）站立，双臂侧平举，掌心略向前上方。吸气时，上体向右侧曲，左臂向上高举，同时右臂下落，呼气时，身体转正复原，左右交替操练各10次。

（3）吸气时，双臂在体侧平举展开，同时左腿屈膝提起，呼气时，双臂与左腿下落复原，左右交替操练各10次。

（4）双脚分立，与肩同宽。首先，左手叉腰，右脚前进一步，呈右弓步，右手掌心向上，在胸前逆时针方向向左旋转18次，然后换为右手叉腰，左脚前进一步，成左弓步，左手掌心向上，在胸前按顺时针方向向右旋转18次。

（5）双脚分立，与肩同宽。以腰为轴，上体慢慢旋转，带动双臂，用右手掌心拍打腹部（丹田穴），左手手背拍打背部后腰中央（命门穴），然后换手操练，反复36次。

（6）站立，先用右手轻轻拍打左胸36次，再用右手拍打左臂内侧，从左腋下拍至左手掌心，再从左手手背拍至左肩，左右手各10次，然后双手同时拍打双腿外侧与内侧10次。

〰 慢性风湿性心脏病 〰

慢性风湿性心脏病又称风湿性心瓣膜病，简称风心病，是指由风湿热引起的慢性心瓣膜损害，造成瓣膜口的狭窄或关闭不全，进而导致血液动力学的改变，发展为心功能代偿不全，形成充血性心力衰竭。以心悸、呼吸困难、咳嗽、咯血、水肿等症状为临床主要特征。风心病属中医的"心痹""咯血""喘证""心悸""水肿"等范畴。

风心病的病因为风寒湿邪或风湿热邪，侵入人体，合而为痹，由经络入脏腑，痹阻心脉而为病。

＊ 慢性风湿性心脏病常用的食疗偏方

怀山药炖腰花

【原料】猪肾500克，怀山药、党参各20克，当归10克，油盐、酱油、葱、醋、姜各适量。

【制作】将猪肾对半剖开，去除筋膜及输尿管，洗净，加入怀山药等3味中药，清炖至熟，将猪肾取出待凉，切成腰花装盘，浇上各调料即成。

【功效】用治气血亏虚型心力衰竭。

枣树皮

【原料】大枣树皮30克，红糖15克。

【制作】将大枣树皮洗净，水煎取汁，调入红糖饮服。每日1～2剂。

【功效】祛痰镇咳，活血止血，止痛。适用于风湿性心脏病之咳嗽、咯血等。

琥珀党参

【原料】猪心1个，琥珀粉、党参各5克。

【制作】将猪心冲洗干净，放入琥珀粉、党参粉，置砂锅内加水用小火炖煮熟透。食肉喝汤，隔天1次，连服数剂。

【功效】补心安神，益气强身。用治风湿性心瓣膜病引起的心悸、气短、眩晕、乏力、纳差。

薏苡仁海带汤

【原料】薏苡仁30克，水发海带60克，鸡蛋2个，调料适量。

【制作】将薏苡仁、海带一同放入锅内，加水煮沸20分钟，打入鸡蛋搅匀，调味即成。每日1剂，2次分服。

【功效】利尿强心，活血软坚。用治风湿性心脏病、高血压、冠心病等。

冰糖冬瓜蜜

【原料】未脱花蒂的小冬瓜1个，冰糖适量。

【制作】将冬瓜洗净，切下瓜的上端当盖，挖去瓜瓤，填入冰糖，盖上瓜盖，隔水炖熟。每次酌量服，每日2次，可常服。

【功效】温阳利水。适用于心肾阳虚型风湿性心脏病。

＊ 专家提醒

（1）注意心率、心律的变化。

（2）注意口腔卫生，及时处理隐藏的病灶。

（3）注意保暖，尽量避免上呼吸道感染。

（4）卧床时间不宜较长，咳嗽有痰时，需协助多翻身，拍背，更换体位，以利痰液咳出。并及时给予药物治疗，以免发生坠积性肺炎。

（5）定期门诊随访复查。

（6）保持精神愉快，加强营养，忌油腻、辛辣、生冷及过咸之品，忌烟酒，劳逸适度，积极锻炼，以增强体质。

心律失常

心律失常是指任何病因引起的心脏冲动形成或传导异常。以心悸、心跳停歇感、胸闷、乏力、眩晕，甚则昏厥，心电图提示各种心律失常为主要临床特征。各类过早搏动、阵发室上性或室性心动过速、心房纤维颤动、房室传导阻滞、病态窦房结综合征等均为心律失常的临床常见类型。心律失常可见于正常人，但大多见于器质性心脏病患者，如冠心病、心肌炎、心肌病、风心病、心功能衰竭等，以及洋地黄、奎尼丁等药物中毒。心律失常属中医的"惊悸""怔忡""昏厥""虚劳"等范畴。

＊ 心律失常常用的食疗偏方

枣仁粳米粥

【原料】酸枣仁 15 克，粳米 100 克。

【制作】酸枣仁炒黄研成细末。将粳米煮粥，临熟下酸枣面，空腹食用。每日 1～2 次，1 周为 1 个疗程，可连服数个疗程。

【功效】养心安神，滋阴敛汗。主治心律失常，属阴虚火旺型，心悸不宁，心烦少寐，头晕目眩，手足心热，午后潮热，盗汗。

莲子粳米粥

【原料】莲子 30 克，粳米 50 克。

【制作】先煮莲子如泥，再入粳米煮作粥，空腹食用，每日早晚各服 1 次。

【功效】补血养心，益气安神。主治心律失常，属心血不足型，心中悸动不安，神乏无力，面色无华，失眠多梦者。

万年青茶

【原料】万年青 25 克，红糖适量。

【制作】将万年青加水 150 毫升，煎至50 毫升，滤出汁。反复两次。将二汁混合，加入红糖，1 日内分 3 次服完。每日 1 剂，连用 1 周。

【功效】活血化瘀止痛。主治心律失常，属心血瘀阻型，心悸不安，胸闷不舒，心痛时作，舌质紫暗有瘀点，脉涩或结代。

玉竹汤浸猪心

【原料】玉竹 200 克，猪心 1 个，葱、姜、盐、糖等调料适量。

【制作】将玉竹洗净，切成节，用水稍润，煎熬 2 次，收取药液 1000 毫升，将猪心破开，洗净血水，与药液、生姜、葱、花椒同置锅内，在火上煮到猪心六成熟时，将它捞出晾凉。将猪心放在卤汁锅内，用文火煮熟捞起，揩净浮沫。在锅内加卤汁适量，放入食盐、白糖、味精和香油，加热成浓汁，将其均匀地涂在猪心里外即成。每日2次，佐餐食。

【功效】安神宁心，养阴生津。适用于冠心病、心律不齐以及热病伤阴的干咳烦渴。

龙眼粥

【原料】龙眼肉30克，糯米（江米）或紫米100克，冰糖适量。

【制作】先将糯米加水适量熬成粥，快熟时加入龙眼肉及冰糖，再煮10～15分钟即得。温服，每日1次，一周为1个疗程。

【功效】安心神，定魂魄，敛汗液。对于气血不足，或受惊吓所致的心律失常，有定智安神作用。

【注意】有内火者禁用。

✱ 心律失常的防治保健法

体针：针刺内关、神门、心俞穴，平补平泻，留针15分钟，用于快速性心律失常；三阴交、脾俞、血海等穴，用补法，留针20分钟，用于缓慢性心律失常。

耳针：选穴心、皮质下、神门，用于快速性心律失常；交感穴，用于缓慢性心律失常，均用中等刺激或留针法。

✱ 专家提醒

（1）患者要注意劳逸结合，使睡眠充足；不吸烟、不饮酒、饮食不过饱、少吃刺激性食物。

（2）出现心律失常，首先是区别发病的类型，不可盲目使用抗心律失常的药物。

（3）如前所述，心律失常根据症状难以区分开，主要依靠心电图检查才能确定。如果发现头晕、心慌等不适时，最简便的方法就是立即进行心电图检查。或患者随身携带一个"霍特"（动态心电图监视仪），能记录24小时之内的心电变化，帮助医生对心律失常进行识别、分类和计量。有时为了作出正确诊断，还要做运动试验，冠心病患者在运动试验中可发生室性期前收缩，较易被医生发现。

心绞痛

心绞痛是由于心肌暂时性和可逆性缺血、缺氧而产生的心前区及其附近部位不适症状。它是冠心病最常见症状或首发症状。

本病以 40 岁以上男性多见，常见诱因为劳累、情绪激动、饱食、天气变化、急性循环衰竭等，中医学将心绞痛因症状不同分别列入"心悸""胸痹""心痛"等症。发病主要与年老体虚、饮食、情志失调及寒邪内侵等有关。发病机制有虚实两方面。虚为心脾肝肾亏虚、心脉失养；实则为寒凝、气滞、血瘀、痰阻等痹阻心阳，阻滞心脉。

＊ 心绞痛的常用食疗偏方

鸡蛋米醋

【原料】鸡蛋 1 个，米醋 60 毫升，红糖适量。

【制作】将鸡蛋打入碗内，加米醋、红糖调匀饮用。每日 1 ~ 2 剂。

【功效】行气活血，化瘀通络。适用于气滞血瘀型心绞痛。

山楂炖牛肉

【原料】山楂 15 克，红花 6 克，红枣 10 枚，熟地黄 6 克，牛肉、胡萝卜各 200 克，料酒 10 毫升，葱 10 克，姜、精盐各 5 克。

【制作】把山楂洗净、去核；红花洗净去杂质；红枣去核；熟地黄切片；牛肉洗净，用沸水焯一下，切成 4cm 见方的块；胡萝卜洗净，切 4cm 见方的块；姜拍松，葱切段。把牛肉、料酒、精盐、葱、姜放入炖锅内，加水 1000 毫升，用中火煮 20 分钟后，再加入上汤 1000 毫升，烧沸，入胡萝卜、山楂、红花、红枣、熟地黄，用文火炖煮 50 分钟即成。每次吃牛肉 50 克，随意吃胡萝卜，喝汤。每日 1 次。

【功效】补气血，祛瘀阻。适用于冠心病心绞痛（心痹）症。

生姜当归羊肉汤

【原料】生姜 10 克，当归 6 克，羊肉 100 克，料酒 10 克，葱 10 克，盐 5 克。

【制作】将羊肉洗净，切成 4cm 见方的块；当归洗净切片，生姜洗净切片；把羊肉、生姜、当归、料酒、葱、盐放入炖锅内，加水 1000 毫升；用武火烧沸，再用文火炖煮 50 分钟即成。每日 1 次，每次食羊肉 50 克，喝汤。

【功效】祛寒宣痹，滋补气血。适宜于血虚寒闭型冠心病患者食用，症见胸痛彻背，感寒痛甚，面色苍白，四肢厥冷者。

* 心绞痛的特色疗法

【按摩疗法】

取左侧灵墟、屋翳、天地、心俞四穴。采用掌摩法，复合震颤法。每分钟200圈左右。前三穴，按摩12分钟，心俞穴按摩4分钟，按摩过程中患者感觉心前区发热并逐渐延及四肢和腰背，对于未出现热传感者宜酌情延长按摩5～10分钟。活血通脉，治疗心绞痛。

【足部按摩法】

选取肾、输尿管、膀胱、心、肾上腺等反射区，每个反射区分别按摩3分钟，每日2次。

【拔罐疗法】

选穴：至阳、心俞、巨阙、膻中、膈俞穴。

方法：当心绞痛发作时取至阳穴，用三棱针速刺出血，然后，用闪火法将罐吸拔在至阳穴上，留罐5分钟，疼痛可迅速缓解。亦可取上穴采用单纯火罐法吸拔穴位，留罐10分钟。

* 心绞痛的家庭急救

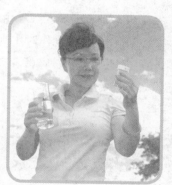

若心绞痛发作次数增加，持续时间延长，疼痛程度加重，含服硝酸甘油无效时，有可能是心肌梗死的先兆，此时应做好家庭救护：

（1）让患者立即就地躺卧休息，不要用力，以降低心肌耗氧量，并立即呼救。

（2）使用平时治疗心绞痛的药物，如舌下含服硝酸甘油1片，为防止短时间内心绞痛复发，可每隔3～5分钟服1片，但最多不应超过5片。

（3）有吸氧设备时，可尽快给患者吸入氧气。如果无吸氧条件时，可打开门窗，使空气流通（寒冷季节要防止患者受凉），以利于患者呼吸。患者应保持情绪稳定，不要惊慌失措，全身放松，呼吸自如，暂不进食，绝对卧床休息，不能下床去厕所，家属禁止同患者多交谈。

（4）注意观察心率、心律及血压的变化，同时设法通知医生或急救中心。待

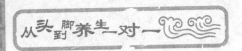

心律、血压稳定后，由医生决定是否送往医院。搬运过程中，患者千万不能主动用力，应全身放松，医护人员应轻抬、轻搬，将患者送往医院继续治疗。

（5）如果患者突然面色青紫、抽搐、大叫一声、口吐白沫、意识不清、呼吸微弱或停止，是急性心肌梗死并发严重心律失常，心室颤动导致的心跳骤停。此时应争分夺秒地在患者胸前区重捶1下或2下，然后坚持胸外心脏按压和口对口人工呼吸，为抢救赢得时间。

＊ 专家提醒

如果出现以下症状，应尽快与医生取得联系：

（1）胸口作痛或有沉重的压迫感，是心脏病来临的前兆。这种胸痛可能剧烈或缓和，而且通常与使劲出力有关。

（2）心绞痛性质程度较以往重，使用硝酸甘油不易缓解者。

（3）轻微运动后呼吸费力及脚踝与足部肿大。这有可能是充血性心力衰竭的表现。

（4）心跳不规律，并感到心悸。

（5）疼痛伴有恶心、呕吐、大汗或明显心动过缓者。

（6）心绞痛发作时出现心功能不全，或原有的心功能不全因此而加重者。

（7）老年冠心病患者突然不明原因地心律失常、心衰、休克、呼吸困难或晕厥等。

心脏保养

心为"君主之官""五脏六腑之大主也"。历来都把心脏看做是人体的"中心器官"。心脏的生理功能主要有主血脉，主神志两个方面。心脏健康与否，直接影响到人体的健康与寿命。

＊"心主血脉"的保养

心主血脉包括主血和主脉两个方而，并且构成了体内一个相对独立的系统，这个系统的功能状况直接影响着全身的生理功能。"心主血脉"的养生宜从多方

152

面入手，但其基本出发点有二：一是增强心脏功能，二是减轻心脏负担。

（1）科学配膳：《素问·五脏生成篇》云："心之合脉也……多食咸，则脉凝泣而变色"。《素问·生气通天论》指出："味过于咸，大骨气劳，短肌，心气抑"，指出了饮食过咸会给心脏带来不利影响。心脏饮食保健的基本要求是：营养丰富，清淡多样。提倡高蛋白，低脂肪，高维生素，低盐饮食。心肌的发育和血脉运行都需要消耗大量蛋白质，要及时补充；脂肪食品食用过多，可出现"脂肪心"，又易引起动脉硬化。在饮食中宜适当进食植物蛋白质、牛奶、瘦肉之类，并选用一些能降血脂食物，如大豆、蘑菇、花生、生姜、大蒜、洋葱、茶叶、酸牛奶、甲鱼、海藻、玉米油、山楂、蜂王浆等；少吃含胆固醇高的食物，如蛋黄、猪脑、猪肝、蟹黄、鱼子、奶油等。饮食原则提倡混合饮食，这样维生素和微量元素吸收比较广泛，维生素C、维生素B_6、维生素B_1、维生素B_2、维生素B_{12}，微量元素铬、锰、镁等对于心血管保健，预防动脉硬化很有价值。饮食中要适当多选食谷类、豆类、粗米、面等，并多食绿叶蔬菜和水果。低盐饮食对预防心血管疾病大有好处，钠盐食用过多，增加心脏负担，又易引起高血压等，故清淡饮食为宜。总之，科学配膳是预防心血管疾病的重要环节。

（2）切忌暴饮：历代养生家都主张渴而后饮，缓进饮料，反对多饮、暴饮。因为一次喝大量的水或饮料，会迅速增加血容量，增加心脏负担。因此，年高或心脏功能欠佳者尤当注意。一般而言，每次饮用的饮料不要超过500毫升，可采取少饮多次之法。

（3）戒过食刺激物：凡刺激性食物和兴奋性药物，都会给心脏带来一定的负担，故应戒烟少酒，不宜饮大量浓茶，辣椒、胡椒等物亦要适量；对于咖啡因、苯丙胺等兴奋药物亦须慎用。

（4）适量减肥：体重过重会加重心脏负担。因此，青春期以后注意减少脂肪赘生，避免发胖。控制体重和减肥的方法多种多样，可因人而异地选择，如运动锻炼、饮食减肥等。就饮食而言，应限制总热量的摄入和储存，尤其晚餐不过量，就餐时间宜稍早，对控制体重是有意义的。

（5）卧具适当：一般而言，床头要比床尾适当高一些，枕头高低适度，对心脏血液回流有益处。心脏功能较弱者，休息时可采取半卧式，这样可减轻心脏的负担。

（6）运动锻炼：经常参加运动锻炼，可以增强冠状动脉的血流量，对心脏大有益处。一般认为，太极拳、导引、气功、散步、中慢速度的跑步、体操、骑自行车、爬山、游泳等，都适用于心脏的保健锻炼，具体运动项目要根据各自的实际情况辨证施练，中老年则不宜参加过于激烈的竞技运动，因为过于激烈，心脏负荷量太大，对心脏产生不利影响。

现介绍一种静神调息法：端坐位，挺胸收腹，下颔内收，将右手放于左胸的心前区，闭合双目，使精神进入宁静状态。慢慢地调节呼吸，使呼吸速度缓慢而深沉，然后右手根据呼吸的速度顺时针地轻摩心脏，一呼一吸为一息，一息按摩一圈，按摩36圈。有运行气血、营养心脏的作用。

＊"心主神志"的保养

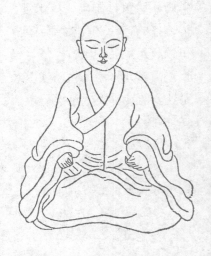

处于乐观愉快的好心情是心的养生保健的最好方法。心主神志的功能与心主血脉的功能是密切相关的，血脉是神志活动的物质基础，神志是血脉功能的综合反映。所以，日常生活中情志的调节和安静的环境对心的养生保健均比较重要。

（1）情志平和：中医认为"心在志为喜"，指心的生理功能与七情中的"喜"关系密切。喜即是高兴愉快的情绪，对机体的精神状态是一种良好的刺激，有益于心脏，也有益于人体身心健康。现代医学研究也证明，性格开朗、精神愉快、对人生充满乐观情绪的人多能健康长寿，其心血管病的发病率也明显降低；而情绪急躁、精神抑郁、对人生充满悲观情绪的人则体弱多病，其心血管病（如冠心病、心肌梗死等）的发病率也明显升高。善于调整自己的情绪，使自己总是处于乐观愉快的好心情是心养生保健的最好方法。

（2）环境适宜：良好的生活环境和工作环境对人的心理健康是非常重要的。生活在社会之中，首先要有良好的自我意识，承担与自己脑力或体力相适应的工作和学习。正确认识自己，正确对待别人和正确对待客观环境。人是社会中的一员，每个人不可能脱离社会而生活。古代思想家孟子曾说："一人之所需，百工斯为备。"人与社会的联系不仅是物质的需求，也是精神的需要。因此，要热爱生活，同社会环境保持密切联系，建立融洽的人际关系，使人们的精神生活得到互相纠正、互相补充，保持稳定的情绪。

第三节
五脏六腑之盖——肺

 肺脏常见疾病

❧ 感冒 ❧

感冒是由病毒所引起的上呼吸道疾病。临床常以发热、鼻塞、流涕、喷嚏、咳嗽、头痛、全身不适等为主要特征。流行性感冒属中医的"时行感冒"范畴，普通感冒属中医的"伤风""感冒"范畴。

感冒的病因为六淫、时行病毒侵袭人体而致病，以风邪为主因。但在不同季节，往往与其他当令之时气相会而伤人，如冬季多属风寒，春季多属风热，夏季多夹暑湿，秋季多兼燥气，梅雨季节多夹湿邪。若四时六气失常，非时之气夹时行病毒伤人，则更易引起发病，且不限于季节性，病情多重，往往互为传染流行。

✱ 感冒常用的食疗偏方

草鱼汤

【原料】草鱼150克，生姜片25克，米酒100克。

【制作】锅中加水适量，煮沸后放入鱼肉、姜及米酒，用小火炖约30分钟，加盐调味。趁热食用，食后卧床盖被，取微汗。每日2次。

【功效】疏风止痛，解表散寒。主治风寒感冒。

神仙粥

【原料】糯米50克，生姜5片，葱头7个，醋少许。

【制作】先以糯米、生姜加水煮二沸，入葱头，煮至米烂，再入醋，搅匀，趁热食之。

【功效】主治感冒伤风初起、恶寒、头痛、无汗者。

姜汁菠菜

【原料】菠菜250克，姜汁10克，醋20克，葱2克，盐1.5克，味精2克，淀粉、油适量。

【制作】菠菜中间剖开，葱切段。将姜汁、醋、盐、味精和少许水、淀粉放在小碗中，拌匀。将炒锅置火上，放入油，将葱煸出香味后去掉，放入菠菜煸炒，炒熟后，烹入碗汁，迅速翻炒，即可出锅。

【功效】本菜辛辣酸咸，葱、姜能解表散寒，菠菜能补血健脾，醋又能抗病毒，故凡感冒者皆可服食。

橄榄苏叶茶

【原料】橄榄4枚，紫苏叶12克，葱白4条，生姜4片，红糖适量。

【制作】将橄榄洗净，捣碎，葱白洗净，切碎，与紫苏叶、生姜片共置锅内，水煎取汁，调入红糖代茶饮用。每日1剂。

【功效】解表散寒，理气和胃。主治风寒感冒（伴有胸闷不舒，腹胀食少等）。

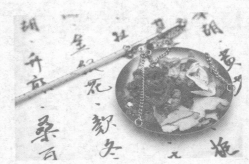

＊ 感冒的特色疗法

（1）针灸法：取大椎、风池、风门、列缺、外关、合谷（双侧）穴，平补平泻。咽痛可加鱼际穴，鼻塞可加迎香穴，头痛加太阳穴。

（2）药熨法：取苍术30克、羌活30克、枯矾10克、葱白3根，前三药为粗末，炒热，捣葱白汁和药，趁热熨脐，功能疏风散寒。

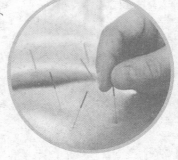

（3）握药疗法：取苍术6克，羌活10克，明矾6克，荆芥9克，共研细末，以生姜汁和为丸，握于手心，令微汗出，每日3次，功能祛风燥湿散寒。

＊ 专家提醒

（1）有时感冒后会出现并发症，特别是鼻窦炎、支气管炎和肺炎等并发症。

肺炎是最危险的并发症，因为肺炎能够导致老人和患有心脏病的人死亡。

（2）由于感冒的症状与许多其他轻微疾病的症状相似，因此流感难以诊断。要注意感冒与麻疹、百日咳、猩红热、乙型脑炎等传染病的区别，以防延误治疗。

（3）如果有咳嗽痰、咽疼、扁桃体化脓肿大或剧烈咳嗽症状，应用抗生素防止感冒发展成支气管炎、肺炎和扁桃体炎等。如感冒超过 10 日还没有好或症状严重，应该去看医生。

（4）注意室内卫生，注意通风。流感流行期间，用文火慢熬食醋，熏蒸 2 小时，隔日一次，进行空气消毒。避免出现骤冷骤热的变化。

（5）若属重型流感，出现高热、谵妄、抽搐，或气急、呼吸困难等表现，应及时送医院就诊。

支气管哮喘

支气哮喘是一种常见的、反复发作的肺部过敏性疾病。是以阵发性呼吸喘促及喉间哮鸣为主要临床特征。中医学认为：呼吸急促者谓之喘，喉中有声谓之哮。此病多因某些物质（如动物皮毛、吸入尘土、油漆、花粉等）刺激引起小支气管平滑肌痉挛、黏膜充血，水肿及分泌物增加所致。一年四季均可发病，尤以寒冷季节及气候急剧变化时发病较多。此外，亦有精神因素、情绪激动而诱发。

＊ 支气管哮喘常用的食疗偏方

姜糖陈酒膏

【原料】生姜、冰糖各 500 克，陈酒 500 毫升。

【制作】将生姜洗净切丝，与酒共煎，沸后 20 分钟加入冰糖，同时用筷子不停地搅拌，直至呈膏状为止。小儿患者每日清晨服 1 匙，成人每于饭前服 1 匙，以温开水冲服。

【功效】温肺化痰，止咳定喘。适用于支气管哮喘、寒哮。

杏仁豆腐

【原料】豆腐 120 克，杏仁 5 克，麻黄 3 克，精盐、味精、香油各适量。

【制作】先将杏仁、麻黄洗净，共装入纱布袋，用线将口扎紧。然后将豆腐切成 3cm 见方和药袋一起放入砂锅，加适量水，先用旺火烧开，后改用文火，共煮 1 小时，最后捞出药袋，加入精盐、味精、香油调味即成。食豆腐，喝汤。每日分 2 次食用，连服 3 日为 1 个疗程。

【功效】此方润肺滑肠，发汗定喘。适用于肾阳虚哮喘症。受凉发作者食用，疗效更为显著。

粳米双仁粥

【原料】胡桃仁 15 克，杏仁 15 克，粳米 50 克。

【制作】先将杏仁水研滤汁，取汁和胡桃仁、粳米共煮粥。粥成后以蜂蜜淡调，空腹服用，每日 1～2 次。

【功效】止咳平喘。主治支气管哮喘，

属肺虚型，喉中微痰鸣，痰清稀色白，自汗怕风，舌淡、苔薄白，脉细弱。

姜汁蜂蜜饮

【原料】姜 30 克，蜂蜜 60 克。

【制作】将姜捣烂后取汁，加入蜂蜜，分 3 次用开水冲服，每日 3 次。

【功效】温肺散寒，化痰平喘。主治支气管哮喘，属寒哮型，呼吸急促，喉中哮鸣，胸胀满，痰少，舌淡、苔薄白。

* 支气管哮喘放松功法

（1）取坐或靠坐式姿势为最相宜。

（2）全身放松。练功初期不宜过多注意呼吸，以便迅速达到放松而息自调。如急于求成，或追求姿势，或使腹式呼吸幅度急速加大，必然会产生气急、胸闷、憋气等不舒服感觉。自然两字对哮喘患者尤为重要，往往用力于呼吸，非但不能平喘，相反紧张起来，呼吸更紊乱而发作加重。

（3）局部放松。局部放松与全身放松结合，将更有利于平喘。哮喘大发作时应先放松局部，再放松全身，或在全身放松的基础上放松局部，如局部出现紧张现象，可将局部分小段放松，由总支气管至大支气管，从上到下，从左到右，逐渐放松。或不将思想集中于欲松的局部，而集中于一个"松"字上，并结合胸部按摩。在初练时，有时支气管局部有轻度紧张的感觉，但练功 3～4 日后，即可自然消失。哮喘缓解时可不作局部放松，放松功熟练的患者可自然做到随息而定。

（4）哮喘发作时，陪护人员必须立即指导做放松功。轻声按三条线部位，根据不同的呼吸速度，在患者吸气时报部位，呼气时念松（但勿使患者觉察，以免患者思想集中注意在呼吸上），注意勿扰乱患者的呼吸，渐渐引导患者减慢其呼吸频率。领功尽量做到顺乎自然，勿急勿慢，诱导放松入静，耐心领功到哮喘发作平息，一般 2～3 个循环或稍长时间即可。

功法注意事项：

（1）针对不同人做好练功准备，如有咳嗽者，事先喝点开水，或含甘草片润喉，有鼻塞者事先用麻黄碱滴鼻。

（2）练功取得一定效果后，尚须继续坚持，以巩固疗效。

（3）平时注意气候急剧变化，要及时保暖避风，避免诱发因素。

（4）忌烟酒，避免接触刺激性气体、灰尘；注意饮食宜忌，以减少发作的机会。

支气管炎

支气管炎是指由细菌和病毒感染或物理、化学因素刺激引起的气管、支气管黏膜的炎症。常以咳嗽、咳痰、胸骨后不适或疼痛、喘促和伴有一般感冒症状为主要特征。根据病程长短，可分为急性支气管炎和慢性支气管炎两类：一般以病程不超过一个月，病变局限于黏膜，痊愈后能完全恢复黏膜结构和功能者，称急性支气管炎；凡病程超过 2 个月，并连续 2 年以上发病，或一年发病连续 3 个月以上，引起黏膜及其周围组织炎症者，称慢性支气管炎。支气管炎属中医"咳嗽""痰饮""喘症"等范畴。

＊ 支气管炎常用的食疗偏方

杏仁梨

【原料】甜杏仁 9 克，鸭梨 1 个。

【制作】将鸭梨洗净，去皮，挖一小洞，纳入甜杏仁，封口，放入碗内，上笼蒸熟，吃梨喝汤。每日 1 剂。

【功效】清热润肺，化痰止咳。适用于慢性支气管炎之干咳无痰等。

桔梗猪肺止咳汤

【原料】桔梗 10 克，紫菀 10 克，猪肺 1 副。

【制作】先将猪肺用水灌洗多次，沥干后切块，桔梗、紫菀装入纱布袋中，一起放入砂锅内，加水后先猛火煮沸，再改用文火煮约 2 小时，去药袋，加调料即成，喝汤吃猪肺。

【功效】可补肺、祛痰、止咳。适用于慢性支气管炎。

川贝母荸荠梨汤

【原料】川贝母 6 克，百合 15 克，荸荠 30 克，梨 1 个，冰糖适量。

【制作】百合洗净，荸荠去皮，切块；梨洗净，去皮去核，切块。将川贝、百合、荸荠、梨放入锅中，加水炖煮至熟，加冰糖即可。

【功效】川贝母能润肺止咳，梨能生津润燥，清热化痰。适用于燥热伤肺型支气管炎。

花生粥

【原料】花生米50克，大米100克，蜂蜜30克。

【制作】将花生米去杂，洗净，大米淘洗干净，备用。锅内加水适量，放入花生、大米煮粥，熟后调入蜂蜜即成。每日2次，可长期食用。

【功效】花生米有健脾养胃、润肺祛痰、清喉补气等功效；蜂蜜有清热解毒、润燥止痛等功效。适用于慢性支气管炎之咳嗽痰喘。

南瓜大枣粥

【原料】南瓜300克，大枣15枚，大米150克，蜂蜜60克。

【制作】将南瓜洗净，切成小块，大枣洗净，大米淘洗干净，备用。锅内加水适量，放入大枣、大米煮粥，五成熟时，加入南瓜，再煮至粥熟，调入蜂蜜即成。

【功效】南瓜有消炎止痛、补中益气、解毒杀虫等功效。适用于慢性支气管炎之咳嗽痰喘。

＊ 支气管炎防治保健法

（1）双脚分立，与肩同宽。上体稍微前俯，双臂自然垂于体侧。首先，深吸一口气，同时腹部鼓起，保持几秒后慢慢地呼气，同时腹部下陷，反复10次。

（2）双臂向前平举，掌心朝下，同时吸气，然后，双臂向下划圈并收回胸前，模仿划船收桨动作，同时呼气，反复10次。

（3）双肩向上耸起，同时吸气，然后双肩放松落下，同时呼气，反复10次。

（4）双臂向前平举，掌心相对，轮流从前方向下、向后再向前作环绕状旋转，反复10次。

（5）双手放在大腿上。首先，上体前俯，同时吸气，然后慢慢复原，同时呼气，反复10次。

（6）仰卧。首先，右腿屈膝抬起，双手抱住右膝，同时吸气，接着复原，同时呼气，反复10次，然后换为左腿操练。

＊ 三伏灸加贴法治支气管炎

所谓"三伏灸加贴法"是"三伏天隔姜艾灸加姜汁生白芥子粉穴位贴敷法"的简称，即在每年三伏天选定3组不同层次、功效穴位的冬病夏治法。该方法

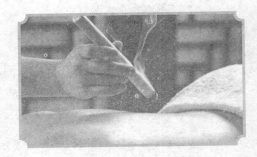

特别强调时间，在三伏天的头伏、中伏、末伏，每隔10日治疗1次共3次，连续3年共9次为1个疗程，以达到对慢性支气管炎的远期根治疗效。该疗法选穴基本上是双穴，初伏选择肺俞等穴位止咳化痰以治肺；中伏选择脾俞等穴位培土生金以健脾；末伏选择肾俞等穴位纳气固本以补肾。在特定时间段内，组合特定穴位进行综合手法的分层次运用，发挥了最大治疗效应。

"三伏灸加贴法"具体操作如下：取坐位，暴露治疗穴位皮肤，用75%酒精消毒后，将鲜生姜切成2毫米薄片，直径1.5～2cm为宜，在姜片中心处用三棱针穿刺数个小孔，置于穴位上。将艾绒自制成花生米大小的圆锥形艾柱置姜片中心，从上端点燃，燃至不能耐受的热度时，更换新艾柱续灸，以局部皮肤潮红为宜。温热感达到胸部，胸中气息畅通；温热感达到四肢，足底出冷汗即达到目的。再将医用胶布中间剪一小洞，直径约15毫米，贴于所取穴位上，放入用生姜汁调匀的约1克的生白芥子粉，用胶布固定。成人贴8～10小时，小儿贴3～4小时揭下。

该疗法操作简便，经济实用；无损伤，无疼痛，无肠胃刺激，无毒不良反应；缓解病情，增强免疫，缩短疗程，对止咳、祛痰、预防发病效果明显，对慢性支气管炎近远期防治疗效确切。

肺炎

肺炎是由肺炎链球菌等细菌感染引起的肺部急性炎症。属中医学风温、肺胀、喘咳范畴。主要症状为寒战，高热，咳嗽，咳铁锈色痰，胸痛和肺部实变体征。四季可发病，以冬、春两季多见。本病初起风温壅遏，痰热交阻于肺，证见高热或有寒战，口干欲饮，咳嗽胸痛，咯黄稠痰或铁锈色痰，或痰中带血，鼻扇气粗，小便黄赤，舌干，苔薄黄，脉洪大或滑数。经过正邪激烈空争，如正胜邪却，痰热消退，则病情逐渐恢复，可见气阴两伤的证候，如低热持续，咳嗽痰白，自汗神疲，手足发热，舌红，苔薄，脉细数；如体虚正不胜邪，热势嚣张，邪隔于里，阳气欲脱，证见面色苍白，汗出淋漓，四肢厥冷，脉微细欲绝等危急证候。

病因是因感受肺炎链球菌所致，在受冷或过度疲劳、手术、外伤、营养不良等抵抗力减弱的情况下常可诱发。中医也认为本病多在正气不足、卫外功能不强的情况下，感受风温之邪而发，而且病情的发展与正气的强弱有密切关系。

＊ 肺炎常用的食疗偏方

绿豆荸荠粥

【原料】绿豆60克，荸荠100克，大米100克。

【制作】将荸荠洗净，去皮，切成小块，绿豆、大米均去杂，洗净，备用。锅内加水适量，放入绿豆、大米煮粥，六成熟时加入荸荠块，再煮至粥熟即成。每日1次或2次，可长期服食。

【功效】绿豆有清热解毒、利尿消肿、润肤解暑等功效；荸荠有清热解毒、祛风化痰、利湿止渴等功效。适用于急、慢性肺炎。

核桃冰糖梨

【原料】核桃仁、冰糖各30克，梨1个。

【制作】将核桃仁、冰糖捣碎，梨洗净，去皮、核，切块，共置碗内，上笼蒸熟食用。每日1剂。

【功效】滋阴润肺，纳气平喘。用于肺炎之气喘。

鲜藕雪梨冰糖汁

【原料】鲜藕250克，雪梨1个，冰糖适量。

【制作】鲜藕洗净，去皮，切段；雪梨洗净，去核；将鲜藕和雪梨放入榨汁机中榨取汁液，调入冰糖即可。

【功效】清热润肺，生津止咳。适用于咳嗽、咳痰不爽、口渴欲饮、舌红苔少等症。

蔗浆粟米粥

【原料】甘蔗500克，粟米60克。

【制作】将甘蔗切碎捣取汁，加入粟米煮成稀粥，随意服用。

【功效】滋阴降炎、生津止咳。适用于肺阴亏虚型肺炎。

雪梨汁饮

【原料】雪梨250克。

【制作】将雪梨洗净，去皮，切薄片，用凉开水浸泡2小时，然后用洁净的纱布包裹绞汁即成。一次饮完，每日2次或3次。

【功效】生津润燥，清热化痰。主治肺炎咳嗽、消渴、便秘。

＊ 肺炎的特色疗法

（1）针灸法：针刺尺泽、孔最、列缺、合谷、肺俞、足三里穴，每日1次。高热者取大椎、十宣穴，可用点刺放血。

（2）刮痧疗法：取胸、背部脊柱两侧和肩胛区，用硬币蘸植物油或白酒，刮至皮肤充血。用于发热神昏者。

（3）芳香疗法：用桉树、薰衣草、茶树油热水浴，或蒸发后蒸汽吸入有利于肺炎康复，如果喘息则不能应用蒸汽吸入，因为吸入剂可以刺激肺脏。

✴ 小儿肺炎注意事项

肺炎是小儿呼吸系统的常见病，除了药物治疗外，家庭护理对疾病的预后也起着至关重要的作用。

（1）要保持安静、整洁的环境，保证病儿休息。我们常见在患儿的身边围着许多的长辈亲朋，这样一方面由于人多吵闹，不利于患儿休息，同时人多，呼出的二氧化碳积聚在内，污浊的空气不利于肺炎的康复。因此，室内人员不要太多，探视者逗留时间不要太长，室内要经常定时通风换气，使空气流通，但应避免穿堂风，有利于肺炎的恢复。

（2）应注意合理的营养及补充足够的水分。肺炎患儿常有高热、胃口较差、不愿进食，所以饮食宜清淡、易消化，同时保证一定的优质蛋白质。伴有发热者，给予流质饮食（如人乳、牛乳、米汤、蛋花汤、牛肉汤、菜汤、果汁等），退热后可加半流质食物（如稀饭、面条、蛋糕之类的食品），因为肺炎患儿呼吸次数较多及发热，水分的蒸发比平时多，故必须补充适量的糖盐水。

（3）加强皮肤及口腔护理，尤其是汗多的患者要及时更换潮湿的衣服，并用热毛巾把汗液擦干，这对皮肤散热及抵抗病菌有好处。在病情允许的情况下，家长应经常将小儿抱起，轻轻拍打背部，卧床不起的患儿应勤翻身，这样既可防止肺部瘀血，也可使痰液容易咳出，有助于康复。

（4）保持呼吸道通畅，小儿患肺炎时，肺泡内气体交换受到限制，体内有不同程度的缺氧。如果鼻腔阻塞或气管、支气管内有大量痰液，会影响空气的吸入，加重缺氧。因此，家长要及时为患儿清除鼻分泌物并吸痰以保持呼吸道通畅，且要防止黏稠痰堵塞及奶汁、药物呛入引起窒息。室内要保持一定的湿度，避免空气干燥，有利于痰液咳出。

❧ 肺结核 ❧

肺结核俗称"痨病"，是结核杆菌侵入人体肺内引起的感染，是一种慢性和缓发的传染病，潜伏期 4 ～ 8 周。期中 80% 发生在肺部，其他部位（颈淋巴、脑膜、腹膜、肠、皮肤、骨骼）也可继发感染。主要经呼吸道传播，传染源是排菌的肺结核患者。新中国成立后，人们的生活水平不断提高，结核病已基本控制。但近年来，结核病又卷土重来，发病率呈上升趋势。

中医认为，本病外因即"痨虫"传染，是致病的条件；内因指下体气血虚弱，服精亏损，正气不足。要治愈肺结核，在目前来说已不是难事，除了要靠患者的耐心外，中医疗法在今天仍然具有重要价值。

＊肺结核常用的食疗偏方

黄精炖鸭

【原料】草鸭1只，黄精60克，食盐适量。

【制作】将鸭去毛、内脏，洗净，与黄精一起放入砂锅内，加水炖至鸭肉酥烂，加盐调味，吃肉喝汤，每日2次。

【功效】鸭肉可滋阴润肺；黄精能润肺养血。治肺结核有良效。

白芨猪肺汤

【原料】白芨片40克，猪肺1个，黄酒50克，盐适量。

【制作】将猪肺挑去血筋、血膜，剖开，洗净，切块备用。再将猪肺块与白芨片一同放入砂锅内，加水煮沸，改用文火煨1小时。最后加入黄酒、盐，煎取稠汤即可。空腹饮汤食肺。每日2次，早晚各热服1小碗，宜常饮用。

【功效】补肺止血。适用于肺结核和支气管扩张出血，以及矽肺等疾病。

糖醋杏仁蒜

【原料】紫皮大蒜头250克，甜杏仁50克，白糖100克，细盐10克，醋250毫升。

【制作】大蒜去皮，用盐腌24小时，甜杏仁去衣，捣碎成泥。再将大蒜头滤去盐水，与杏仁一起浸入糖醋中，浸泡15日后即可食用。佐餐食用，每次3～5瓣，爱吃者可食1个蒜头。

【功效】杀菌，止咳。适用于肺结核、咳嗽不止。

雪梨杏仁海蜇汤

【原料】雪梨1个，南杏仁10克，海蜇皮60克，蜜糖适量。

【制作】将雪梨洗净，去皮、核，切片，将南杏仁去皮洗净，将海蜇皮用清水浸泡以漂去异味，洗净切丝，备用。将雪梨片、南杏仁、海蜇皮放入砂锅内，加水煎沸10～15分钟，调入蜜糖即成。每日1剂。

【功效】养阴润肺，化痰止咳。适用于肺阴亏耗，伤及肺络型肺结核。

银耳大枣粥

【原料】银耳10克，大枣5枚，粳米100克。

【制作】将银耳用清水泡发，去杂，洗净，撕碎；将大枣、粳米洗净，备用。锅内加水适量，放入大枣、粳米煮粥，八成熟时加入银耳，再煮至粥熟即成。每日1剂。

【功效】滋阴清热，益气养血。适用于气阴两伤，精血亏涸型肺结核。

✳ 肺炎的特色疗法

（1）足底按摩法：选取肾、输尿管、膀胱、肾上腺、肺、肝、胃肠、甲状腺、淋巴结反射区，每个反射区分别按摩4～5分钟，每日1～2次。

（2）泡脚疗法：牡蛎30克，夏枯草、浙贝母、玄参、白芨、天冬、北沙参各15克，百部10克，甘草6克。将上药加清水适量，浸泡20分钟，煎数沸，取药液与1500毫升开水同入脚盆中，趁热熏蒸，待温度适宜时泡洗双脚，每日2次，每次40分钟，45日为1个疗程。

（3）外治法：净灵脂、白芥子各15克，生甘草6克，研末，大蒜泥15克，同捣匀，入醋少量，摊于纱布上，敷于颈椎至腰椎夹脊旁开1寸半，1～2小时皮肤有灼热感去之，7日1次。

（4）雾化吸入：大蒜30～35克捣碎，放入装置器内，加水20～40毫升，通过雾化吸入，每周2次，每次30～60分钟，3个月为1个疗程，可杀虫抗痨。

✳ 专家提醒

治疗结核病，要注意两个问题：

（1）要正确使用标准治疗方案。这些方案是根据大量的治疗经验，并且参考世界卫生组织提出的治疗方针而制定的，疗效是非常肯定的。治疗的时候，要去结核病防治所或综合医院的结核科，请专科医生进行治疗。其他科的医生，即使是内科医生，可能对这些方案也并不熟悉。千万不要听信某些广告上不负责任的宣传，不要乱用药物或随便治疗。

（2）一定要坚持治疗，在医生和家人的帮助下，完成每个疗程。中途停药，或服药时断时停，只能增加治疗的困难，使本来可以完全治愈的患者，成为难治的病例。

肺癌

肺癌是生长于支气管黏膜和肺泡的恶性癌肿。常见症状为咳嗽，痰血，胸痛，气急，发热。其中咳嗽、痰血为常见的早期症状。咳嗽多为阵发性刺激呛咳，无痰或有少量黏液痰；咳血常见反复少量血痰。晚期出现乏力、消瘦、贫血、食欲不振、声音嘶哑及脑、肝、骨转移等引起的相应症状。本病的发生与吸烟、大气污染有密切关系。

肺癌属中医肺积范畴。由于正气虚损，阴阳失调，六淫之邪乘虚入肺，阻遏气血。产生痰瘀，痰瘀日久化为热毒，胶结而成肺部积块。总之，肺癌是气阴两虚兼有气滞、血瘀、痰凝、毒聚的疾病。

★ 肺癌常用的食疗偏方

笋菇肉丝

【原料】芦笋300克，香菇50克，瘦猪肉200克，鸡蛋2个，葱、姜、油、盐、淀粉、味精、麻油各适量。

【制作】水发香菇洗净切丝，香菇浸出液沉淀，滤清备用；芦笋切丝；猪肉切丝放入打碎的鸡蛋拌匀。肉丝过油捞出，余油加入葱、姜略炒，放入笋、香菇、肉丝、盐、味精翻炒，加入香菇浸出液略煮，用水淀粉勾芡，淋麻油出锅即可。早晚温热食用。

【功效】健脾理气、清热化痰。常用于肺癌。

杏仁米粥

【原料】甜杏仁10枚，牛奶150克，大枣5枚，粳米50克，桑白皮10克，生姜3克。

【制作】甜杏仁用水浸泡，去皮尖，加入牛奶绞取汁液；大枣去核，生姜切片，备用。将桑白皮、生姜片、大枣入锅加水煎取汤液，加入粳米煮粥，将熟时加入杏仁奶汁，再继续煮至粥熟即可。每日服食2次。

【功效】止咳平喘，补中养胃，防癌抗癌。可作为呼吸道癌症、肺气肿、肺

心病患者的辅助治疗食品。

猪肺百合汤

【原料】猪肺1具，芦笋150克，百合100克，黄酒、姜各适量。

【制作】将猪肺挑除血丝气泡，洗净切成小块放于砂锅中，注入清水600毫升，大火烧开后，撇沫，再将芦笋洗净切段，百合洗净沥干和姜片、黄酒放入，转用小火炖至熟透。下精盐、味精，淋香油。分2次趁热服。

【功效】适用于肺癌咳嗽、潮热、夜卧不宁。

蜂房蝉蜕丸

【原料】蜂房、僵蚕、蝉蜕各100克，蜂蜜适量。

【制作】分别洗净焙干，共研末。炼蜜为丸，每丸重0.5克。每日服3次，每次12丸。温开水送服。

【功效】适用于肺癌及其他癌症。

海带米醋

【原料】海带50克，米醋200毫升。

【制作】海带切成细丝，或研成粉末，浸泡在米醋中，密闭贮存备用。每日

服用 10 毫升，或用此醋调制菜肴。

【功效】滋阴润肺，健脾益气。慢性支

气管炎、肺癌久咳、痰中带血者可常服。如咯血明显，可配生藕汁服食。

★ 专家提醒

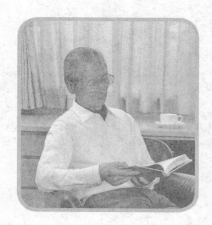

（1）禁止和控制吸烟：首先要着眼于减少吸烟者在人群中的比例，需要制订一定的法律或条例限制人们，特别是限制青少年吸烟。

（2）控制大气污染：做好环境保护工作，有效地控制大气污染，从而达到预防肺癌的目的。

（3）职业防护：对开采放射性矿石的矿区，应采取有效的防护措施，尽量减少工作人员受辐射的量，对暴露于致癌化合物的工人，必须采取各种切实有效的劳动防护措施，避免或减少与致癌因子的接触。

（4）防治慢性支气管炎：由于慢性支气管炎患者的肺癌发病率高于无慢性支气管炎者，所以积极防治慢性支气管炎对预防肺癌有一定的意义，特别是要劝导患慢性支气管炎的吸烟者戒烟，因为患慢性支气管炎又吸烟人群的肺癌发病率更高。

（5）早期发现，早期诊断与早期治疗：对早期肺癌的筛检手段至今仍不令人满意，在人群中普查肺癌的费用非常昂贵，而对降低肺癌病死率的可能性很小。

肺气肿

肺气肿是因肺脏充气过度，细支气管末端、肺泡管、肺泡囊和肺泡膨胀或破裂的一种病理状态。产生本病的主要原因是慢性气管炎、支气管哮喘、空洞型肺结核、矽肺、支气管扩张等长期反复发作，使肺泡壁损坏、弹性减弱，甚至多个肺泡融合成一个大肺泡，使肺泡内压力增大，血液供应减少而造成营养障碍，最终形成肺气肿。本病在中医中属于"喘症"的范畴，其发病与肺、肾关系密切，可分为实喘与虚喘两大类。实喘的基本病理属于"清浊相干，气乱于肺"，如外感六淫，水饮痰浊壅阻于肺，使肺气失于宣降，此为实喘。禀赋虚弱或元气亏损，使"肺主气"的功能明显削弱，以致肾不纳气，则为虚喘；实喘以祛除病邪为大法，虚喘当补元摄纳为主。

＊ 肺气肿常用的食疗偏方

菜菔子粳米粥

【原料】菜菔子适量，粳米100克。

【制作】将菜菔子炒熟后研末，每次取10～15克，同粳米煮粥。

【功效】化痰平喘，行气喘，行气消食。适用于咳嗽多痰，胸闷气喘，不思饮食，嗳气腹胀之肺气肿。

燕窝白芨冰糖饮

【原料】燕窝、白芨各18克，冰糖适量。

【制作】将上2味慢火炖极烂，过滤去渣，加冰糖适量，再炖至溶。每日早、晚各服1次。

【功效】用治肺气肿。

鱼腥草猪肺汤

【原料】鱼腥草60克（干品30克），猪肺200克，食盐、味精各适量。

【制作】先将猪肺冲洗、沥水切块，再将鱼腥草入砂锅内，加清水适量煎煮，去渣取汁，把药汁入锅与猪肺块，先武火煮沸，再用文火炖猪肺至烂熟时，

加入含食盐、味精即可。每日1剂，饮汤、食猪肺，亦可佐餐食用。

【功效】适宜于肺气肿。

鳖甲阿胶

【原料】鳖甲26克，阿胶15克，芦根40克。

【制作】将上述材料水煎内服。每日1剂，日服3次。

【功效】养阴润肺，化痰止咳，平喘。适用于肺气肿。

虫草小米粥

【原料】冬虫夏草10克，猪瘦肉50克，小米100克，生姜5克，食盐、味精适量。

【制作】将冬虫夏草用布包好，猪瘦肉去筋膜，洗净切碎，小米洗净后加入适量清水，一同放砂锅中煎煮，用武火烧沸，改用文火煎煮，至粥熟后，加入食盐、味精调味，再稍煮即可食用。每日1剂，分2次食完。连服5～7日。

【功效】适宜于肺气肿。

＊ 专家提醒

（1）首先是戒烟。

（2）注意保暖，避免受凉，预防感冒。

（3）改善环境卫生，做好个人劳动保护，消除及避免烟雾，粉尘和刺激性气体对呼吸道的影响。

肺脏保养

　　肺的主要生理功能是主气、司呼吸、主宣发和肃降，通调水道。中医称肺为"娇脏"，是非常娇弱的脏器。肺在呼吸过程中，与外界直接相通，外界的冷暖变化和各种致病微生物、灰尘等有害因素，都时刻影响着肺脏，肺脏的形态结构和功能退化，则更易受外界有害因素的侵袭。因此，肺脏保养是预防疾病，增进健康，抗衰防老的重要环节。

＊ "肺主气、司呼吸" 的保养

　　肺脏调节气的升降出入，呼浊吸清，吐故纳新，从而保证人体新陈代谢的正常进行。

　　保护肺脏健康，首先应尽量避免吸入空气中的杂质和有毒气体。例如：二氧化矽、煤尘、棉纱纤维、二氧化碳、一氧化碳、二氧化硫、氯气、甲醛，有机磷农药等，这些有毒、有害物质吸入过多，会引起肺部病变和全身病变。因此，要积极预防和控制空气污染，改善劳动环境、居住环境、居室环境，对灰尘多的环境进行"净化"处理，搞好环境卫生，加强预防措施，如防尘器、防尘口罩、通风设备等，多呼吸新鲜空气，吸烟者要下决心戒烟，对肺脏保护是很有好处的。

　　此外，根据自己的爱好，选择适当的运动项目，积极参加运动锻炼。如早晚到空气新鲜的地方散步，做广播体操、呼吸体操，打太极拳、练气功等，可有效地增强体质，改善心肺功能。同时，经常训练腹式呼吸以代替胸式呼吸，每次持续 5 ～ 10 分钟，可以增强膈肌、腹肌和下胸肌活动，加大呼吸幅度，增大通气量，减少残气量，从而改善肺功能

＊ "肺主宣发和肃降" 的保养

　　肺的宣发和肃降，是新陈代谢的两个方面，是相互依存、相互制约、相反相

169

成的。一旦两者功能失去协调，就会发生种种病变。因此，保护协调肺的宣降功能，对增强体质、预防疾病，具有重要意义。

注意饮食宜忌

肺脏保养要少吃辛辣之味，宜淡食、少盐忌咸；饮食切勿过寒过热，尤其是寒凉饮冷。《黄帝内经》早就有"大饮则气逆"和"形寒饮冷则伤肺"之明诫。因此在饮食上一定要合理调摄，切不可贪凉饮冷。

防寒保暖

寒冷季节或气温突变时，最易患感冒，诱发支气管炎。因此，要适应自然，防寒保暖。随气温变化而随时增减衣服，汗出之时要避风。室内温、湿度要适宜，通风良好，但不宜直接吹风。胸宜常护，背宜常暖，暖则肺气不伤。

耐寒锻炼

耐寒锻炼的目的，在于增强机体免疫功能，预防感冒。具体方法可采用冷水洗脸，空气浴等。实践证明，效果颇佳。

疾病防治

积极预防感冒是有效方法之一。患有发作性呼吸系统疾病者，如慢性支气管炎、哮喘等，在气温变化时，大的节气交接前，尤应做好预防保健和治疗措施，以免诱发旧疾或加重病情。此外，可用"冬病夏治"之法。在夏季未发病之时，采用方药或针灸固本扶正之法，增强抵抗力，到了冬季就可少发病，或不发病。

呼吸保健操

① 两脚分开站立，与两肩平，上身挺直，双手护于丹田（脐下小腹部）。

② 吸气时缓缓用力深吸，双手放松，使腹部膨起，吸至最大量，有气沉丹田的感觉。

③ 呼气时缓缓呼出，双手压迫丹田，呼至最小量，反复做 30 次。

④ 双手放于胁部两侧，随吸气缓缓向两侧平行分开，如扩胸运动，使气吸至最大量。

⑤ 再随呼气，缓缓放于胁部并按压胁部，做 20 次。

⑥ 双臂自然下垂，随吸气缓缓上举，吸气至最大量。

⑦ 缓缓呼气，随呼气双臂慢慢下降，下蹲，双手抱膝，呼气至最大量。

⑧ 再起立重复，做 20 次。

【第五章】腹部

古代养生家很注意腹部养生，即腹部宜保暖。《老老恒言·安寝》说："腰为五脏之总，故腹本喜暖，老人下元虚弱，更宜加意暖之。"并主张对年老和体弱者进行"兜肚"或"肚束"保健。

兜肚：将蕲艾捶软铺匀，盖上丝绵（或棉花）。装入双层肚兜内。将兜系于腹部即可。

肚束：又称为"腰彩"。即为宽约七八寸的布系于腰腹部。曹慈山谓此法"前护腹，旁护腰，后护命门，取益良多"。

此二法均可配以有温暖作用的药末装入其中，以加强温暖腹部的作用。

按摩腹部可疏通经络，调和气血，强健脾胃，使胃肠有通畅和舒服之感。对于胃肠道有各种疾患的人，在配合食疗的情况下，坚持每日揉腹，持之以恒就会收到明显的治疗效果。

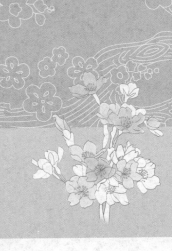

第一节 "将军"之官——肝

　　肝位于腹腔，横膈之下，右肋之内。中医中的肝脏有"疏泄"和"藏血"的功能。一是包括调畅气机，促进全身气血水液运行，促进脾胃消化，分泌胆汁和调畅情志等。二是包括储藏血液、调节血量及摄血的作用，所谓"肝藏血，心行之，人动则血运于诸经，人静则血归于肝脏"。

 ## 肝脏常见疾病

◇◎ 肝炎 ◎◇

　　肝炎是由肝炎病毒引起的消化道传染病，故称为病毒性肝炎。有急性与慢性之分。急性肝炎的临床表现为食欲减退、乏力、恶心、肝肿大、肝功能受损；出现黄疸者为急性黄疸型肝炎，否则为急性无黄疸型肝炎。慢性肝炎多由急性肝炎迁延不愈，转变所致，尤以慢性迁延性肝炎为多见，其症状轻微，主要表现为肝区痛、食欲不振、腹胀、乏力，肝脏有轻度肿大，有压痛，质软，脾脏多无肿大。与本病患者密切接触，共用食具、水杯、牙具等都可能传染肝炎；进食肝炎病毒污染的食物和水，也是引发本病的重要原因。肝炎属于中医学"黄疸""胁痛"及"积聚"等范畴。本病患者以青壮年、儿童为多见。其治疗方法，仍以适当休息合理营养为基本原则。

＊ 肝炎常用的食疗偏方

茵陈粥

【原料】茵陈蒿 60 克，粳米 100 克，白糖适量。

【制作】将茵陈蒿洗净，煎汁去渣，放入粳米，加水 1000 毫升，煮成粥，加白糖，再煮沸即可。早晚服食。

【功效】此粥利疸退黄的作用较强，适用于急性传染性黄疸型肝炎。

红枣花生冰糖饮

【原料】红枣、花生仁、冰糖各 30 克。

【制作】先将花生放入砂锅中，加水文火炖煮 20 分钟，将红枣去核，放入砂锅中共煮，再炖煮 20 分钟，加入冰糖后再煮 5 分钟即成。每晚睡前服用，连用 30 日为 1 个疗程。

【功效】可舒脾益气、祛湿解毒。适用于急慢性肝炎、肝硬化，有降酶作用。

当归炖母鸡

【原料】当归、党参各 15 克，母鸡 1 只，葱、姜、料酒、盐各适量。

【制作】将母鸡开膛去内脏，洗净，将当归、党参放入鸡腹，置砂锅内，加水，下葱、姜、料酒、盐各适量。砂锅放旺火上烧沸，改用文火煨炖至烂。吃肉饮汤，分次吃完。

【功效】补血强体。适用于肝脾血虚之慢性肝炎和各种贫血。

四季豆枣米粥

【原料】四季豆（干品）50 克，大枣 12 枚，大米 100 克，蜂蜜 30 克。

【制作】将四季豆、大枣、大米去杂，洗净，备用。锅内加水适量，放入四季豆、大枣、大米共煮粥，熟后调入蜂蜜即成。每日 1 次或 2 次，连服 10 ～ 15 日。

【功效】四季豆有清热解毒、利尿消肿、滋养肝肾等功效。大枣有护肝养血等功效。蜂蜜有清热解毒、润燥止痛等功效。合食，可改善肝炎患者的症状，适用于慢性肝炎。

＊ 肝炎的防治保健法

（1）站立，双眼微闭，双手在下腹部丹田处开合 3 次：先做"开"的姿势，要用鼻孔吸气后再用嘴巴慢慢呼气，然后，双手在胯部后面翻掌（手背相对），再做"合"的姿势。开合 3 次后，右脚向前迈出半步，脚尖着地，用鼻孔短促吸气，双手自然摆动，收回右脚，迈出左脚，连做 9 次。

然后再做"行"式：睁开双眼，双手摆动，右手摆至胯部，左手摆至胸前，右腿向前迈进半步，落步时用鼻孔作一短促吸气。然后，双手开始向相反方向摆动。左手摆至胯部，右手摆至胸前，左腿向前迈进半步，也用鼻孔作一短促呼气。这样，每分钟约走50步，行走15分钟。

（2）站立，双手重叠（男性左手在内，右手在外；女性相反），压住脐部，呼吸10次。然后，头部向左转时，右手拍打左肩，头部向右转时左手拍打右肩，头部复原时吸气，转头时呼气，怒目扬眉，并发出"嘘"音，反复6次。

（3）站立，先迈出左腿，朝向左前方斜行，重心移至左脚。双手握空拳，在左侧自下向上呈半月形摆动，接着，右脚跟进，脚尖着地，然后，右腿朝右前方迈出，双手在右侧自下向上，呈半月形摆动，反复10分钟。

（4）坐式，首先，上体向左斜下方倾倒，向右旋转至右斜上方，再向前方抬起，顺时针转一整圈，反复36次后，再向右斜下方倾倒，向左旋转至左斜上方，逆时针转一整圈后复原，反复36次。

＊ 专家提醒

（1）肝炎一旦诊断确实，应作肝脏活组织检查（就是采取一小片组织，在显微镜下检查的手术），以便掌握肝炎的严重程度。

（2）在急性黄疸型肝炎发作之后，如体力丧失及食欲不振，应请医生检查是否患了某种类型的慢性肝炎。

（3）大多数患慢性活动性肝炎的患者，经过积极治疗，都可在1～3年痊愈，因此在这段时间内应特别注意治疗。

肝硬化

肝硬化是一种严重的变性疾病，健康的肝细胞被损害，形成坚硬的瘢痕组织，肝脏失去正常的功能，严重时可导致肝衰竭甚至死亡。肝硬化是一种不可逆转和治愈的疾病，除非进行肝移植，但如果早期发现，及时治疗，还是可以中止和延缓发展的。肝硬化是由一种或多种致病因素长期或反复损害肝脏所致。按其病因可分为病毒性肝炎肝硬化、酒精性肝硬化、代谢性肝硬化、胆汁性肝硬化、淤血性肝硬化、自身免疫性肝硬化、隐源性肝硬化等。慢性肝炎及长期酗酒是发病的最常见病因。

肝硬化患者常有肝区不适、疼痛、全身虚弱、厌食、倦怠和体重减轻，也可以多年没有症状。若胆流受阻可出现黄疸、瘙痒、黄斑瘤。营养不良常继发于厌食、脂肪吸收不良和脂溶性维生素缺乏。门静脉高压引起食管胃底静脉曲张导致消化道出血是其常见症状之一。肝脏肿大且质地较硬，肝掌、蜘蛛痣、腹壁静脉曲张、腹水。

＊ 肝硬化常用的食疗偏方

枣菇蒸鹌鹑

【原料】鹌鹑肉150克，香菇、红枣各20克，麻油、淀粉、食盐各适量。

【制作】将鹌鹑肉切块，红枣去核切成4瓣，香菇洗净切丝，一起放入碗内，加入盐、淀粉拌匀，上笼蒸15分钟取出，淋上麻油，随餐食之。

【功效】鹌鹑肉有补脾益气之功，可防治肝硬化。

红枣花生红糖汤

【原料】红枣、花生、红糖各50克。

【制作】三物共煎汤。每日1次，连服30日。

【功效】有降低血清谷丙转氨酶的作用。适用于慢性肝炎、肝硬化。

紫珠草煲鸡蛋

【原料】鲜紫珠草120克（干品60克），鸡蛋4个。

【制作】将紫珠草与鸡蛋一起放入砂锅内，加水文火炖煮至蛋熟，将蛋取出去壳再煮10分钟，使蛋发黑即可，每次吃蛋1个，每日2次，连续用30日为1个疗程。

【功效】适用于肝硬化。

荸荠牛奶饮

【原料】马蹄100克，牛奶200毫升，白糖20克。

【制作】将马蹄洗净；去皮，切片。把马蹄放入炖杯内，加清水100毫升，用武火烧沸，文火炖煮5分钟；牛奶装入奶锅，用中火烧沸，待用。将牛奶、马蹄、白糖同放炖杯内，烧沸即成。每日1次，每次1杯。

【功效】清热、止渴，用于肝硬化病人，症见口渴、黄疸、目赤者。

＊ 肝硬化的特色疗法

（1）足底按摩法：选用肾、输尿管、膀胱、十二指肠、肝、胆囊、胃肠、淋巴结等反射区，每个反射区按摩3分钟，每日2次。

（2）敷脐法：大葱（连根带叶）120克，芒硝60克共捣烂如泥状，用纱布包好，放锅内文火烘热，敷于肚脐上，再以热水袋置于药包之上（以保持一定温度），约3小时。本方主治肝硬化，兼以腹水、大小便不利为主者。

* 专家提醒

（1）本病在药物治疗的同时，还须注意调摄护理，让患者解除一切顾虑，保持情绪稳定，安心休息静养。如有肝功能失代偿或有并发症时，一定要卧床休息。注意保暖，防止感染。

（2）饮食宜以高热量、高蛋白质、高碳水化合物、高维生素和易于消化的食物为主。当肝功能明显减退，或有肝昏迷先兆时，应严格限制蛋白质摄入。适当限制动物脂肪、动物油的摄入。禁酒，严格控制粗硬、煎烤食物及带碎骨的禽鱼类食品，以免诱发胃底静脉曲张破裂。出现腹水、水肿者，应以低盐为原则。伴便秘者，可多食麻油、蜂蜜、芝麻、香蕉，以保持大便通畅，减少氨的产生积聚，防止肝昏迷。

脂肪肝

在正常情况下，肝脏只含有少量脂肪，占肝脏重量的4%～7%，其中一半为中性脂肪，其余为卵磷脂和少量的胆固醇。而脂肪肝患者的脂肪含量则超过肝脏重量（湿重）的10%。其中脂肪占肝脏重量10%～25%为中度脂肪肝，25%～50%为重度脂肪肝。

轻度脂肪肝多无临床症状，易被忽视。有的仅有疲乏感，由于多数脂肪肝患者较胖，故更难发现轻微的自觉症状。目前脂肪肝患者多于体检时偶然发现。中重度脂肪肝有类似慢性肝炎的表现，可有食欲不振、疲倦乏力、恶心、呕吐、体重减轻、肝区或右上腹隐痛等。

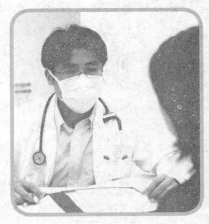

当肝内脂肪沉积过多时，可使肝被膜膨胀、肝韧带牵拉，而引起右上腹剧烈疼痛或压痛、发热、白细胞增多，易误诊为急腹症而做剖腹手术。脂肪囊泡破裂时，脂肪颗粒进入血

液也可引起脑、肺血管脂肪栓塞而突然死亡。若肝细胞脂肪堆积压迫肝窦或小胆管时，门静脉血流及胆汁排泄受阻，会出现门静脉高压及胆汁淤积。

此外，脂肪肝患者也常有舌炎、口角炎、皮肤瘀斑、四肢麻木、四肢感觉异常等末梢神经炎的改变。少数患者还有消化道出血、牙龈出血、鼻出血等。重度脂肪肝患者可以有腹水和下肢水肿、电解质紊乱如低钠、低钾血症等，脂肪肝表现多样，遇有诊断困难时，可做肝活检确诊。造成脂肪肝的原因很多，肥胖是一个重要原因，营养素摄入不足也会引起脂肪肝。酗酒、糖尿病、肝炎患者吃糖过多等原因都会引起脂肪肝。临床许多药物可影响肝内合成运输脂肪的载脂蛋白，以致中性脂肪在肝内聚集形成脂肪肝。

★ 脂肪肝常用的食疗偏方

金钱草砂仁鱼

【原料】金钱草、车前草各60克，砂仁10克，鲤鱼1尾，盐、姜各适量。

【制作】将鲤鱼去鳞、鳃及内脏，同其他3味加水同煮，鱼熟后加盐、姜调味。食鱼饮汤，分2～3次食。

【功效】利胆除湿，补脾利水。适用于水湿停滞型脂肪肝。

黄芝泽香饮

【原料】黄精、灵芝各15克，陈皮、香附子各10克，泽泻6克。

【制作】将以上各味加水煎煮，取汁。分2次或3次饮服。

【功效】健脾利湿，疏肝理气。适用于肝郁脾虚型脂肪肝，症见食欲不振、胸腹胀满，胁肋疼痛，或恶心呕吐，便溏腹泻。

白术枣

【原料】白术、车前草、郁金各12克，大枣120克。

【制作】将白术、车前草、郁金纱布包好，加水与枣共煮，尽可能使枣吸干药液，去渣食枣。每日食25～30克。

【功效】补脾益气，疏肝止痛。适用于脂肪肝患者的辅助治疗。

番茄煮牛肉

【原料】牛肉100克，番茄450克，食油、精盐、白糖各适量。

【制作】将番茄洗净切块。将牛肉切成块，在铁锅内放入适量食油，待八成热时，放入牛肉块炒至八分熟，加适量精盐及番茄炒熟，可加少许水，放入糖同煮至熟即可。

【功效】养肝，补血，降脂。适用于脂肪肝有胁痛者。

茴香炒萝卜

【原料】白萝卜250克，茴香100克，花椒20粒，菜子油、精盐、味精各适量。

【制作】先将萝卜洗净切条，茴香洗净切段。起油锅，油烧热后放入花椒，炸至焦黑后去之，放入萝卜翻炒，可加少许鸡汁。炒至七成熟时加入茴香，翻炒至熟，加入盐、味精调味，用水淀粉勾芡后即可盛出。佐餐服食。

【功效】理气祛痰。适用于脂肪肝，证属气滞痰阻型。

✳ 专家提醒

诊断脂肪肝的主要依据有：

（1）存在引起脂肪肝的因素，如肥胖、大量饮酒等，或有疾病存在。

（2）有脂肪肝的某些临床症状（但是无临床症状者，不能完全排除脂肪肝）。

（3）血脂，尤其是三酰甘油检测增高。

（4）肝功能可能不正常。

（5）B超检查可发现肝大（肝回声呈均匀细小网点，全肝有反射较强的光点，俗称"亮点"）。

（6）肝穿刺活检，可发现肝细胞内外有大量的脂肪浸润。

◦◦◦ 肝癌 ◦◦◦

肝癌是肝细胞或肝内小胆管上皮细胞恶变形成的癌。早期肝癌无明显症状，以后可见肝区有间歇性或持续性疼痛、腹胀、食欲减退、上腹部肿块呈进行性肿大；后期可有消瘦、发热、黄疸、腹水，甚至消化道出血，肝昏迷等。可能与多种因素综合作用有关，如病毒性肝炎、肝硬化、黄曲霉素、亚硝胺类、偶氮苯类化合物的作用、营养不良和遗传因素等。

本病属中医癥积、肝积、痞气、臌胀、黄疸范畴。情志抑郁，肝气不畅；正气虚弱，气滞血瘀；脾虚生湿，湿郁化热等发病因素日积月累，在肝脏形成热毒积块而成肝癌。

✳ 肝癌常用的食疗偏方

乌龟玉米须汤

【原料】乌龟1只，玉米须100克，葱花、食盐、味精各适量。

【制作】将乌龟放入热水中，排空尿液，再放入开水中烫死，去头、爪和内脏；玉米须装入纱布袋内。将两者一起置入砂锅内，加葱花，武火煮沸，文火炖熬至熟，再以食盐、味精调味即可。

【功效】强健身体，健胃抗癌。一般人都宜食用，肝癌患者尤宜。

冬瓜银耳瘦肉汤

【原料】瘦猪肉100克，冬瓜带子300克，白木耳60克。

【制作】将猪瘦肉洗净切条，冬瓜去皮，洗净，切大块，白木耳用清水发透，去蒂，洗净。将猪瘦肉、带子冬瓜、白木耳同放砂锅，加清水适量，武火煮沸，文火炖煮2小时即可食用。

【功效】利水、消肿。适用于肝癌合并腹水者食用。

田七藕汁粥

【原料】田七末2～3克，藕汁30毫升，粳米50～100克。

【制作】将粳米洗净，放入砂锅，与田七末同煮粥，粥将成时，加入藕汁，稍煮即成。每日1次或2次，温热食。

【功效】止血、散瘀、止痛。适用于肝癌，以出血为主（呕血、便血、局部破裂出血）。

＊ 肝癌的早期信号

如果肝癌能在早期发现，并积极进行有效治疗，则可使其治疗效果大大提高，但如何才能在早期发现肝癌呢？最主要的方法就是在出现不良症状和体征之前，就定期进行检查。

（1）曾患过肝炎或肝硬化的人：若病情已经稳定了多年，并没有出现发冷发热的情况，但突然在肝区和胆区出现剧痛或闷痛感。

（2）身体上的肿块：当上腹部或右上腹部出现不明显的肿块，其表面不平、质硬，且会日渐增大，但患者并无明显不适感。

（3）身体出现酸痛感：患者全身关节出现酸痛感，尤其是腰背关节最为明显，且伴发烦躁、厌食、肝区不适，以及抗风湿疗效较差等现象。

（4）腹泻不断且伴有其他反应：经常出现腹泻，每日少则3次，多则可以达到10次以上，并伴有腹胀、消化不良等症状，当按照肠胃炎进行治疗后并无明显效果，肝区有闷痛感，且日渐消瘦。

（5）发黄现象：皮肤和眼珠出现不明原因的发黄，且尿色也随之变黄。

（6）其他症状：鼻腔出血、牙龈出血、烦躁、失眠、口干、舌苔黄厚、舌赤且有紫斑等症状，同时还伴有肝区不适感、上腹部胀满感等现象。如果出现了以上几点中的任何一点，就应该进行及时的检查，若发现为肝癌，则可尽早进行调养与治疗，通常来说早期肝癌可进行手术治疗，切除后再进行中西医的综合治

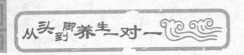

疗，则可使患者控制病情，延长寿命，目前已有术后存活 20 年的病例。

＊ 专家提醒

（1）注意休息和情志、生活的调摄。早期及手术后患者在治疗的同时可适当活动。避免接触肝炎患者，实行分食制。

（2）告诫患者要改变不良饮食习惯，少吃高盐食物，禁食酒、辛辣、油腻食品。注意平衡饮食，荤素搭配，适当增加蛋白质的摄入量。多食含维生素 C 丰富的新鲜蔬菜和水果。大蒜为防癌佳品，可经常食用。频饮绿茶，对各类肝癌患者有益。

 ## 肝脏保养

肝主疏泄、藏血，肝脏调畅全身气机，是气机升降出入的枢纽，又是贮藏血液，调节血量的重要器官，所以被称为重要的"生命器官"。现代医学认为，肝脏是人体最大的消化腺和腺体，是人体新陈代谢的枢纽，还有解毒和调节水液与激素平衡的作用。

＊ 肝脏功能的保养

肝主疏泄与藏血功能之间是相互联系、协调平衡的。如果疏泄不及，肝气郁结，可致各种瘀血之病理变化；如果疏泄太过，影响藏血功能，则可导致各种出血之症。二者在保养上也是相一致的，所以合在一起介绍。

（1）饮食养生：肝的疏泄功能是促进脾胃运化功能的一个极重要环节，肝脏本身必需的蛋白质和糖类等，要从饮食中获得。因此，宜食些易消化的高蛋白食物，如鱼类、蛋类、乳类、动物肝脏、豆制品等，还应适当吃些糖。肝脏对维生素 K、维生素 A、维生素 C 的需要量较大，故应适当多食些富含维生素的食物，如新鲜蔬菜和水果之类。同时，还宜适当食用含纤维素多的食物，高纤维食物有助于保持大便通畅，有利于胆汁的分泌和排泄，这是保护肝脏疏泄功能的一项重要措施。肝脏需要丰富的营养，但不宜给予太多的脂肪，否则，有引发"脂肪肝"的可能性。

（2）切忌嗜酒：过量饮酒可引起食欲减退，造成蛋白质及 B 族维生素缺乏，发生酒精中毒，还可导致脂肪肝、肝硬化，急性中毒者可引起死亡。因此，日常生活中切忌过量饮酒，以免损伤肝脏。

（3）戒怒防郁：人的情志调畅与肝的疏泄功能密切相关。反复持久或过激的情志，都会直接影响肝的疏泄功能。肝喜调达，在志为怒。抑郁、暴怒最易伤肝，导致肝气郁结或肝火旺盛的病理变化。因此，要重视培养控制过激情绪和疏导不良情绪的能力，保持情绪畅达平和。

＊ 肝脏防病保养

肝脏防病保养应着眼于两个方面：一是预防传染性肝炎；二是经常进行保养锻炼，增强肝脏功能。

（1）预防传染性肝炎："肝与春气相应"，春天不仅是肝病高发期，也是保养良机。中医认为"肝属木""喜条达而恶抑郁"，肝与春气相应就是说肝脏具有树木的特性，与自然界春发之气相应，保持柔和舒畅升发条达的状态，情绪既不要过于激奋，也不要低沉抑郁，使情感保持平和，则对肝的养生保健极为有利。春季既是肝养生保健的最好季节，也是肝病易于发生的季节，所以在春季更应注意肝的养生保健方法。春季来临时，要顺应自然界的变化，使自己的身心都充分地放松，抛弃一切烦恼和杂念，让自己有一种融入大自然、蓬勃生长的感觉，对养肝护肝防止肝病有很好的效果。

（2）健肝锻炼：保健肝脏的运动锻炼的原则是动作舒展、流畅、缓慢，符合肝气生发、畅达的特点，可选太极拳、八段锦、易筋经、气功、导引术等。此外，亦可配合简易的养肝保健操，具体做法如下：

① 揉大敦穴。盘腿端坐，赤足，用左手拇指按压右足大敦穴（足大趾甲根部外侧），左旋按压 15 次，右旋按压 15 次，然后用右手按压左足大敦穴，手法同前。

② 按太冲穴。盘腿端坐，用左手拇指按太冲穴（足背第一、二趾骨之间）沿骨缝的间隙按压并前后滑动，20 次，然后用左手按压右足大敦穴，手法同前。

③ 揉三阴交穴。盘腿端坐，用左手拇指按压三阴交穴（内踝尖上 3 寸，胫骨后缘处），左旋按压 15 次，右旋按压 15 次，然后用右手按压左三阴交穴，手法同前。

④ 推搓两胁法。双手按腋下，顺肋骨间隙推搓至胸前两手接触时返回，来回推搓 30 次。

本保健操有养肝护肝，增强肝的功能和降血压的作用。

第二节　中正之官——胆

胆常见疾病

胆囊炎

胆囊炎是胆囊疾病中最常见的一种，临床常见的有急慢性之分。女性发病率偏高，发病年龄多数为 20 ～ 50 岁，发病原因主要是细菌感染和胆道阻塞及胆固醇代谢失常。

急性胆囊炎可能是第一次发作，也可能在慢性胆囊炎基础上屡次发作，发作时患者常呈急性病容。其主要临床表现为：腹痛，常发生于饱餐后的晚上，一般都很剧烈，呈持续性，有时呈阵发性加剧，开始时主要在上腹部，逐渐转移至右上腹，部分病例疼痛可放射至右肩背部。发热，体温常为 38 ～ 39℃。同时可兼见食欲不振、恶心、呕吐、腹胀和大量嗳气等胃肠道症状。慢性胆囊炎往往缺少典型症状，亦可无症状，若无急性发作史，往往不易确诊，症状常表现为轻重不一的腹胀，上腹部或右上腹部不适，持续钝痛或右肩胛区疼痛，胃部灼热、嗳气、反酸等消化不良症状，在进食油脂类食物后，症状可加重。

中医认为本病是由于饮食不节、进食油腻之食品、寒温不调、情志不畅及虫积等因素，导致肝胆气滞、湿热壅阻、通降失常而成。

✻ 胆囊炎常用的食疗偏方

莲子扁豆粳米粥

【原料】莲子20克，大枣10枚，陈皮10克，白扁豆30克，薏苡仁40克，粳米50克。

【制作】按常法煮粥食用。每日1剂。

【功效】健脾益气，利湿通淋。用治胆囊炎。

香附鸡金粉

【原料】香附20克，鸡内金12克，山楂25克，薏苡仁、赤小豆各100克，白糖适量。

【制作】将以上各味共研为细末。每次15～20克，沸水冲调，加白糖调味服用。

【功效】疏肝理气，健脾利湿。适用于胆囊炎、胆石症。

蛋清米汤

【原料】粳米100克，鸡蛋3个（只取蛋清）。

【制作】粳米淘净，注入清水600毫升烧开，待米将熟时，取出米汤150毫升，另行用锅加热，冲入鸡蛋清并慢慢搅拌，加入白糖，调溶。每日1次服完。

【功效】适用于胆囊炎。

蒲公英粥

【原料】蒲公英60克，金银花30克，粳米50～100克。

【制作】煎蒲公英、金银花，去渣取汁，再加入淘净的粳米煮粥。每日2次，温热服食。

【功效】清热解毒。适用于肝炎、胆囊炎等炎症。注意虚寒泄泻者忌用。

茅根公英粥

【原料】白茅根、蒲公英各60克，金银花30克，粳米50～100克。

【制作】先煎白茅根、蒲公英、金银花，去渣取汁，再入粳米煮作粥。任意服食。

【功效】清热解毒，利水消肿。适用于急性肾炎、小便不利、胆囊炎等。

✻ 胆囊炎的特色疗法

（1）敷脐法：连翘、龙胆草、枸杞子各15克，清阳膏1贴。以上3味药混合共研细末，贮瓶密封备用。取药末10克，以水调和成膏状，涂于患者脐孔内，外用清阳膏封固，每2日换药1次。

（2）香附酒：香附根60克，白酒250毫升。以酒、温开水各半浸香附根4日，去渣后频频饮服。主治胆囊炎、胆石症之胁痛。

（3）醋鸡蛋：食醋 1000 克，紫草、木香、郁金各 30 克，黄芪、鸡内金各 60 克，鲜鸡蛋 15 个，共装入有盖的玻璃瓶中密封，15 日后可服用，分 15 日服完，为 1 个疗程。

* 专家提醒

（1）本病常因症状不明显或类似于"胃病"而被误诊、延误治疗，故应仔细鉴别。

（2）患者常以为有病就该用补药。其实，本病更为多见的是肝郁气滞、湿热壅阻、通降失常，切不可盲目进补。

（3）有些患者，担忧发病而减少活动，饱餐后坐卧少动，反使胆汁排泄不畅而增加疼痛。

（4）引起慢性胆囊炎的原因不一，所以不可简单处理，而应针对不同的病因，采用不同的治疗措施，方能事半功倍。

（5）慢性胆囊炎伴反复多次严重急性感染者，应考虑手术治疗。缓解期可在家中调养。

胆结石

胆囊内胆固醇或胆红素结晶形成的一粒粒小团块叫胆结石。胆汁由肝脏产生，贮存在胆囊内，胆汁的作用是帮助消化脂肪。胆囊内胆汁化学平衡的改变不能造成结石形成，这种改变一般是高胆固醇和高血脂造成的。

胆结石的成分最常见的是胆固醇，从细小结晶体到直径 2.5cm 大小的块物。女性发病率高于男性，年龄大的人多见。

有的胆结石病不会出现任何症状，但也有一些胆结石可能从肝脏中随胆汁流出，然后被卡在胆管中。如果发生了这种情况，就会引起胆绞痛，使腹部右上方或肩胛骨间发生剧痛。

胆绞痛是由于胆囊试图将胆汁流入肠中却无法流出的结果。如果胆结石又落回胆囊里，或者是强行通过胆管进入肠中，造成胆绞痛的阻塞原因消失，疼痛也就消退了。

如果胆结石卡在胆管里一段时间，它会阻塞胆汁的出路，造成阻塞性黄疸。

如果胆汁的出路被阻塞，另一种危害就是胆汁潴留，造成胆囊发炎甚至感染。胆结石易诱发胰腺炎。

✴ 胆结石常用的食疗偏方

内金山楂麦芽饮

【原料】鸡内金、青皮、郁金、大金钱草各10克，山楂、炒麦芽各20克。

【制作】将上述6味同放锅中，水煎，去渣取汁服。代茶饮，每日1剂。

【功效】适用于气滞型胆结石，症见上腹胀痛、时发时止、饱闷、嗳气、食欲不振等。

茵陈玉米须茶

【原料】玉米须30克，茵陈、蒲公英各15克。

【制作】将上药药量加大10倍，共研为末。每次50～60克，置与保温瓶中，冲入沸水适量，盖闷20分钟，代茶频饮。每日1剂。

【功效】清热利湿，利胆消黄。适用于胆囊炎、胆石症，症见恶寒发热、皮肤瘙痒等。

【注意】低血糖、低血压患者不宜长期服用。

凉拌卷心菜

【原料】卷心菜300克，香油、精盐、酱油、白糖各适量。

【制作】将卷心菜洗净，切成3cm长、1.5cm宽的块，用开水烫一下，再用凉开水过凉，控净水分，放在碗中，加入酱油、精盐、白糖、香油，拌匀即成。

【功效】卷心菜有通经散结之功效，经常食用，可减轻症状，并有利于胆结石的排出。适用于胆石症、动脉硬化等。

✴ 胆结石的特色疗法

（1）药浴法：枳实、小茴香各50克，精盐30克。将上药用纱布包裹后，放入热水中浸泡30分钟，趁热擦洗痛处，每次30分钟，每日2次。

（2）药膏贴脐：醋大黄60克，茵陈30克，黄连、黄芩各12克，陈皮、厚朴、白术、甘草各18克，姜汁适量。上药混合共研成细末，贮瓶备用。取药末适量，以姜汁调和如膏状，敷于患者脐孔上，盖以纱布，胶布固定。每日换药1次。

（3）药膏敷穴：砂仁30克，白糖50克，明矾10克，青背鲫鱼1条（连肠杂同用）。上药混合捣烂如膏，将药膏分为3份，每次取1份，分别敷贴于神阙、至阳穴上，盖以纱布，胶布固定。每日换药1次。一般2～3日见效。

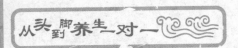

＊ 胆结石的防治保健法

【六功法】

撑船功：即模仿撑船的动作。在撑船劳动中，人在船上原地不动地向斜下方用力，以脚蹬船，以手撑竹篙，使船前进，如此模仿撑船动作，每次操练30分钟，以出汗为度，每日1～2次。

拉帆功：站立，双脚分开，比肩稍宽。双手右上、左下，举过头顶，作握帆绳状，脚跟提起，同时吸气。接着双手上下交换，作向下拉帆绳状，拉到与脐平，身体下蹲，脚跟下落，同时呼气，反复10～20次。

抱球功：半蹲，双臂提至胸前，掌心朝下，呈抱球状。吸气时，身体右转，双臂随即移向身体右侧，双掌如抱一球，作逆时针滚动，变为右掌在上，左掌在下。呼气时，双掌如抱一球，作顺时针滚动，变为左掌在上，右掌在下，反复10次。

旋转功：站立。双腿微屈，双手握空拳，以腰背为轴，左右扭转，带动双臂摆动，轮流叩击肩部与后腰部，反复10～20次。

晃海功：坐在椅上。上体前俯，先从右侧向下，再向左侧旋转，转1圈后复原，旋转36次后，休息5分钟，再往反方向旋转36次。

呼吸功：仰卧。双手放在体侧，双腿自然伸直。首先深深地吸气，腹部下陷，接着慢慢地呼气，腹部鼓起，反复10次。

＊ 专家提醒

（1）如果胆囊结石没有症状出现，可不进行处理；但是结石的直径较大，超声检查认为胆囊形态不正常，患者年龄较大时，可考虑做预防性胆囊切除手术。目前手术有腹腔镜下胆囊摘除和外拉手术切除等方法。

（2）患胆结石的患者，平日宜用低脂肪、低胆固醇饮食，避免暴饮暴食。发作时卧床休息，病情严重者应禁食。

（3）胆石症有明显的"重女轻男"现象，女性高出男性2～4倍；从年龄上看又以中年妇女居多，尤其好发于肥胖、久坐少动、多次生育、高脂饮食、长期服用雌激素的中年女性。

（4）应与胆道蛔虫病相鉴别。胆绞痛有明显的钻顶感，有服驱虫药病史者，则多数为胆道蛔虫病。如饮100克醋后疼痛缓解者，更能证实这一点。

胆的保养

✳ 养好胆经胆气足

《黄帝内经》里指出，"凡十一藏皆取决于胆"。这里的胆不是胆囊的意思，而是指"胆经"。胆经在身体的两侧，从手臂开始。中国古代文化非常重视时辰，子时是一阳初生，恰恰是在一天最黑暗的时候，阳气开始生发。所以，胆决定了十一个脏器的生发，到一定年龄时两鬓斑白，事实上就是生机慢慢弱了，这就是胆经出了问题。

胆经是什么呢？在中医文化里，"脏器"称为"藏器"。任何一个藏器都涉及形、气、神三个层面，所谓"形"就是它的物质基础，不要认为把胆囊切了，胆经就生发不起来了。胆经是人体中一条经脉，也就是说从头一直到脚，这也是它的形。那么"气"是指的是什么呢？气是指经络的运行，是人体生命的运动的方式。神是指形、气十分足了以后的外现。胆经不能出问题，如果胆经出现什么问题，那么人就没有了生机。

《素问·灵兰秘典论》讲道："胆者，中正之官，决断出焉。""胆的职能，比如中正，临事决断。"

胆在人体充当"中正之官"，负责决断。而子时正值胆经当令，子时睡眠不好，局部就会受影响。"气以壮胆，邪不能侵，胆气虚则怯，气短，谋虑而

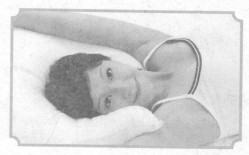

不能决断"，意思是说，胆气壮了，邪气就难以侵入人体；胆气不足，人就会胆怯、气短，做事情左思右想，拿不定主意。

为此，我们有必要改善胆的功能，如何来改善呢？就是暂时把事情放下，做到子时安睡！

✳ 敲敲胆经有效改善健康

从中医的经验，当脏器功能不佳时，刺激其相关的经络，可以强化经络的

机能，因此解决胆功能不佳的最好方法，就是敲胆经。胆经是一条从头到脚的经络，其中多数的经络都和其它经络相邻，唯独在大腿外侧的一段，只有一条胆经，而且这段胆经敲打起来最为顺手。因此我们经常建议朋友们每日都敲胆经。

敲胆经会直接刺激胆汁的分泌，这是治标的方法，没有立即解决胆或肺的问题，只是直接刺激胆经强迫胆汁分泌，使人体能够生产足够的材料，血气便能逐渐上升。也由于这个原因，在肺和胆的问题没有完全解决之前，敲胆经就成为每日必要的功课。

敲胆经的时间：时间最好是在下午12时至4时，一定不要在晚上11时至1时。

敲胆经的方法：每日在大腿外侧的四个穴位点（环跳穴、风市穴、中渎穴、膝阳关穴），用力（不需要很用力，把手举起来，随势下降敲打即可。刚开始敲的部位有酸痛感，因为人体本身就在努力打通胆经这个通道）敲打，每敲打四下算一次，每日敲左右大腿各50次，也就是左右各200下。由于大腿肌肉和脂肪都很厚，因此必需用力，而且以每秒大约两下的节奏敲，才能有效刺激穴位。

敲胆经时身体可能会有的反应：多会有肠鸣排气的情况，还有一些人可能会有头痛，两胁下出现流水声等等。这都是敲胆经有效的一些反应。如果情况很严重的，请适当减轻敲胆经时的力度和时间。

✱ 养胆的饮食建议

胆道疾病与饮食有密切关系，故饮食预防和治疗具有重要意义。下面是养"胆"之道的几条建议：

（1）清淡饮食：少吃最好不吃油炸食品、肉汤等，避免胆囊过度紧缩、胆汁分泌增加。

（2）大量饮水：据统计，70%胆囊炎患者易并发胆囊结石，大量饮水既可稀释胆汁使胆汁不易形成胆石，也可在胆汁代谢失衡，即胆石形成初期将胆石前期物质或小胆石冲刷入胃肠道而排泄掉，防止了胆结石的发生。

（3）定时进餐：餐间避免零食，以防止胆囊不断受到刺激而增加胆囊收缩和胆汁分泌。

（4）食物要易消化：易消化的食物可减轻对胆囊等消化器官的负担，容易消化的食物有面片、玉米粥、豆浆、蛋类、菠菜、小白菜等。

（5）饮食不宜过饱：以免胆囊过度收缩，使胆汁分泌增加。

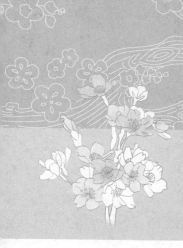

第三节　后天之本——脾

脾位于中焦，在膈之下，胃的左方。中医学中的"脾"与西医学所指的脾虽然名称相同，但在解剖、生理等诸多方面均不相同。中医认为"脾主运化"，即指脾具有消化吸收饮食中的水谷精微并将其传输至全身的生理功能。中医脾胃指的是整个消化系统。

现在的人90%脾胃都不好，而且还不重视脾的作用，连当代医学也是如此。中医的脏腑学说里面把脾称做"后天之本"，和"先天之本"肾相对应。既然能称为"本"，可见它的作用有多重要了。

一方面，脾主运化，就是把我们吃喝进去的东西转化成气血，然后再运送给全身的脏腑器官吸收，它相当于我们身体的"食品加工厂＋运输公司"。另一方面，脾主升清。"清"是什么？清与浊相对，浊就是身体的浊气、浊水、浊便，扫除浊剩下的精华就是"清"，也就是我们吃进去的食物转化成的气血。既然脾的功能如此重要，那么我们就应当时刻关注与脾有关的疾病。

 脾的常见疾病

糖尿病

糖尿病是因胰岛素相对或绝对不足而引起的以糖代谢紊乱、血糖增高为主要特征的慢性疾病。早期无症状，晚期典型患者有多尿、多食、多饮、消瘦、疲乏等临床表现。早期诊断依靠化验尿糖和空腹血糖，超过了正常人的血糖浓度及葡葡糖耐量试验等；易并发感染如肺结核、疖、痈等，以及发生动脉硬化、白内障等疾病。重者可发生糖尿病酮症酸中毒以致昏迷。

为什么要把糖尿病归为脾脏所引发的疾病呢？这是因为脾是机体对饮食进行消化、吸收并输布精微的主要脏器，为气血生化之源，后天为本。"内伤脾胃，百病由生。"脾主运化，涉及机体各个组织的生理功能活动，调节控制整体的新陈代谢。一旦脾胃受伤，就会引发多种疾病，同样也包括糖尿病。

糖尿病在中医里属于"消渴"范畴，我们古人对此病早有论述，《素问·奇病论》载："帝曰：有病口甘者，病名为何？何以得之？岐伯曰：此五气之溢也，名曰脾瘅。夫五味入口，藏于胃，脾为之行其精气，津液在脾，故令人口甘也，此肥美之所发也，此人必数食甘美而多肥也，肥者令人内热，甘者令人中满，故其气上溢，转为消渴。"

这是黄帝与岐伯的一段对话，意思是，黄帝问岐伯：有的病人口中发甜，这是什么病？是怎么得的？岐伯回答道：这是由于食物的精气向上泛滥，病名叫"脾瘅"。正常情况下，饮食到了胃以后，经过初步的消化，再由脾运化至全身。如果脾有热，失去正常的运化功能，则津液停留，向上泛溢，所以使人产生口中发甜的症状。这是因为饮食过于肥美所诱发的疾病。得了这种病的人平时大都喜欢吃肥甘厚味的食物，而厚味使人生内热，甘味使人胸腹满闷。因此食气上溢出现口甜，时间长了就转成消渴了。

所以说，脾为后天之本，精气升降的枢纽，在糖尿病治疗上应以健脾益气为基本治法。

中医辨证分型的治疗原则如下：

（1）肺胃燥热型：燥热伤津致烦渴多饮、消谷善饥，排尿频数量多，尿色浑黄，身形渐瘦，舌红少苔，脉滑数。宜清热润燥，生津止渴。治疗用白虎加人参汤加减。

（2）肠燥津伤型：多食易饥，口渴多饮，大便干结，舌红少津，脉实有力。宜清胃泻火，养阴增液。治疗用增液承气汤加减。

（3）脾胃气虚型：口渴多饮，多食与便溏并见；或饮食减少，精神不振，四肢乏力，舌味清淡、苔白而干，脉细弱无力。治疗用七味白术散加减。

（4）肝肾阴虚型尿频量多，混浊如脂膏，腰膝酸软无力，头昏耳鸣，皮肤干燥，全身瘙痒，舌红少苔，脉细数。治疗用生地黄饮加减。

（5）阴阳两亏型排尿频数，浑浊如膏，手足心热，咽干舌燥，脉沉细无力。宜阴阳双补，生津止渴。治疗用金匮肾气丸加减。

（6）湿热中阻型渴而多饮，多食善饥，舌苔黄腻，脉濡缓。治疗用黄芩滑石汤加减。

＊ 糖尿病常用的养生食疗

多味茄泥

【原料】嫩茄子100克，大蒜泥、香菜末、醋、酱油、食盐、味精、花椒粉各少许，香油3毫升。

【制作】将茄子去皮，切条，撒上少许食盐，放清水中泡去茄褐色，捞出沥干。将茄块放蒸锅内用大火蒸熟，取出晾凉。将酱油、醋、花椒粉、葱末、蒜泥、食盐、味精、香油放入碗内对汁，浇在茄块上面拌匀即成。

【功效】理气、化痰、降脂。用于糖尿病、高脂血症。

红烧冬瓜

【原料】冬瓜750克，花生油30克，酱油25克，水淀粉40克，精盐、味精、料酒、葱丝、姜末、蒜末各少许，芝麻油10克。

【制作】将冬瓜削皮去瓤，洗净沥水，切成1.5cm厚的块，放开水锅内焯一下捞出，沥干水分。将酱油、精盐、味精、水淀粉、料酒、葱丝、姜末、蒜末放入碗内，对成调味汁。炒锅上火，放入花生油，烧热，倒入调味汁炒匀，放入冬瓜炒匀，加入芝麻油翻炒均匀，盛入盘内即成。

【功效】有清热利水、消肿解毒、下气消痰、润肺生津等作用，是减肥的佳蔬；对糖尿病患者有理想的疗效。

党参炖母鸡

【原料】当归、党参各40克，母鸡1只（约1000克），姜、葱、料酒、精盐各少许。

【制作】将母鸡宰杀后，去掉毛和内脏，洗净。再将洗净的当归、党参放入鸡腹内，置砂锅中，加入葱、姜、精盐、料酒等，再加入一些清水。大火烧开后，改文火煨炖，等到鸡肉烂熟、骨肉分离即成。

【功效】补血益气。对气虚、血虚、体质虚弱的糖尿病患者有较好的改善作用。

红烧龟肉

【原料】乌龟1只（重约700克），鸡汤400克，水发竹笋60克，植物油35克，酱油20克，白糖、葱段各15克，姜片10克，蒜片5克，花椒、精盐各3克，味精2克，大料1粒。

【制作】将乌龟放入沸水锅内烫煮后，用刀将龟肉剔出，宰去头、四肢和粗皮，去掉肚、肠，把龟肉洗净，切成小块，放入沸水中焯去血污。竹笋切成马耳朵形。将炒锅置于大火上，放入猪油烧至六成热，放入龟肉炒干水分，加入精盐、糖色、花椒、酱油、葱、姜、蒜片炒出香味，加入鸡汤烧开，捞去泡沫，加入竹笋、大料，用小火慢烧，烧至龟肉软烂，拣去葱、姜、大料、花椒，待汤汁浓时，加入味精即可。

【功效】滋阴清热润燥。适用于糖尿病属肺肾阴虚者食用。

红烧鳝鱼

【原料】鳝鱼500克，油、黄酒、酱油、大蒜各适量。

【制作】将鳝鱼宰杀，去内脏，洗净，切成寸段，鳝鱼头也要。大蒜去皮拍碎。置锅于火上，放入油，投入大蒜，然后倒入鳝鱼段，拌炒3分钟，加黄酒2匙，再焖炒3分钟，待发出酒香味后加盐适量，酱油3匙，冷水适量，继续焖烧20分钟左右，至鳝鱼酥烂，加葱花即可上盘。

【功效】此菜有通血脉、降血糖、去风湿、补中益气之功效。可作为糖尿病脾肾阳虚、久病不愈者的日常菜肴。

南瓜牛肉汤

【原料】南瓜（嫩）500克，牛肉250克。

【制作】将嫩青南瓜洗净，切成3cm左右的方块。牛肉去筋膜，洗净切成2cm见方的块，先在沸水中略焯一下，放入锅内，加入清水约1000毫升，置武火上烧沸后，加入南瓜同煮，约2小时待牛肉炖熟即成。

【功效】此汤有降血糖、益脾肾之功效。嫩南瓜久服可治糖尿病，因此糖尿病患者可以常服此汤作为辅助治疗。

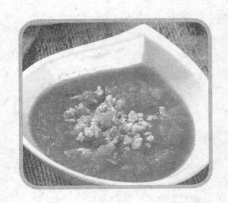

* 糖尿病的针灸疗法

【体针】

取穴：主穴：脾俞、膈俞、足三里。配穴：肺俞、意舍、承浆、胃俞、丰隆、肾俞、关元、复溜、三阴交、阴陵泉。

操作：主穴均取，酌选配穴。以针刺得气为指标，当患者对针刺有较强反应的，则留针15分钟。针感不显者可重复运针。冬季可采取皮下埋针法。每日针1次，12次为1个疗程，每个疗程间隔3日，总观察45日。

【耳针】

取穴：胆、肾、缘中、内分泌、交感、下屏尖、三焦、渴点、饥点。

操作：耳郭常规消毒后，将毫针速刺入耳穴，留针 1～2 小时，间隔 30 分钟捻转 1 分钟。隔日针 1 次，每次选 5 穴或 6 穴，两耳交替，共针 10 次。

＊ 糖尿病的推拿疗法

操作：患者取坐位，医者手法操作头面、上肢、胸背部时，取站立位；操作胁肋、腹、腰骶及下肢部时，取坐位。

（1）颈项部。拿五经，推跻弓，拿颈项，分眉弓，点睛明，分迎香、人中、承浆，扫散角孙，合颈项。

（2）躯干部。平推胸背，两胁肋、脘腹及少腹、腰骶。

（3）上肢部。拿前后血浪，开电门，平推上臂，理掌背、五指、臂四缝，掌击拳面，运膀子，搓手背，抖肩臂，拿龟谷。

（4）下肢部。点冲门、血海、太溪，提拿大小腿前后肌群，平推大小腿内、外侧，搓揉大小腿。

（5）重复头面颈项部手法。

（6）掌击囟门，拳击大椎、八髎穴。

在实施上述手法操作中，根据上、中、下三消分型不同，手法重点各有不同。

上消：着重平推上胸部和三指直推两乳间，并兼用中指点揉膻中、中府、云门、气户、库房等穴；在平推背部时，兼用拇指推揉肺俞、膈俞、大椎诸穴；在平推搓抖上肢时，兼用拇、食指拿按曲池、手三里、少商诸穴，最后提拿搓揉肩井穴 5 次。

中消：重点斜推两胁部和横推脘腹部，兼用中指点揉期门、章门、中脘、气海、关元、天枢诸穴；在平推背部时，兼用拇指推点脾俞、肝俞、胰俞诸穴；在平推下肢时，兼用拇指揉血海、足三里、三阴交，上述手法均以酸胀为度，最后重出太椎穴之下。

下消：着重横推腰骶和斜推少腹部兼用拇指揉肾俞、命门、志室、八脉诸穴，以有酸胀为度；用中指按揉气海、关元穴；平推下肢时，兼用拇指点揉三阴交、涌泉穴，均以有酸胀为度。隔日治疗 1 次，每次约 30 分钟，40 次为 1 个疗程。

* 糖尿病的防治保健法

一宽：应该保持宽松、乐观的心情。糖尿病是人体内葡萄糖、蛋白质及脂肪代谢紊乱的一种慢性病，是终身性疾病。它可以致残甚至危及生命，但同时又是一种可以有效防治的疾病，只要在医生指导下将血糖控制在理想水平，就可以推迟或不得并发症。因此，一旦得了糖尿病，不管是1型还是2型糖尿病，都不要悲观失望，而应坚信可以有效治疗和控制，能和常人一样学习、工作和生活，照样可以长寿。

二防：在糖尿病的自我保健中，必须注意一要防治低血糖，二要防治并发症。对患者，特别是老年患者而言，低血糖比高血糖的危险性更大。有时不慎引起低血糖（血糖值＜3.6毫摩／升），就必须立即口服葡萄糖或静脉滴注葡萄糖，使血糖恢复到正常水平。另外，糖尿病治疗也要注意防治由糖尿病引起的各种急、慢性并发症的发生和发展。

三治：即饮食治疗、运动治疗和药物治疗，三者有着良好的协同作用。

（1）饮食治疗。这是每个患者都需要掌握的基本措施之一。每日摄取的总热量及营养成分一般要根据自己的体重和体力活动强度来制定。另外，还应限制酒精、食盐、高胆固醇食物、脂肪和食糖的摄入。

（2）运动治疗。运动也是糖尿病的基础治疗之一。应根据自身年龄及体质，每日坚持适宜强度的运动和锻炼，如散步、体操、打太极拳等。有规律的运动不仅能提高生活质量，还可以提高胰岛素敏感性，改善血糖及血脂水平。但应注意空腹时运动易导致低血糖，运动应在餐后30分钟进行。

（3）药物治疗。这是糖尿病治疗的关键措施。可根据自身病情，在医生指导下，选用不良反应小、疗效高的降糖药。但"是药三分毒"，各类降糖药物大多有一定不良反应。

四监测：在开始调整一种药物服用剂量时，应采用血糖仪定时监测一日内4次血糖水平，即早上空腹时及早、午、晚餐后2小时的血糖。根据专家或专著的介绍，控制血糖的理想水平是：空腹血浆血糖4.4～6.1毫摩尔／升，餐后2小时血浆血糖≤8.0毫摩尔／升。在血糖达到稳定控制后，至少每周进行1次空腹及餐后血糖监测即可。

＊专家提醒

糖尿病患者如果出现下列危险状况，需要送医院治疗：

（1）低血糖症、高血糖症和受伤。在某些情况下，糖尿病患者患流行性感冒，也需要看医生。

（2）低血糖症即血糖降得太低。症状轻微时，可以自行处理。严重的症状包括头痛、头脑混淆不清、好挑衅的行为或无意识。应立即送急诊室，接受葡萄糖的静脉注射。如果你经常发生低血糖症，应看医生，因为你可能需要改变控制疗法。

（3）高血糖即血糖窜升过高。其轻微的症状包括尿频、食欲过旺或过度口渴、视觉模糊或头晕。严重的高血糖症状包括食欲不振、胃痉挛、恶心及呕吐、虚脱、疲劳、急速深呼吸及昏迷。

（4）糖尿病患者的伤口及皮肤溃烂，很容易受感染，尤其是脚及腿等部位。应送医院治疗。

肥胖

由于生活方式的改变，现在超重、肥胖的人越来越多。所谓肥胖，是指人体内脂肪积聚过多，致使体重明显超过标准体重者。标准体重常用下列公式计算：标准体重（千克）＝身长（厘米）－100×0.9，如超过标准体重的20%以上者称为肥胖症。肥胖症可以发生于任何年龄，其中中年者居多，近年来青少年中发病率有增加趋势。本病与遗传、饮食因素关系密切。本病多无症状，重者可出现头晕头痛、气短多汗、腹胀便秘、心悸、下肢水肿等，且易诱发冠心病、高血压、糖尿病、胆石症等。所以很多人都有减重的需要，不少人也做过各种各样的努力，但是成功的案例却不多。究其原因，在于忽视了脾伤是肥胖的根源。

中医认为：脾主肌肉。脾伤肌肉形成减少，脂肪生成过多，导致虚胖。五谷为养，脾胃是需要用五谷来调理的，所以完全禁食会加重脾胃受伤。瓜果蔬菜大多寒凉，禁食期间喝大量的瓜果蔬菜汁，可能会进一步伤害脾胃的功能。这就是为什么很多人尽管限食但减重效果不明显的原因。

中医还认为，肥胖与家族遗传、性别、年龄等有关，主要是饮食不节、过食肥甘、缺乏运动所造成。其病理特点是阳气虚衰、痰湿内盛，可兼有水湿、血瘀、气滞等。选用中成药辨证治疗，可获良效。

（1）痰湿内盛：形盛体胖，身体重着，肢体乏倦，胸膈痞满，过食肥甘，饮酒过度，神疲嗜睡，舌苔白腻或白滑。主选二陈丸，以燥湿化痰，理气消痞。

（2）胃热滞脾：症状表现为多食，消谷善饥，形体肥胖脘腹胀满，面色红润，口干口苦，心烦头晕，胃脘灼痛嘈杂，食后缓解，舌红苔黄腻。宜选保和丸（颗粒或片），可清胃泻火，消食化积。

（3）脾虚不运：形体肥胖，臃肿困重，胸闷脘胀，四肢轻度水肿，晨轻暮重，劳累后越发明显，饮食偏少，既往有暴饮暴食史，小便不利，或便溏或便秘，舌淡胖，舌边有齿印，苔薄。应选参苓白术散，该药可健脾益气，利水渗湿。

（4）脾肾阳虚：形体肥胖，颜面虚浮，神疲嗜睡，畏寒肢冷，下肢水肿，尿昼少夜频，舌淡胖。治疗选用五苓散（胶、片、水丸）。

＊肥胖常用的食疗偏方

莲子龙眼粥

【原料】莲子50克，桂圆肉30克，冰糖适量。

【制作】将莲子去皮留心，磨成粉后用水调成糊状，放入沸水中，同时放入桂圆肉、冰糖，煮成粥。每晚临睡前食1小碗。

【功效】补益心肾。主治肥胖病，体态臃肿，神疲乏力，午后嗜睡，少气懒言，痰多，大便溏薄。

盐渍五丝

【原料】西瓜皮、黄瓜、冬瓜、白菜帮、芹菜各50克，番茄200克，精盐、味精、香油各适量。

【制作】将西瓜、冬瓜、黄瓜分别削去外皮，挖去瓤、子，切成细丝。将白菜、芹菜分别洗净，去叶留帮和茎，切成细丝。除黄瓜外，其余4种均分别用开水焯一下。将这5种丝，分别用精盐、味精腌半小时，调少许香油。

【功效】西瓜、冬瓜、黄瓜、白菜、芹菜皆有清热利尿、消肿减肥的功效。适用于单纯性肥胖症。

绿豆海带粥

【原料】绿豆、海带各50克，大米100克。

【制作】将绿豆用清水泡软，海带反复漂洗干净，切成小块，大米淘洗干净，备用。锅内加水适量，放入绿豆、大米煮粥，五成熟时加入海带块，再煮至粥熟即成。每日1次，连服20～30日。

【功效】绿豆有祛热解署、利尿消肿等功效。海带有通经利尿、化痰软坚、消痰平喘等功效。适用于肥胖症、高血压等。

赤豆蒸鲤鱼

【原料】大鲤鱼500克，赤小豆25克，陈皮、小辣椒、苹果各3克，生姜、葱、胡椒粉、精盐各适量。

【制作】鲤鱼去鳞、鳃和内脏，洗净待用。赤小豆、陈皮、小辣椒、苹果洗净后，塞入鱼腹内，再将鲤鱼放入炖盅中，用适量的生姜、葱、胡椒粉、精盐调好味，也放入炖盅，上笼蒸制。经蒸制约1小时，待鲤鱼熟后，立即出笼。另加葱丝，或其他绿叶鲜菜，用沸汤略烫，投入汤中即成。

【功效】具有利水消肿的功效。适用于小儿肥胖伴见下肢水肿、四肢无力、小便不利者。

荷叶山楂茶

【原料】荷叶1张，山楂、薏苡仁各10克，橘皮5克。

【制作】将荷叶、山楂、橘皮均洗净切碎和薏苡仁一起放入大茶缸中，沸水冲泡，闷泡15分钟即可。代茶饮。

【功效】健脾除湿，轻身减肥。主治肥胖症。

冬瓜鲤鱼头粥

【原料】鲤鱼头1个，新鲜连皮冬瓜100克，粳米适量。

【制作】先将鲤鱼头洗净去鳃，冬瓜皮洗净，切成小块，然后一同煮水，取汁去渣，与洗净的粳米煮为稀粥，放入调味品即可。每日1次，5～7日为1个疗程，经常食用效果较好。

【功效】利小便，消水肿，清热毒，止烦渴。适用于肥胖。

减肥茶

【原料】生山楂、生薏苡仁各10克，橘皮5克，荷叶60克。

【制作】荷叶晒干，上药共研细末，混合，每日早上放入热水瓶内用开水冲泡，当日喝完，每日1剂，连续服用100日。

【功效】适宜于肥胖。

＊肥胖的特色疗法

（1）药浴：以小苏打25～100克溶于澡盆浴水中，水温控制在36～38℃，每次洗8～10分钟，20次为1个疗程。

（2）足疗：按摩肾、输尿管、膀胱、头面部、垂体、肾上腺、心脏、腹腔神经丛、胸部淋巴腺、甲状腺、甲状旁腺、生殖腺等反射区。

（3）按摩：仰卧，用单掌或叠掌置脐上，按顺时针、逆时针方向由小到大，由大到小，稍用力各按摩5分钟。双手掌自胁下向腹部推擦，以热为度。

＊ 肥胖的预防护理

总的说来有3种预防措施，即普遍性预防、选择性预防和针对性预防。

（1）普遍性预防：通过改善膳食结构和提倡适当体力活动以及减少吸烟和饮酒等来改变生活方式，最终减少肥胖相关疾病，达到普遍性预防的目的。

（2）选择性预防：旨在对肥胖高危人群进行教育，以便使他们能和危险因素做有力的斗争，这些危险因素可能来自遗传，使他们成为肥胖的易患人群，所采取的措施是针对易于接触高危人群的地方进行，如学校，社区中心以及一级预防场所，方法是从教育入手，加以具体的干预措施。

（3）针对性预防：主要是在已经超重或具有肥胖生物学指标但仍不属于肥胖的个体中进行，目的在于预防体重的增加以及降低体重相关疾病的患病率。这些人发生肥胖及肥胖相关疾病的危险性极高。已经存在体重相关疾病或有心血管疾病以及2型糖尿病等肥胖相关疾病高危因素的个体应当成为针对性预防的主要对象。

脾脏保养

＊ 健康养脾注意饮食细节

我国古代养生学家十分重视节食与健康长寿的作用，《黄帝内经》即有"饮食有节，度百岁乃去"，而"饮食自倍，脾胃乃伤"之记载。我国古代很多大家也都推崇此法。《吕氏春秋》记载："凡食之道，无饥无饱，是之为五藏之葆。""葆"字的意思是安，就是说要注意掌握进食量，不可食之过饱。宋代诗人陆游曾将节食的好处凝练成一句诗："多寿只缘餐饭少。"明末宿儒朱柏庐在《治家格言》中有一句话："饮食约而精，园蔬逾珍馐。"饮食约而精，就是指饮食要简单。并指出园蔬胜过珍馐。

我们这里所讲的饮食有节，是指饮食要有节制，不能随心所欲，要讲究吃的科学与方法。具体来说，是要注意饮食的量和进食的时间。

《洞微经》里边有讲道："太饥伤脾……盖脾借于谷，饥则脾无以运而虚脾……故先饥而食，所以给脾。"脾胃是消化食物、运化水谷精微的脏腑，饮食入胃，脾胃才能发挥好自己的作用。在十分饥饿的情况下，脾胃没有运化之物，反而会导致脾胃的虚弱。所以说，按时进食是中医饮食养生的一个重要原则。正如《吕氏春秋》中所说的："食能以时，身必无灾。"《尚书》中也有"食哉惟时"的说法。按时进餐，才有益于健康。按照一般的吃饭时间，进餐不可推迟太晚。早餐宜7时左右，午餐12时左右，晚餐在下午6时左右。如果实在太忙，顾不上吃饭，那就适当的给自己准备一下健康的零食如核桃、大枣、海苔以及水果等，饿的时候吃一点，也不至于让脾胃太空虚。

另外，吃得太饱也不好。有句谚语说得好："宁可倒掉，不要撑饱。"说的意思就是吃剩下的饭菜宁可倒掉，也不能勉强自己吃完。然而现在的人们在对待饮食的量上，"吃要吃饱"仍是相当多的人的饮食要求，一日三餐都狂吃海饮者大有人在，毫无节制的饮食使人的胃、肠等消化系统时时处于紧张的工作状态，各内脏器官也被超负荷的利用而无法保养。吃得过饱，会使胃像一部不停工作的机器，食物在消化过程中就会对胃黏膜造成机械性损伤。产生胃部炎症出现消化不良症状，长期如此，还可能发生胃糜烂、胃溃疡等；吃得过饱，会造成抑制细胞癌化的遗传因子活动能力降低，增加患癌症的可能性，而且临床数据也充分证明了肥胖能够增加患癌的危险性；吃得过饱，还会造成营养过剩，并且增加体内各脏器的负担与畸形发展，使体内能量囤积过多，引起心脑血管病。

所以，自古以来，养生家们就提倡人们吃饭的时候要"量腹"，根据自身的消化能力来决定进食的量，多少需自己审量，宁少勿多。如此，脾胃的负担不至于过重，是安脾养胃的好办法。正如《抱朴子》所讲："食欲数而少，不欲顿而多。得此意也，凡食总以少为有益，脾宜磨运，乃化精液，否则极补之物，多食反至受伤，故曰少食以安脾也。"脾胃好了，身体的其他部位也都运行正常，自然就不会疾病丛生了。

＊ 细嚼慢咽最养脾胃

有些人习惯于快饮快食，狼吞虎咽，这是有损胃肠道的不良行为。食物在没有经过细嚼即咽下，加重了胃的负担，粗糙的食物还会使胃黏膜受损，对炎症病灶、溃疡表面造成伤害，加重病症，或使稳定的病情复发。所以平时饮食一定要做到细嚼慢咽，这样对身体非常有益。细嚼慢咽到底有什么好处呢？

首先我们来了解一下食物在我们人体的转化过程：当食物进入我们人体之

后，从口腔经咀嚼并且加入适量唾液初步的处理之后进入胃部，经胃酸的溶解再送入小肠，经胆汁和各种消化酶的分解之后，部分食物呈电解性的液体状态，部分仍是固体状态。其中液体的部分才能渗透进入小肠壁被小肠吸收，固体的部分则流向大肠，在大肠中身体进一步把剩下的液体吸收干净，固体的残渣就成了大便排出体外。

在食物被消化的过程中，我们可以发现食物只有转化成液体状态才有机会被人体吸收，固体食物是不容易被身体吸收的。我们所吃的食物大多数是固体的，因此才需要咀嚼将之磨碎，嚼得越碎的食物到了小肠时成为液态的比例一定越高。另外，身体分泌的消化酶的充分与否，也决定了食物被吸收的比例。

由于现代生活的快节奏，使得许多人出现了囫囵吞式的吃饭习惯，这样就造成了大多数的食物都在很大颗粒的状态下就进了肚子，加上生活习惯不好和阻塞的经络使得消化酶的分泌不足。这样快速的吃饭习惯，更使身体分泌消化酶的速度赶不上食物的供应。大多数的食物不是由于颗粒太大，就是由于消化酶的不足，而使食物到达小肠时成为液态的比例非常低。大多数食物仍然是块状的固体，这些固体的食物最终只能被当成大便排出体外。虽然吃了很多的食物，可是身体吸收到体内的比例很低。

食物的吸收比例是一个大多数人从来没有考虑过的问题，总以为吃进肚子里的食物都被身体所吸收了。真实的状况是只有很小一部分被吸收了，大多数都成了排出去的大便。而食物被吸收的比例会随着咀嚼的结果和吃饭的速度而改变。咀嚼愈细消化酶愈充分，食物到达小肠时成为液态的比例就愈大，被吸收的比例也愈高。细嚼慢咽和囫囵吞式的吃饭习惯，其食物的吸收比例有可能相差数倍之多。

"细嚼慢咽"的吃饭习惯可以大幅提高食物的吸收比例，身体由于吸收了充分的营养，食欲自然降低，不再需要那么大的饭量。饭量减少加上大多数食物被小肠所吸收，食物的残渣大量减少，包含肠胃在内的整个消化系统的负荷大幅减轻。所以，《医说》中说："食不欲急，急则损脾，法当熟嚼令细。"《昨非庵日纂》道："吃饭时须细嚼慢咽，以津液送之，然后精味散于脾，华色充于肌。粗快则只为糟粕填塞肠胃耳。"这就是要提倡我们吃饭的时候细嚼慢咽，免得伤了脾胃。

那么，如何才能做到细嚼慢咽呢？第一，把握好吃饭的时间，最好在感到有点儿饿时开始吃饭，而且每餐在固定时间吃，这样可避免太饿后吃得又多又快。

第二，吃饭至少保证 20 分钟，这是因为从吃饭开始，经过 20 分钟后，大脑才会接收到吃饱的信号。如果吃饭太快，大脑很可能还没得到吃饱的信号，人就已经吃多了。

第三，每口饭都要咀嚼 30 次以上。

第四，用小汤匙代替筷子，减慢速度。

第五，可以多吃些凉拌菜和粗粮，生的食物不好好咀嚼就咽不下去，喝燕麦粥一定比喝白米粥慢，吃全麦馒头也比吃白馒头的速度慢。

∗ 练好呼字功培脾气

发音：呼，读"忽"。

口型：撮口如管状，舌放在中央两侧向上微卷。

动作：呼气念呼字，足大趾轻轻点地，随即放开。两手掌心向里由冲门穴处起向上提，逐渐变掌心向上至膻中穴，左手外旋上托至头顶（注意沉肩），同时右手内旋下按至冲门穴处，呼气尽。吸气时，左臂内旋变为掌心向里，从面前下落，同时右臂回旋变掌心向里上穿，两手在胸前相交，左手在外，右手在里，两手内旋下按至腹前，自然垂于体侧。两手重叠，覆于下丹田，稍事休息，再以同样要领右手上托，左手下按做第二次呼字功。如此左右手交替共做六次为一遍，调息，恢复预备式。

经络走向：当念呼字时，足大趾稍用力，则经气由足大趾内侧之隐白穴起，沿大趾赤白肉际上行，过大都、太白、公孙、内踝上三寸胫骨内侧后缘入三阴交，再上行过膝，由腿内侧经血海、箕门，上而冲门、府舍入腹内，属脾脏，络胃腑，挟行咽部连于舌根，散于舌下。注 入心经之脉，随手势高举之形而直达小指尖端之少冲。所以内经有"肝脾之气宜升"之说。

治病机制：按照五行相生之顺序，火生土，脾胃属土，应时于四季，开窍于口。所以作完呵字功，当念呼字以修补脾胃。念呼字的气感与念呵字相同的原因也在 于此。脾虚、腹胀、腹泻、皮肤水肿、肌肉萎缩、脾胃不和、消化不良、食欲不振、便血、女子月经病、四肢疲乏均可练此功治疗。脾实则出现呕吐，噫气，腹胀，黄疸，头痛发热，下痢黏水而肛门灼热。

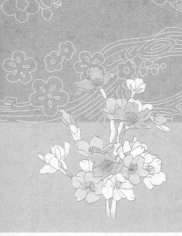

第四节　水谷之海——胃

人们常说"人食五谷杂粮，孰能无疾"。而饮食入口，首先影响的就是胃。胃位于腹腔上部，上连食道，下通小肠。胃是机体对饮食物进行消化吸收的重要脏器，主受纳腐熟水谷，有"太仓""水谷之海"之称。

 ## 胃常见疾病

胃炎

胃炎是胃黏膜炎性病变，分急性和慢性两大类。急性胃炎主要是指因食物中毒、化学品或药物刺激、腐蚀、严重感染等引起的胃黏膜急性病变。主要诱因有烈酒、浓茶、咖啡、辛辣食物、药物、物理因素（粗糙食物）、细菌等。在夏秋季，起病急，主要表现为发热、恶心、呕吐、腹泻、腹痛、脱水休克、脐周压痛等，有时与溃疡相似，应及时治疗。中医认为，本病属于湿热下注，脾胃失调所致，治疗时应清热利湿，解痉止痛，调理脾胃。

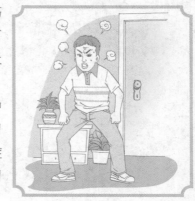

慢性胃炎属中医胃脘痛、痞满等症范畴。中医认为由气滞、脾虚、血瘀，诸邪阻滞于胃或胃络失养所致。该病以胃黏膜的非特异性慢性炎症为主要病理表现，病因可能除急性病外，还与胃黏膜受理化因素、细菌或毒素反复刺激和直接损害有关，其中尤以青壮年男性为多。临床表现为上腹部慢性疼痛、消化不良、食欲不振、恶心、呕吐、反酸、饱胀、嗳气、纳差、大便不调，胃镜检查胃黏膜充血、水肿、糜烂、变薄。本病从病理表现可分为浅表性胃炎、慢性萎缩性胃炎、糜烂性胃炎和肥厚性胃炎四种，第一种为多见。本病预后良好，但严重者可有癌变的可能。胃痛及炎症与肝脾密切相关，肝脾气失和常易导致胃病。治疗本病以理气和胃为主。若属虚者，应温中补虚，养阴益胃；若属实者，应疏肝、泄热、散瘀为主。

✳ 胃炎常用的食疗偏方

马铃薯熬汁

【原料】马铃薯 250 克。

【制作】将马铃薯加水适量捣烂绞汁，煮沸后停火，饮服时需温热。早晚各 1 杯（约 180 毫升），连服 1 个月。

【功效】本方具有补气、健脾、消炎之功效。可用于急性胃炎的辅助治疗作用。

羊肉粳米粥

【原料】精羊肉 300 克，粳米 120 克。

【制作】将羊肉洗净切块，与洗净的粳米一同入锅，加水煮粥食用。每日 1 剂，2 次分服，连服 7 剂。

【功效】补中益气，健脾和胃。用治脾胃虚寒所致的慢性胃炎。

鲜藕粥

【原料】鲜藕适量，粳米 100 克，红糖少许。

【制作】将鲜藕洗净，切成薄片，粳米淘净。将粳米、藕片、红糖放入锅内，加清水适量，用武火烧沸后，转用文火煮至米烂成粥。每日 2 次，早晚餐食用。

【功效】适宜于急性胃炎。

桂花心粥

【原料】粳米 50 克，桂花心 2 克，茯苓 2 克。

【制作】粳米淘净。桂花心、茯苓放入锅内，加清水适量，用武火烧沸后，转用文火煮 20 分钟，滤渣，留汁。粳米，汤汁放入锅内，加适量清水，用武火烧沸后，转用文火煮，至米烂成粥即可。每日 1 次，早晚餐服用。

【功效】适宜于急性胃炎。

百合粥

【原料】百合 90 克，糯米和红糖各适量。

【制作】加入适量的水，一起下锅煮成粥食用。每日 1 次，连服 1 周。

【功效】滋养胃阴。主治慢性胃炎，属

胃阴不足型，胃部隐隐作痛，呃逆、饥而不欲食，口干咽燥，舌红、苔少。

米醋生姜

【原料】生姜100克，米醋250毫升。

【制作】将生姜洗净切丝，浸入米醋内，密闭贮存2～3日即成。每次空腹饮10毫升，每日2次。

【功效】健胃消食，温中散寒。适用于虚寒型慢性胃炎。

＊ 专家提醒

（1）预防慢性胃炎首先应从饮食做起。避免吃过热、过冷或有刺激性的食物，饮食要定时、定量。

（2）患者戒烟忌酒非常重要，同时也要避免精神过度紧张，保证充足的睡眠。

（3）避免长期服用消炎止痛药，如阿司匹林及皮质激素等，以减少对胃黏膜的损害。在服用对胃黏膜有损害的药物时，要坚持在饭后服用或加用抗酸剂。

（4）要定期做胃镜检查，遇有症状加重、消瘦、厌食、黑粪等情况时，应及时到医院检查。

∽∾ 胃痛 ∽∾

胃痛又称胃脘痛，是以上腹胃脘部近剑突下疼痛为主的病症，但同时常伴有泛恶、脘闷、嗳气、大便不畅等症。该病在脾胃肠病症中最为多见，人群中发病率较高，中药治疗效果显著。本症在《素问》中称"胃脘当心而痛"，《景岳全书》称"心腹痛"，《寿世保元》称"心胃痛"。

＊ 胃痛常用的食疗偏方

生姜大枣汤

【原料】生姜60克，大枣12枚，红糖适量。

【制作】将生姜洗净切片，大枣洗净，共置锅内，加水炖熟，调入红糖饮服。每日1剂。

【功效】温中散寒，和胃降逆，止痛。适用于胃寒疼痛。

牛奶生姜汁

【原料】鲜牛奶1杯，生姜汁1匙，白糖少许。

【制作】将上3味混匀，隔水炖沸，候温饮服。每日2剂。

【功效】温中散寒，和胃止痛。适用于胃寒疼痛。

苦瓜花粥

【原料】苦瓜花 10 克，粳米 100 克。

【制作】将苦瓜花研为细末，粳米入锅加水煮粥，熟后调入药末，候温服食。每日 1 剂，2 次分服。

【功效】清肝泻火。用治胃热疼痛。

生姜萝卜饮

【原料】生姜 50 克，生萝卜 500 克，食盐少许。

【制作】将生姜、生萝卜洗净切碎捣烂取汁，兑入食盐调匀，即可饮服。每日 1 剂，分 2 次服。

【功效】宽中下气，和胃止痛。用治胃脘部阵发剧痛，腹部绷紧。

＊ 胃痛的按摩疗法

慢性胃痛按摩足三里、胃肠点、中脘。足三里和胃肠点每日每处以手指按揉 8 分钟，中脘以食指、中指和无名指并拢按顺时针方向轻轻按揉，按揉中脘，体内会有痛感，这正是胃里积食和气血阻滞之处，需要我们慢慢把它揉开，促进胃的自我修复。如果再配上捏脊，效果更好。调理过程中，不要急，慢性病就要慢慢治，贵在每日坚持。

急性胃痛按摩快胃点、内关穴。急性胃痛来得快，但去得不一定快。治疗急性胃痛，有个一用就灵的高升点，专家将其命名为：快胃点。这个高升点在脊椎上，至阳或灵台穴位置，也就是说，它可能在至阳穴上，可能在灵台穴上，也可能在两穴之间，这要因人而异，须视压痛点而定。按压这个快胃点，对治疗急性胃痉挛、胃痛有特效，短则 3～5 秒，长则 3～5 分钟，立即止痛。至阳穴在第七节胸椎突下凹陷中，灵台穴在第六节胸椎棘突下凹陷中。

至阳，就是阳气到了极点的意思，使用如此强劲的阳气之穴，自然能散寒温胃。另外《黄帝内经》说："背为阳，阳中之阳，心也。"至阳，就是阳中之阳，就是心；灵台也是心，《会

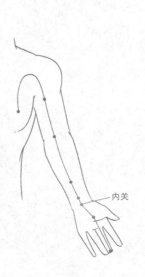
内关

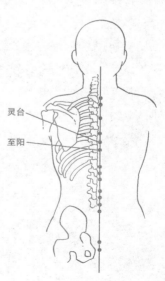
灵台
至阳

元针灸学》说："灵台者，心灵之台也。"胃和心之间有一条支脉连着，很多急性胃痛都是由于这条支脉气血不通，通过按压位于至阳和灵台之间的快胃点，能够迅速打通这条支脉。

再介绍一个治胃痛的特殊穴位——内关穴。这个穴位在心包经上，不仅有补心、强心的功能，同时又能治疗胃痛，是一个治病多面手。无论是胃痛还是心痛，都可以通过这个穴位来缓解。采用按压或揉按的方法都可以，以手臂上的整个心包经感到有明显的酸胀为宜。对于那些取至阳或灵台治疗效果不明显的，不妨以用内关来代替。

＊ 专家提心

寒性胃痛忌食下列食物：猕猴桃、甘蔗、莼菜、西瓜、茭白、蚌肉、麦冬、螺蛳、蟹、柿子、香蕉、苦瓜、梨、荸荠、甜瓜、绿豆、柿饼、生番茄、竹笋、瓠子、生菜瓜、海带、生莴苣、生萝卜、生藕、生黄瓜、生地瓜、金银花、菊花、薄荷、鸭蛋、蛤蜊、蕹菜、蕺菜、地耳、豆腐、马兰头、冷茶以及各种冷饮、冰镇食品，性凉生冷的食品会使胃寒疼痛加剧。

胃下垂

胃下垂是指胃器官下降至生理最低线以下位置的一种慢性病症。一般认为，本病多是由于长期饮食失节，或劳累过度，致使中气下降，升降失常所引发。

本病患者多有腹胀（食后加重，平卧减轻）、恶心、嗳气、胃痛（无周期性及节律性，疼痛性质与程度变化很大）等症状，亦可偶有便秘、腹泻，或交替性腹泻及便秘。本病患者多为瘦长体型，同时还可伴有眩晕、心悸、乏力、直立性低血压、昏厥、食欲减退等症状。

中医学认为，胃下垂是由脾胃气虚，中气下陷，升举无力而引发。治疗原则应以健脾、益气、升提等方法为主。

＊ 胃下垂常用的食疗偏方

黄芪蒸黑枣

【原料】黄芪60克，橘皮10克，黑枣 1000克，黄酒、猪油、白糖各适量。

【制作】将黑枣、橘皮洗净沥干，与黄

芪同入大瓷碗中，加白糖、猪油、黄酒拌匀，盖上盖，用大火隔水蒸3小时。每日中、晚饭后吃黑枣5颗，喝半匙汤，当点心吃，连食3个月。

【功效】对胃下垂有良效。

韭菜子蜂蜜

【原料】韭菜子60克，蜂蜜120克。

【制作】韭菜子捣烂，加蜂蜜，开水冲服，每日服1～2次。

【功效】温肾益阳。适用于胃下垂。

黄芪乌骨鸡

【原料】乌骨鸡1只，黄芪50克，食盐、黄酒、葱、姜各适量。

【制作】将鸡宰杀，去毛、内脏，洗净。黄芪洗净切片，装入鸡肚内，放入大碗中，加葱、姜、黄酒和少许清水，隔水炖至鸡肉熟烂，加盐调味，去掉黄芪食用。

【功效】乌骨鸡、黄芪有补气升阳之功，可防止胃部继续下垂。

＊ 胃下垂的按摩疗法

家人按摩：

① 患者俯卧，在脊柱两侧作推摩，反复3次。

② 沿脊柱棘空旁1.5寸处，自下而上作捏脊法，如此反复3遍。

③ 两手五指并拢，沿脊柱棘突旁1.5寸处作点啄法，来回做3遍，手法要轻巧、有协调性。

④ 按揉肝俞、脾俞、胃俞、小肠俞等穴，力度中等。

⑤ 患者仰卧，将手掌贴在肚脐的右侧，以顺时针方向推摩腹部20～30次。然后用拇指、食指及中指配合着患者呼吸，缓缓下按中脘处，再慢慢松手，按摩的时间大约为10次呼吸的时间。

⑥ 用双手拇指按揉两侧之内关、足三里等穴道。

自我按摩：

① 仰卧，膝微屈。先将双手来回地自上腹部推至下腹部10～15次，然后再用右手顺时针方向推摩腹部20～30次。

② 左手掌贴放在左上腹，向下平推至右下腹；接着换右手掌贴放在右下腹，向下平推至左下腹，两手交替进行，各推10～15次。

③ 用食指按压中脘穴，随着呼吸缓缓下按，然后慢慢松手，约按压10次呼吸的时间。

④ 坐着,用双手拇指按揉两脚侧边之足三里穴约30秒。

以上按摩法配合胃下垂功法(每日1~2次,每次约30分钟),效果更佳。其功法具体操作为全身放松站立,腿与肩宽,脚尖朝内呈八字形。张嘴吸气,尽最大力量吸入胃中,至最后一息使劲咽下空气入胃,憋住至全身胀感强烈,然后慢慢闭眼缓缓以念"土"字音,把胃中气体缓缓吐出,并意想把胃中病气吐出去,如此反复6次于饭前空气新鲜处,周围安静的环境中练习即可。

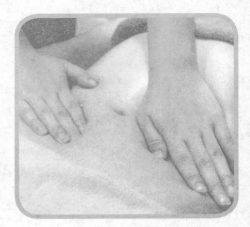

✳ 胃下垂的推拿疗法

患者仰卧,术者先施用轻柔的一指禅推法、揉法于腹部(以鸠尾、中脘为重点)进行推揉;然后循序往下推揉至腹部及少腹部(以脐周围及天枢、气海为重点),并用托法,即医者四指并拢,以罗纹面着力,根据胃下垂的不同程度,自下而上托之,同时可以用指振法在中脘穴和掌振法在上腹部进行振动;再用摩法在腹部进行逆时针方向的旋摩。患者再取俯卧位,术者用轻柔的滚法沿脊柱两侧足太阳膀胱经治疗,重点在督俞、膈俞、肝俞、胆俞、脾俞、胃俞;然后在脾俞、胃俞、肝俞作较轻柔的手法按揉。

胃癌

胃癌是胃黏膜上皮发生癌变的恶性疾患,是最常见的恶性肿瘤之一。主要症状特征有胃脘不适、腹胀腹痛、食欲不振、恶心呕吐、消瘦、黑便、腹部积块等。胃癌好发于胃幽门区,其次是胃小弯及贲门部。我国是胃癌的高发地区。男女发病之比为2.3∶1~3.6∶1。胃癌属中医的"胃痛""反胃""积聚"等范畴。胃癌的病因虽还未完全查明,但大量资料表明,与环境因素、饮食习惯、癌前病变及遗传等因素有密切关系。

* 胃癌常用的食疗偏方

阿胶花生粥

【原料】阿胶10克，花生仁10克，桂圆肉10克，大枣10枚，粳米100克，红糖适量。

【制作】将桂圆、大枣去核，花生仁、粳米淘洗干净，以上各料同置砂锅中煮粥，待粥熟，调入捣碎的阿胶拌匀，再煮至阿胶融化，加入红糖即成。

【功效】养阴补血。用于阴血不足型的胃癌术后调理。

菱角玉竹粥

【原料】菱角肉15克，诃子9克，红花3克，玉竹15克，粳米100克。

【制作】将诃子、红花、玉竹水煎取浓汁。菱角肉温水泡发透。将粳米、菱角肉淘洗干净，放入锅内，加清水适量，中火同煮为粥。加入药汁煮沸即可。每日1剂，早晚食用。

【功效】活血祛瘀、涩肠敛肺。用于胃癌及肠癌辅助治疗。

银花抗癌茶

【原料】金银花10～25克，绿茶2克，甘草5克。

【制作】先将金银花、甘草加水500毫升，煎沸10分钟，加入绿茶，再沸半分钟即可。每日1剂，分2次温饮。

【功效】清热解毒、抗癌。适用于肺癌、胃癌的辅助治疗。

海带炖鲫鱼

【原料】海带20克，鲫鱼1尾（约300克），生姜、葱、花椒、油、盐、料酒、味精各适量。

【制作】水发海带切成丝，将活鲫鱼去鳃和肠杂，留鳞，油锅煎至略黄，加入少许食盐、生姜、葱、花椒、料酒，加入海带丝炖煮40分钟，加味精调味即可。分2次佐餐食用。

【功效】消痰软坚、健脾利水。可用于胃癌。

花生米鲜藕

【原料】花生米、鲜藕根各50克，鲜牛奶200毫升，蜂蜜30毫升。

【制作】捣烂共煮，每晚50毫升。

【功效】益气养阴，清热解毒。适用于胃癌。

* 胃癌的预防措施

（1）少吃或不吃腌菜。腌菜中含有大量的亚硝酸盐和二级胺，在胃内适宜酸度或细菌的作用下，能合成亚硝胺类化合物，这类化合物是很强的致癌物质。所以食品要新鲜，提倡冰箱冷藏。

（2）不吃或少吃烟熏和油煎食物。熏鱼和熏肉中含有大量的致癌物质，如3，4-苯并芘和环芳烃。油炸、烘烤、烧焦食物和重复使用的高温食油中也含有此类致癌物质，应尽量少食用。

（3）不吃霉变的食物。日常生活中常常会遇到发霉变质的食品，霉变是由污染真菌所引起，真菌中有些是产毒真菌，是很强的致癌物质，同时某些食物在产毒真菌作用下产生大量的亚硝酸盐和二级胺，进入机体后在一定条件下，胃又可合成亚硝胺类化合物而致癌。

（4）不吸烟、少饮酒。吸烟与胃癌也有一定的关系，烟雾中含有苯并芘、多环芳香烃、二苯并卡唑等多种致癌或促癌物质，是食管癌和胃癌的病因之一。酒精本身虽不是致癌物质，但烈性酒会刺激胃黏膜，损伤黏膜组织，促进致癌物质的吸收。饮酒同时如果吸烟，其危害性更大。因为酒精可增强细胞膜的通透性，从而加强对烟雾中致癌物质的吸收。

（5）要养成良好的饮食习惯。若饮食不定时定量、暴饮暴食、进食过快过烫，对胃是一个损伤性的刺激，与胃癌的发生有一定的关系。同时，食盐摄入量大，进餐时好生闷气与胃癌也有关系。

（6）多吃新鲜蔬菜和水果。多吃含维生素A、维生素B_1、维生素E丰富的食物，适当加强蛋白质摄入，以保护胃黏膜。

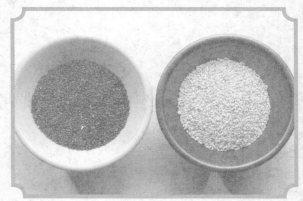

（7）保护食用水的卫生。因为被污染的水源中含多种致癌的金属离子，所以一定要用正规的自来水，农村地区尽量使用井水。

（8）积极治疗癌前病变。萎缩性胃炎与胃癌有较密切的关系，是癌前病变；由胃溃疡恶变的胃癌占5%～10%；胃多发性腺瘤性息肉的癌变较单发性息肉为多见，息肉直径超过2cm显示有恶变倾向；恶性贫血与胃癌也有一定的关系。所以患萎缩性胃炎、胃溃疡、胃多发性腺瘤性息肉、恶性贫血者，必须经常到医院检查治疗，消除癌前病变，预防胃癌的发生。

胃的保养

＊ 摩腹有助于胃肠保健

摩腹是用手指或手掌面着力于腹部，腕关节及前臂协同配合，做环形旋转摩动。可用一指或中间三指的指腹摩动，也可用掌面摩动。用指腹摩动的叫指摩法，用掌面摩动的叫掌摩法。摩腹时肘关节自然屈曲，腕部放松，指掌伸直，指或掌着力于摩动部位，进行摩动。摩的动作不能过急，也不宜过缓，注意轻重适宜，和缓协调，用力自如。

[穴位按摩]

摩腹时刺激某个点，即用指腹在某个穴位上摩动，如摩天枢，用指腹在脐旁2寸（这里说的是针灸术语，不是一般的长度单位，具体见有关专业书籍，下同）处的天枢穴上摩动，以冀收到针刺天枢穴能达到的效果。

[全腹按摩]

是指用掌摩动整个腹部，通常先在脐部摩动数次，然后边摩动边向外扩大；然后做反方向按摩，从外向内，边摩动边向内收缩，至脐部为止。

＊ 教你科学敲胃经

足阳明胃经是人体十二经脉之一，简称胃经，它具备了整个消化系统的功能，相当于人体的能量源头。经常拍打可以充实胃经的经气，使它与相关的脏腑气血充盛，保持正常功能。胃经在腿（外侧靠前的部分）上，在脸上、头部、胸腹部等都有穴位分布。敲腿上、胸腹部的胃经穴位或在胃经路线上拔罐、刮痧等，都可以调节脏腑功能，增强体质，保证身体健康。身体健康，人精神状态自然好，皮肤也会变得很好。如果每日坚持用手指按压脸上的四白穴（眼睛平视时，瞳孔正下方眼眶下缘稍下方的凹陷处），然后轻轻揉3分钟左右，则可以增强胃肠道功能，排出体内毒素，人的皮肤也会变得细腻起来，祛痘、美白的效果也不错。而按人迎穴（前喉外侧3cm处，能摸到动脉的搏动在这里），则可以促进脸部血液循环顺畅，减少小皱纹，使皮肤自然有光泽。

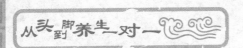

另外，从锁骨下，顺着两乳，过腹部，到双下肢下面，经小腿胫骨外侧到第二个足趾间。足三里穴以及向下部分，要重点敲打。胃经在面部的部分，可以用指腹轻叩；颈部部分可以用手掌拍打；腿部则可握拳拍打。拍打的最佳时间是胃经值班的时间，平时也可以拍打一下。

＊ 学会让你的胃休息

如何保护胃？首先要迎合胃的"胃口"，不能为难胃。所以那些不好消化的食物如高脂肪食物，刺激性太强的食物如白酒、辣椒，便不宜大量摄取，以减轻胃肠道的负担。当然，最关键是要给胃以充分的休息。胃病的产生，多是积劳成疾的结果。

减轻胃肠道的负担，需要从入口做起，也就是要改掉狼吞虎咽换之以细嚼慢咽。细嚼慢咽的好处不仅在于可以把食物磨碎细研，减少胃蠕动强度，毕竟与肌肉组织的胃相比，钙质的牙齿更耐磨，研磨食物对磨损更小，而且可将食物与唾液中的消化酶充分融合，有助消化。

当然还有更好的方法，便是将食物通过豆浆机或果汁机搅拌成浆后服用，这样便将牙齿和胃全面解放开来，而且这样的食物状态是最利于消化吸收的，对身体能量的损耗也是最小的（需配以适量固态食物，以防腹泻和胃排空引起的饥饿感）。

同样，让胃休息，晚餐以少食为宜。因为晚上胃肠道消化功能最弱，贪多会让胃肠道依旧保持着消化能力，久而久之会形成胃炎。

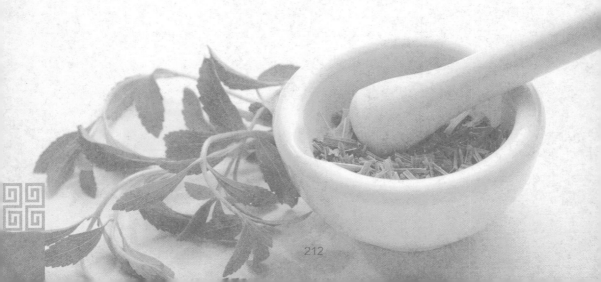

第五节
受盛之官——小肠

　　小肠位于腹中，其上口与胃在幽门相接，下口与大肠在阑门相连，是一个比较长的、呈迂曲回环叠积之状的管状器官。小肠，包括十二指肠、空肠和回肠，是机体对饮食物进行消化，吸收其精微，下传其糟粕的重要脏器。

 小肠常见疾病

～⌒ 溃疡病 ⌒～

　　溃疡病分为胃溃疡与十二指肠溃疡两种，可能是由于精神紧张、饮食失调、长期进食刺激性食物或服用某些药物（如阿司匹林、吲哚美辛等）引起胃黏膜损伤与胃液分泌功能失常所致。本病临床症状表现为嗳气、反酸、恶心、呕吐、食欲不振、便秘等，严重时可能并发胃穿孔、呕血、便血、幽门梗阻、癌变等。

＊ 溃疡病常用的食疗偏方

蜜枣白芨粥

【原料】糯米100克，大枣5枚，蜂蜜25克。

【制作】将上述原料加水煮粥，将熟时投入白芨粉15克，改文火稍煮片刻，待粥汤黏稠即可食用。每日2次，10日为1个疗程。

【功效】具有甘缓和中、收敛止血、消肿生肌之功效。对溃疡病疼痛伴少量出血患者有良好疗效。

蕹菜鲫鱼汤

【原料】蕹菜120克，鲫鱼250克，生姜4片，胡椒粉少许。

【制作】将鲫鱼活杀，去鳞、腮及肠杂，洗净；蕹菜洗净，切段。起油锅，用姜将鱼爆至微黄，加开水适量，煮半小时再下菜煮熟，下胡椒粉、盐调味即可。随量食菜和鱼肉，饮汤。

【功效】可益气健脾、开胃消食。适用于溃疡病、慢性胃炎属脾胃气虚者。

羊乳饮

【原料】羊奶250克，竹沥水15克，蜂蜜20克，韭菜汁10克。

【制作】将羊奶放入奶锅内，烧沸后，加竹沥水、蜂蜜、韭菜汁，再继续用火烧沸即成。代茶饮。

【功效】适宜于溃疡病。

土豆方

【原料】土豆2000克。

【制作】将土豆全部洗净，除去芽眼，切碎捣烂为泥，装入布袋后，放入1000毫升清水内反复揉搓，便生出一种白色的粉质。把这含有淀粉的浆水倒入铁锅里，先用武火熬，至水将干时，改用文火慢慢烘焦，使浆汁最终变成黑色的膜状物，取出研末，用容器贮存好。每日服3次，每次1克，饭前服。

【功效】补气健脾，消肿。适用于胃及十二指肠溃疡。

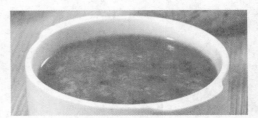

∗ 溃疡病的防治保健法

（1）双脚分立，与肩同宽。首先，双臂向前慢慢地上提至与肩同高，掌心朝下，同时吸气。接着，慢慢地屈膝下蹲，双臂轻轻地下按至与脐部同高，掌心朝下，同时呼气，反复10次。

（2）站立，双手握拳，放在腰侧，首先，上体转向左侧，左腿屈膝，右腿伸直，成左弓步，同时吸气。接着，双拳变掌，向前平伸，掌心相对，与肩同高，同时呼气。然后，身体重心后坐，右腿屈膝，左腿伸直，成右弓步，脚掌上跷，同时双臂外旋，掌心转为朝外，向两侧分开呈"一"字形，同时吸气，双臂曲肘抱拳，收至腰侧，再转向右侧复原，同时呼气，反复10次。

（3）站立，双手叉腰，虎口朝上。首先，腰部自右向后、向左、向前作顺时针旋转，接着，改为腰部自左、向后、向右、向前作逆时针旋转，腰部转向后时吸气，转向前时呼气，反复10次。

（4）站立，吸气时，双臂向前举至头顶上方，掌心朝前，呼气时双臂向右、向下立圆画弧落至膝前，掌心朝下，带动腰部右转，慢慢地屈膝下蹲。再吸气时，双臂向左、向上立圆画弧，举至头顶上方，掌心朝前，同时带动腰部左转，双腿慢慢地伸直，反复 6 次后，再改由上向左、向下、向右、向上环转 6 次。

（5）双脚并拢站立，吸气时，左手沿身体中线向上慢慢地托起，举至头顶上方，五指并拢伸直，掌心朝上，同时右臂下按，五指并拢伸直，掌心朝下，头向后仰，目视左手背。呼气时，左臂自左慢慢地弧形下落至体侧复原，左右交替操练各 10 次。

（6）仰卧，右手掌心在脐部按顺时针方向旋转按摩 200 次，接着，左手掌心在腹部左侧从上向下搓擦 100 次。最后，双手掌心放在腹部，吸气时腹部鼓起，呼气时腹部下陷，反复 10 分钟。

＊ 专家提醒

注意下列这些症状，如果出现请尽快找大夫。

（1）假使溃疡导致恶心，并突然呕出血块，应立即就医。

（2）曾被诊断过胃溃疡并有贫血症状出现，如有虚弱及面无血色等症状，说明溃疡可能正在出血。

（3）有胃溃疡的症状并发展为背痛，说明溃疡可能已经穿透胃壁，应立刻就医。

（4）排出暗红色血样或黑色便，大便呈胶样。提示内脏正在出血，应立刻打急救电话。

（5）已有溃疡，并感到寒冷、冷湿或感虚弱，这些都是休克症状，通常是过多失血的结果，需立刻得到医疗处理。

（6）出血性溃疡不能等闲视之，它甚至有致命性。这种溃疡可能引起失血过多，造成血压骤降，使患者头昏或晕倒。

细菌性痢疾

细菌性痢疾（又称菌痢）是由痢疾杆菌引起的常见急性肠道传染病。本病多见于夏秋两季。主要症状特征有全身中毒症状、发热、腹痛、腹泻、排脓血样便、里急后重等。细菌性痢疾属中医的"痢疾""滞下"等范畴。

本病的病位在肠，与脾、胃、肠、肾等脏腑有关。细菌性痢疾的病因主要是感受湿热疫毒。其诱因可以由饮食不洁，病邪随之而入。湿热疫毒侵袭肌体，损伤脾胃，湿热积滞郁蒸肠中，气机不畅，运化失司，气血阻滞，热毒壅盛，互相搏结，化为脓血，而成痢疾。若因脾胃受伤，中阳被遏，湿从寒化，则成寒湿之痢。若因平素脾肾虚弱，病邪流连不去，每成久痢不愈之症，常呈虚实夹杂之象。

✳ 细菌性痢疾常用的食疗偏方

石榴皮粥

【原料】鲜石榴皮30克，大米60克，红糖30克。

【制作】将石榴皮洗净，切丝；大米淘洗干净，备用。锅内加水适量，放入石榴皮丝煎30分钟，去渣，加入大米煮粥，熟后调入红糖，再煮1～2沸即成。每日2次，连服5～7日。

【功效】石榴皮有生津解渴、涩肠止泻等功效，可用于治疗脾虚久泻、便血、痢疾等症。适用于细菌性痢疾。

萝卜姜汁茶

【原料】白萝卜1个，鲜姜、蜂蜜各30克，陈茶3克。

【制作】萝卜和鲜姜洗净，捣烂取汁，与蜂蜜、陈茶一起放入大茶缸中，用沸水冲泡，闷泡15分钟即成。

【功效】可以温中、清热、解毒。适用于红白痢疾。

草莓黄连汤

【原料】草莓100克，黄连10克。

【制作】将上2味水煎服。每日1剂，2次分服。

【功效】清热解毒，利湿凉血。适用于湿热型急性细菌性痢疾，畏寒发热，腹痛腹泻，里急后重，赤白下痢，呕吐不止，口渴，小便短赤。

马齿苋山楂粥

【原料】新鲜马齿苋250克，山楂30克，粳米100克。

【制作】将马齿苋洗净切碎，山楂洗净去核切片，一同加入八成熟的粳米粥内，再煮至粥熟即成。每日1剂。

【功效】清热解毒，破气行瘀。主治急性细菌性痢疾。

✳ 细菌性痢疾的特色疗法

（1）止泻茶：四川绿茶、金银花各9克，玫瑰花、陈皮各6克，茉莉花、甘草各3克。用沸水浸泡，加盖封闷，勿令泄气，10～20分钟后方可服用，频频饮之，每日3～5次。

（2）贴足心：苦参、苍术各等量，醋少许。上药烘干，研为细末，过筛，用醋调成膏，敷双足心，纱布包裹固定，每日换药2次。

（3）贴脐法：白矾、五倍子各15克，五味子25克。上药共研为极细末，用开水调成膏状，贴脐部。

＊ 专家提醒

（1）抹布宜常换，手宜洗干净：经常换新抹布，将开罐器及罐头表面擦干净，并经常清洁开口，以防细菌藏匿。准备食物前，先将手洗干净，以免传染病菌，例如葡萄球菌（常见于皮肤上及喉咙里）或志贺杆菌（存在于粪便中）。处理过生肉及蛋类之后，应再洗1次。

（2）勿吃生蛋白质食物：例如生鱼肉、生鸡蛋、生牛奶。避免寿司、牡蛎。勿食用破裂的蛋。生食易藏匿细菌。

（3）食物要煮透：煮肉时，应加热到肉红色消失为止，鸡肉则直到骨头不带血，鱼肉则直到可以块状剥落。完全煮熟是确保有害细菌被消灭的唯一方法。

（4）提防污染，生熟分开：勿让生肉汁滴到其他食物上，以免污染其他本来很安全的食物。处理生肉时，应使用另一块砧板。用毕，应以肥皂水或漂白水清洗干净。

（5）勿吃可疑食品：勿吃任何闻起来或看起来有异样的食物。避免裂开、膨胀或凹陷的罐头，或液体呈混浊状罐内发出臭味的罐头食品。这些食物可能含有危险的细菌。倾倒时应注意勿让家里的宠物接触到。

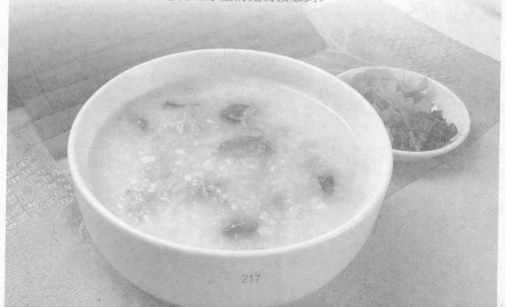

小肠保养

＊ 常揉腹部，健康肠道

揉腹养生是一种比较适合老年朋友使用的自我保健方法，这种养生法在我国已经有几千年的历史了。《黄帝内经》中有记载："腹部按揉，养生一诀。"在南北朝齐梁时期，达摩写的《易筋经》上有揉腹三法。唐朝的名医孙思邈也曾经写道："腹宜常摩，可去百病。"

中医认为，人体的腹部为"五脏六腑之宫城，阴阳气血之发源"。揉腹可通和上下，分理阴阳，去旧生新，充实五脏，驱外感之诸邪，清内生之百症。现代医学也认为，揉腹可使肠胃及腹壁肌肉强健，可促进血液和淋巴液的循环，能促进胃肠道的蠕动和消化液的分泌，明显改善大小肠的蠕动功能，可起到排泄作用，防止和消除便秘。

揉腹还可减肥健美，腹属脾，脾为气血生化之源，而肥胖的主因亦是脾失健运，气血郁滞所致。通过腹部运动，可以健脾助运，减少腹部气血、脂肪的郁积，从而达到减肥的效果。

此外，睡觉前按揉腹部，有助于入睡，防止失眠。对于患有动脉硬化、高血压、脑血管疾病患者，按揉腹部能平息肝火，心平气和，血液流通，可起到辅助治疗的作用。

揉腹养生一般选择在晚上入睡前和起床前进行，洗净双手。按腹时取仰卧位，双膝屈曲，先用左手掌紧按腹部，右手叠于左手上，按顺时针方向绕脐揉腹50次以上，再用右手掌叠左手掌，逆时针方向摩腹50次以上。揉腹时，用力要适度，精力集中，呼吸自然，持之以恒。这种方法比较适合男性朋友。

女性揉腹的做法与男性不同。两手搓热，左手叉腰（拇指在前，四指在后），右手掌由心口窝处，向左下方来回揉摩40～50次。然后右手叉腰，左手掌自肚脐处，向右下方揉搓，经过小腹，回到原处为一次，也揉擦45～50次。左右手揉擦的部位不同，右手揉擦于肚脐上方和心口窝下方之间，而左手则揉擦于肚脐下方和小腹之间。女性久练此功，可以增强脏腑，帮助消化，调经聚气，同时还可以达到减肥的效果。

揉腹养生作为一种古老的养生方法，对于维护我们身体健康有如此多的好处，所以我们应该多动一动自己的腹部。

＊ 未时，记得养好你的小肠

未时，就是下午 13～15 时，此时是小肠经当令，小肠分清浊，把水液归于膀胱，糟粕送入大肠，精华输送于脾。小肠的功能就是先吸收被脾胃腐熟后的食物的精华，然后再把它分配给各个脏器。老年人消化吸收能力减弱，所以需要悠闲自在，小肠才能在没有压力的情况下更好的完成工作。而年轻人小肠的吸收功能很好，营养物质能很快被消化吸收，所以这个时段的大脑养分充足、头脑清晰、学习工作很有效率。所以午餐最好在一点前吃完，这样才有利于营养更好地吸收。

所谓午餐要吃好，就是营养价值要高，不见得要多，一定要好，午餐的营养元素一定要丰富。健康的午餐应以五谷为主，五谷杂粮既含有丰富的糖类、蛋白质、脂肪，也有较多的膳食纤维和维生素，再配合大量蔬菜、瓜类及水果和适量肉类、蛋类及鱼类食物，并减少油、盐及糖分，这样就能保证一份营养午餐。

中医认为，心与小肠互为表里。心为君主之官，心是不受邪的，因为它主散。因此，心脏病在最初很可能会表现在小肠经上，在临床上，有一些患者每日到下午两点多钟的时候，就会胸闷心慌。可是去医院检查，又查不出心脏有什么问题。因为小肠是属于阳，是外边，外边很敏感的地方出问题了，里边的心脏肯定也就出问题了。因此，如果经常在未时出现脸红、胸闷的现象，就应该注意心脏了。

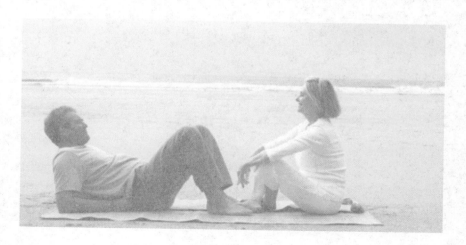

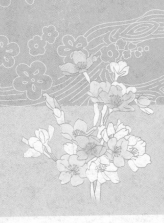

第六节
传导之官——大肠

大肠居腹中，其上口在阑门处接小肠，其下端连肛门。大肠包括结肠和直肠，是对食物残渣中的水液进行吸收，形成粪便并排出体外的脏器。

 ## 大肠常见疾病

❧ 溃疡性结肠炎 ❧

溃疡性结肠炎又称慢性非特异性溃疡性结肠炎，是直肠和结肠的一种原因不明的慢性炎性疾病。主要症状特点有慢性反复发作的腹泻、黏液性血便或脓血便、里急后重、腹痛，且伴有发热、消瘦、贫血等。病变主要位于结肠的黏膜层，且以溃疡为主，多累及直肠和远端结肠，但可向近端扩展，以至遍及整个结肠。溃疡性结肠炎属中医的"痢疾""泄泻""便血"等范畴。

✳ 溃疡性结肠炎常用的食疗偏方

莲子薏仁粥

【原料】莲子肉、薏苡仁各30克，大枣10枚，粳米60克。

【制作】上药加水，共煮成粥。每日1剂，温服。

【功效】化湿，健脾，止泻。适用于治疗溃疡性结肠炎。证见胃脘胀满，纳少，泄泻型结肠炎日久不愈，稍食油腻腹泻即发作者效佳。

抑肝清脾汤

【原料】党参、白术、焦山楂、秦皮各12克，茯苓、白芍各15克，炒防风、陈皮各9克，炙甘草6克。

【制作】水煎，去渣取汁，分3次温服，每日1剂。症状改善后用上方10倍剂量，研细末，水泛为丸，口服。

【功效】抑肝清脾，补益脾气。主治溃疡性结肠炎。

大麦土豆粥

【原料】大麦仁100克、土豆300克、精盐、葱花、植物油适量。

【制作】土豆去皮，切小丁。大麦仁去杂，洗净。锅上火，放油烧热，放葱花煸香，加水，放入大麦仁烧至沸，加土豆丁煮成粥，加盐。每日早、晚分食。

【功效】对溃疡性结肠炎有疗效。

炒虾仁

【原料】虾仁400克、蘑菇汤50克、青豆50克、香菇200克、葱花、精盐、味精、黄酒、水淀粉、麻油、植物油、番茄酱各适量。

【制作】炒锅上火，油烧到七成热，加素虾仁炸1分钟，控油。锅底留油少许，烧热后加葱花、青豆、香菇丁略炒，加蘑菇汤、精盐、味精、黄酒烧沸，拿水淀粉勾稀芡，加素虾仁炒匀后，浇上麻油，颠翻几下，加番茄酱即可。随餐食用，用量自愿。

【功效】对溃疡性结肠炎有疗效。

双皮饮

【原料】鲜石榴皮1000克（干品500克），橘皮100克，蜂蜜300毫升。

【制作】将前2味洗净切碎，加水煎煮，30分钟取煎汁1次，加水再煎，共取2次，合并后小火煎至黏稠时加蜜，至沸停火，冷后装瓶备用。每次1汤匙，每日2次，连服数日。

【功效】适宜于溃疡性结肠炎。

姜汁蜜糖饮

【原料】姜汁15毫升，蜜糖30克，萝卜汁50毫升，浓红茶一杯。

【制作】将上述材料调匀，蒸热。每日2次。

【功效】温化寒湿、行气导滞；对腹痛、舌淡、脉濡缓、里急后重、下痢白多赤少、纯白黏冻有疗效。

银花红薯粥

【原料】红薯300克，大米200克，金银花15～30克，生姜2片。

【制作】红薯切成小块或研成细粉，加入金银花（视临床症状轻重酌量）、生姜，按常法煮饭、煮粥均可。每日3餐均吃，要坚持吃，不少于3～4个月，方可逐步见效。

【功效】适宜于溃疡性结肠炎。

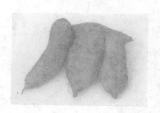

＊ 专家提醒

（1）注意劳逸结合，不可太过劳累；暴发型、急性发作和严重慢性型患者，应卧床休息。

（2）注意衣着，保持冷暖相适；适当进行体育锻炼以增强体质。

（3）一般应进食柔软、易消化、富有营养和足够热量的食物。宜少量多餐，补充多种维生素。勿食生、冷、油腻及多纤维素的食物。

（4）注意食品卫生，避免肠道感染诱发或加重本病。忌烟酒、辛辣食品、牛奶和乳制品。

（5）平时要保持心情舒畅，避免精神刺激，解除各种精神压力。

便秘

便秘即指大便秘结不通，排便时间延长，或欲大便而艰涩不畅的一种病症。便秘可由肠道器质性疾病引起，但大多数属单纯性便秘。食物残渣不足、肠道应激减退、排便动力缺乏、肠腔闭塞，或神经精神因素等均可导致便秘。

＊ 便秘常用的食疗偏方

决明子粥

【原料】炒决明子、白菊花各 15 克，大米 60 克，冰糖适量。

【制作】将炒决明子和白菊花同煎煮去渣取汁，加入大米煮成粥，加入冰糖适量即可服用。

【功效】具有清热泻肝，明目通便作用。尤适用于高血压患者的便秘。

姜汁菠菜

【原料】菠菜 250 克，生姜 25 克，食盐 2 克，酱油 15 克，麻油 3 克，醋 1 毫升，味精、花椒油各 1 克。

【制作】将生姜洗净捣汁。菠菜摘段洗净，入开水烫熟，取出晾凉，加入生姜汁和其他调料拌匀，即可佐餐食用。

【功效】此菜可通肠胃、生津血，对肠燥便秘有较好疗效。

韭菜玉米粥

【原料】韭菜 200 克，玉米糁 100 克。

【制作】将韭菜洗净，切成小段，备用。锅内加水适量，烧开后撒入玉米糁（边撒边搅拌，以防粘底），煮到八成熟时放入韭菜段，再煮至粥熟即成。每日 2 次，连服 3 日。

【功效】韭菜和玉米均含有大量的纤维素，能促进胃肠蠕动，加快粪便的排出。适用于习惯性便秘。

香菇桃仁汤

【原料】香菇500克，鲜桃仁200克，鸡汤550毫升，精盐、料酒、湿淀粉、白糖各适量。

【制作】鲜桃仁上锅蒸熟备用。鸡汤中加精盐、料酒、白糖，下锅煮沸，再加入熟桃仁和泡发香菇共煮熟，用湿淀粉勾芡即成，可以佐餐食用。

【功效】具有润肠通便的功效，适用于便秘。

菠菜粥

【原料】新鲜菠菜100克，粳米100克。

【制作】先把菠菜洗净后放沸水中烫半熟，取出切碎，待粳米煮成粥后，再把菠菜放入，拌匀煮沸即可，每日2次，连服数日。

【功效】适用于习惯性热秘，同时对痔疮出血患者有良好疗效。

人参麦冬粥

【原料】人参6克（或党参15克或西洋参10克）、麦冬15克、粳米50克。

【制作】先煎人参、麦冬30～40分钟，去渣取汁，再用药汁煮米成粥。晨起早餐食用适量。

【功效】补中益气，滋阴养胃而使润燥通便。尤适宜于胃下垂引起的便秘。

麻仁桑椹粥

【原料】火麻仁30克，桑椹30克（鲜品50克），糯米100克，冰糖适量。

【制作】先将桑椹浸泡片刻，火麻仁洗净，然后与糯米同入砂锅煮粥，粥熟后，加入冰糖溶化即可。空腹食用，每日2次，可经常食。

【功效】具有补肝滋肾、养血明目之功效。适用于肠燥便秘及肝肾阴虚引起的头晕目眩，视力减退，腰膝酸软，须发早白等症。

＊ 便秘的按摩疗法

（1）按摩腹部

① 摩腹。仰卧于床上，用右手或双手叠加按于腹部，按顺时针做环形而有节律的抚摸，力量适度，动作流畅。3～5分钟。

② 按揉天枢穴。仰卧于床上，用中指指腹放在同侧的天枢穴上，中指适当用力，顺时针按揉1分钟。

③ 掌揉中脘穴。仰卧于床上，左手的掌心紧贴于中脘穴上，将右手掌心重叠在左手背上，适当用力揉按1分钟。

④ 推肋部。仰卧于床上，两手掌放在体侧，然后用掌根从上向下推两侧肋部，反复做1分钟。

⑤ 按揉关元穴。仰卧于床上，用一手中指指腹放在关元穴上，适当用力按揉 1 分钟。

⑥ 提拿腹肌。仰卧于床上，两手同时提拿捏腹部肌肉 1 分钟。

（2）按摩腰骶

① 推擦腰骶部。坐于床上，两手五指并拢，以掌根贴于同侧的腰骶部，适当用力自上而下地推擦数次，直至腰骶部发热为度。

② 按揉肾俞穴。坐于床上，两手叉腰，两拇指按于两侧肾俞穴上，适当用力按揉 1 分钟。

（3）按摩四肢

① 按揉合谷穴。以一侧拇指指腹按住合谷穴，轻轻揉动，以有酸胀感为宜，每侧 1 分钟，共 2 分钟。合谷穴是全身四大保健穴之一，也是清热止痛的良穴，可以有效缓解因便秘造成的头晕、饮食不振、情绪烦躁、黄褐斑、痤疮和腹痛等症。

② 按揉支沟穴。以一侧拇指指腹按住支沟穴，轻轻揉动，以有酸胀感为宜，每侧 1 分钟，共 2 分钟。支沟穴是治疗便秘的特效穴。

③ 按揉足三里穴。坐于床上，两膝关节自然伸直，用拇指指腹按在同侧的足三里穴上，适当用力按揉 1 分钟，感觉酸胀为度。

④ 按揉三阴交穴。坐于床上，两膝关节自然伸直，用拇指指腹按于同侧的三阴交穴上，适当用力按揉 1 分钟，感觉以酸胀为度。

以上的自我按摩法能调理肠胃功能，锻炼腹肌张力，增强体质，尤其适于慢性便秘的人，但必须坚持早晚各按摩一遍，手法应轻快、灵活，以腹部按摩为主。

＊ 孕产妇便秘

（1）孕产妇便秘的原因

① 膨大的子宫体压迫结肠，使粪便运转速度减慢，导致不能正常排便。

② 孕妇内分泌水平变化，孕激素增多，而孕激素能降低胃肠道平滑肌的张力，引起排便困难。

③ 孕妇膳食结构改变，粗粮减少，缺少膳食纤维，粪便量减少，缺乏对肠壁刺激的推动作用。

④ 孕期活动减少，影响结肠的蠕动。

⑤ 孕妇可能服用各种药物，如镇静药物来缓解孕期不适症状，但这些药物时常对肠道功能产生负面反应，这是造成孕妇便秘的又一重要原因。

（2）孕产妇便秘的危害：

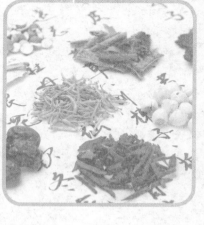

① 肠道毒素堆积，可发生肠源性内毒血症，对机体造成极为严重的后果，对胚胎发育中的婴儿造成极为严重的影响，甚至导致胎儿畸形的发生。

② 妊娠晚期，便秘会愈来愈严重，常常几天没有大便，甚至 1～2 周都未能排便，从而导致孕妇腹痛、腹胀。

③ 便秘严重者可导致肠梗阻，引起直肠脱垂，并发早产，危及母婴安危。曾有患者在妊娠 38 周时因便秘、肠梗阻导致小肠坏死而切除大部分小肠。

④ 影响分娩。有的便秘孕妇分娩时，堆积在肠管中的粪便妨碍胎儿下降，引起产程延长甚至难产。

⑤ 从美容学角度分析，长期便秘者痤疮、疱、疖的发生率较高，一般皮肤较粗糙，面色无华，失去润泽，产生孕妇斑。

⑥ 粪便在肠道积存使腹部膨大臃肿，一方面影响发育中的胎儿，抟压胎儿的生长空间；另一方面，影响形体美，是所谓的大肚子的成因之一。

＊ 孕产妇便秘常用的食疗偏方

松仁粥

【原料】松子仁 30 克，糯米 50 克，蜂蜜适量。

【制作】将松子仁捣碎，加入将熟的糯米粥内，再煮数沸，离火，候温，调入蜂蜜即成。每日 1～2 剂。

【功效】滋阴益气，润燥通肠。适用于习惯性便秘之老年、产后、体弱者。

黄芪苏麻粥

【原料】黄芪 10 克，紫苏子 20 克，火麻仁 30 克，粳米 200 克。

【制作】将黄芪、苏子、火麻仁洗净，烘干，研为细末，与粳米共放锅中，加水适量，用小火煮粥服食。

【功效】补气益肺，润肠通便。主治产后气虚之便秘。

猕猴桃黄瓜饮

【原料】猕猴桃2个，黄瓜1根，矿泉水1杯，蜂蜜适量。

【制作】黄瓜洗净去籽，切成块，猕猴桃去皮切块。切好的黄瓜和猕猴桃一起放入榨汁机，加入矿泉水，搅拌成果汁（不要过滤去渣），适当加入蜂蜜即可饮用。

【功效】猴桃和黄瓜营养价值高，富含水分及植物纤维，对孕妇便秘有很好的功效。

无花果粥

【原料】无花果30克，粳米100克。

【制作】先将米加水煮沸，然后放入无花果煮成粥。服时加适量蜂蜜和砂糖。

【功效】有痔疮的孕妇及便秘患者可食用无花果粥。

酥蜜粥

【原料】酥油30克，蜂蜜50克，粳米100克。

【制作】先将粳米加水煮沸，然后兑入酥油和蜂蜜，煮成稠粥。

【功效】适用于阴虚劳损等孕妇便秘患者食用。

海蜇荸荠汤

【原料】海蜇、荸荠各200克。

【制作】将海蜇清水漂干净，切成丝状，荸荠洗净去皮。两者同入锅，加水适量，煎煮20分钟即可。喝汤吃物。每日1剂，可长期服用。

【功效】清热养阴，润肠通便。主治产后阴虚火旺之便秘。

地黄鲫鱼汤

【原料】生地黄、麦冬各10克，木耳5克，鲜鲫鱼1条，葱、姜、盐各适量。

【制作】将鲫鱼去鳞及内脏，洗净。生地黄、麦冬洗净，装入鱼腹之中，加木耳及调料，上锅蒸30分钟即可佐餐食用。

【功效】滋阴清热，润肠通便。主治产后阴虚之便秘。

何首乌煲鸡蛋

【原料】何首乌50克，鸡蛋2个。

【制作】将何首乌与鸡蛋共放锅内，加水适量同煮，鸡蛋熟后去壳取蛋再入锅内煮片刻，弃药渣，食鸡蛋饮汤。

【功效】补血润肠通便。主治产后血虚之便秘。

＊ 孕产妇便秘的防治

（1）改善饮食结构，多吃一些粗纤维的食物，以刺激肠道蠕动，多喝水。

（2）养成定时排便的习惯，如早饭后。

（3）适宜运动锻炼。

（4）保持身心愉快。

（5）合理使用缓泻剂，要在专业医生的指导下服用。

（6）喝蜂蜜水。

（7）吃些无花果、梅脯等。

小儿便秘

便秘指大肠传导失常，导致大便秘结，排便周期延长，或周期不长，但粪质干结，排出艰难，或粪质不硬，虽有便意，但便而不畅的病症。小儿常见的是暂时性便秘，多因乳食积滞，燥热内结，热病之后，津液耗伤，不能润便所致。另一种是习惯性便秘，是经常性的排便困难，常为脾胃虚弱所致。极少数便秘是由于肠道畸形等器质性原因引起，不在本节讨论范围。临床证见小儿便干、硬，排便时哭闹费力，次数明显减少，有时2～3日甚至6～7日排便一次。

中医将小儿便秘分为：①积热便秘：常因小儿饮食不节，乳食停滞，证见大便干燥、坚硬，排便困难，腹胀腹痛，不思饮食，或伴恶心呕吐，烦急口臭，手足心热，小便黄少，舌红，舌苔黄或黄白厚腻，脉滑。治宜清热消导。②虚弱便秘（习惯性便秘）：证见经常大便秘结，大便难下，或先干后稀，面色萎黄，腹胀无力，倦怠乏力，舌质淡，舌苔白，脉缓。治宜滋补润肠通便。

✻ 小儿便秘常用的食疗偏方

白萝卜粳米粥

【原料】白萝卜1～2个，粳米50克。

【制作】将白萝卜洗净切碎，同粳米煮成粥，分次服食。

【功效】下气调中，通利大便。主治小儿便秘，服之甚验。

肉苁蓉粥

【原料】糯米50～100克，肉苁蓉24克，肉桂末3克。

【制作】将肉苁蓉洗净，捣烂如泥，与糯米共煮成稀粥，再入肉桂末搅和，入油、盐少许调味，分1～2次服完。每日1剂，连服5～7日。

【功效】对阳虚引起的大便秘结，排便无力，小便清长，手足不温者有效。

何首乌粥

【原料】粳米50～100克，大枣5枚，何首乌18克，冰糖24克。

【制作】先将何首乌放锅内加水煎取浓汁，去渣，加入粳米及大枣肉，共煮成稀粥，再入冰糖调化，分1～2次服完。每日1剂，连服7～10日。

【功效】适宜于小儿便秘。

萝卜黄豆菠菜汤

【原料】萝卜、菠菜各50克，黄豆60克。

【制作】将黄豆用水浸泡一夜，和萝卜放入锅内，加水适量，放少许盐煮至熟烂，加入洗净的菠菜，继续煮至菠菜烧熟。每日2～3次，连服3～5日，温服。

【功效】化积通便。主治小儿积热便秘，大便干燥，胃纳差，腹胀腹痛者。

蜂蜜甘蔗汁

【原料】甘蔗汁、蜂蜜各1杯。

【制作】将甘蔗汁、蜂蜜拌匀，每日早晚空腹服用。

【功效】清热，润肠，通便。主治小儿积热便秘，伴见发热，口干者。

猪血桃仁煲汤

【原料】桃仁5～10克，新鲜猪血200克。

【制作】将桃仁、猪血加清水适量煲汤，用食盐少许调味，饮汤食血。

【功效】具有润燥滑肠、通利大便之功，便秘小儿服后，奏效神速。

红薯海参饮

【原料】红薯50～100克，海参20克，黑木耳30克，白糖24克。

【制作】将海参、木耳分别用温开水泡软，红薯刮皮洗净切成小块，共放锅内煮熟，入白糖调化，连渣带汁1次服完。每日1～2剂，连服数天，2岁以下分量减半。

【功效】适宜于小儿便秘。

甘蔗番泻叶

【原料】鲜甘蔗汁150毫升，番泻叶1克。

【制作】置锅内隔水蒸熟，滤去渣滓，分1～2次服完。每日1剂，连服数日，3岁以下幼儿分量酌减。

【功效】适宜于小儿便秘。

知/识/小/链/接

　　小孩也要预防便秘。排便习惯是生理要求，正常标准应该争取做到：每日定时排一次大便；排便时间要在10分钟之内，每次排便必须排空。如果便秘严重，直肠内存粪便太多，一支"开塞露"不能引起排便则须用洗肠器洗肠。购置一套洗肠器，灌入2%的肥皂水500毫升，把积存的大量粪便洗出（或去医院洗肠），以后再按上述方法训练排便。

我们把这种训练方法称为"三段排便训练"：

第一段：自己定时排便。

第二段：5分钟排不出，用"开塞露"。

第三段：排便后，再用"开塞露"（验证排空）。

缓泻药、润肠药是针对暂时的便秘，为了解决几天的问题或一次性问题时最常用的方法。如果是慢性便秘，天天排便都要服药则不可取。因为任何药都会影响全身的生理。用泻药的目的，只是使直肠排便，而药物影响全身则是不必要了。长期用药难免对身体有不良反应，很显然，泻药要把肠内容物呈稀便形式排出肯定将一部分应该吸收的营养也一起排出。

食物太精细，消化后不残留废渣，粪便的量自然就少。所以，吃一些纤维多、不能消化的食物，残渣多，就能每日有大便。让孩子吃葡萄时不吐皮，吃橘子、香蕉时不择丝，都有助于排便。饮食调节对预防便秘是最好的办法，但已经发生便秘，靠饮食调节治疗是不可能的。

大肠保养

✻ 欲得长生，肠中常清

《黄帝内经》中记载，肠胃"受五脏浊气，名曰传化之腑，此不能久留，输泄者也"。指出人体产生的垃圾不能在人体内停留过久，需及时传送和排泄。汉代王充在《论衡》中记载："欲得长生，肠中常清；欲得不死，肠中无滓。"就是讲究每日通行大便或多通大便，以求健康长寿。

随着人们生活水平的不断提高，一日三餐的食物也越来越丰富，各种食品层出不穷。这虽然大大满足了人们的口感，却在无形中加重了肠道和排泄系统的负担，导致肠道排泄功能日趋减弱。这是因为人们吃的各种食物都是经过肠道吸收和排泄的，由于食物过于精细，食物纤维少，导致肠道无法将食物残渣正常、及时地排出体外，而是滞留在肠道的弯弯褶褶中形成宿便。宿便在细菌的作用下，腐败、发酵，产生各种有毒素和恶臭的气体。这样，人体内肠道不但会逐渐变得臃肿而狭窄，而且排泄功能越来越差，残渣无法及时排出，最终导致恶性循环。

有一项试验证明，人体内的这些污物最多可以积存到 6.5 千克左右。对于一个经常不排便的人，如果他的体重是 60 千克，也就是说，有 10% 的重量来自宿便，而这些宿便造成的危害就可想而知有多么严重了。因此，欲得长生，肠中常清。

✻ 卯时记得养大肠

卯时，清晨 5～7 时，正是大肠经当令的时间。此时要养成排便的习惯。起床后宜先喝杯温开水，然后去卫生间把一天积攒下来的废物排出体外。晨起一杯温水，可稀释血液，有防止血栓形成的作用。卯时是最"方便"的时候。

《素问·灵兰秘典》中说："大肠者，传导之官，变化出焉。"由此可知，大肠这位"传导之官"在人体有传化和疏导的作用：一方面，大肠上接小肠，接受小肠的食物残渣，吸收其中多余的水分，形成粪便，在大肠之气的运动下，将粪便传至大肠末端，并经肛门有节制地排出体外；另外一方面，大肠还起着主津的作用，即大肠通过吸收水分，参与调节体内的水液代谢。在传导之官值班的时候，我们最应该做的就是排便，将一夜的浊气排出。

大便形状和颜色可辨疾病一般来说，大便以黄色成形为原则，如果大便不成形可能是身体不够健康的警讯。此外，大便太硬或太软，颜色偏红、偏黑、偏棕色，甚至偏绿、带有油脂，都必须特别留意。

一般而言，大便的颜色是很淡的黄色，如接近于白色，可能是消化不良；如果带有鲜红色，表示肛门或直肠处出血，暗红则可能是肠道出血，黑色则表明胃部有毛病。残渣和剩余水分，将其中部分水液吸收，使食物残渣形成粪便，即常说的燥化作用。

大肠主传化糟粕和主津的功能，什么时候发挥得最好呢？那就是卯时，也就是上午的 5～7 时，此时是大肠这位传导之官在值班。

第七节
津液之腑——膀胱

 膀胱常见疾病

膀胱炎

膀胱炎是一种常见的尿路感染性疾病，占尿路感染总数的50%～70%。因细菌感染而引起。其致病菌多数为大肠杆菌，多发生于女性，因为女性的尿道比男性的尿道短，又接近肛门，大肠埃希菌易侵入。膀胱炎最典型的症状是尿频、尿急、尿痛甚至有急迫性尿失禁，有血尿和脓尿。

＊膀胱炎常用的食疗偏方

芹菜大枣车前粥

【原料】芹菜150克，大枣9枚，大米100克，车前草20克。

【制作】将芹菜洗净，切成碎末，大枣、大米去杂，洗净，车前草洗净，用干净纱布包好，备用。锅内加水适量，放入大米、大枣、车前草袋煮粥，八成熟时加入芹菜末，再煮至粥熟，拣出车前草袋，即可食用。每日2次，连服5～7日。

【功效】芹菜有平肝祛风、解热利湿、养神益力等功效。大枣有补中益气、养胃健脾等功效。车前草可清热利尿。适用于膀胱炎。

杨桃蜂蜜茶

【原料】杨桃5个，蜂蜜30克。

【制作】将杨桃洗净，去核切块，加水煎汤，候温，调入蜂蜜，代茶饮服。每日1剂。

【功效】清热解毒，利尿通淋。适用于膀胱结石、膀胱炎等。

莲藕甘蔗饮

【原料】莲藕、甘蔗各适量。

【制作】莲藕绞汁1小茶杯，和甘蔗汁1小茶杯混合。1日分3次喝完。

【功效】清热消炎。治疗膀胱炎和尿道炎，颇有奇效。

竹叶粥

【原料】鲜竹叶30～45克，石膏15～30克，粳米50～100克，砂糖少许。

【制作】竹叶与石膏加水煎煮，取汁与粳米、砂糖少许共煮，先以武火煮开，再用文火熬成稀粥即可食用。

【功效】适宜于膀胱炎。

薏苡仁粳米粥

【原料】薏苡仁30克，粳米50克，白糖适量。

【制作】薏苡仁、粳米分别淘洗干净，入锅用清水煮粥，粥成后加白糖调味。每日2次，每次1碗，10～15日为1个疗程。

【功效】适宜于膀胱炎，小便淋漓涩痛，淋浊。

车前子粥

【原料】车前子10～15克，粳米50克。

【制法】车前子布包入砂锅内，煎取汁，去车前子，加入粳米，兑水，煮为稀粥。

【功效】适宜于膀胱炎。

大麦姜汁

【原料】大麦100克，生姜15克，蜂蜜少许。

【制作】大麦、生姜洗净，用清水煎汁，弃渣，加蜂蜜调味，分3次饭前服用。

【功效】适宜于膀胱炎、小便淋沥涩痛。

青小豆麦粥

【原料】小麦50克，青小豆50克，通草5克。

【制作】先以500毫升清水煮通草，去渣后再加入洗净的青小豆和麦粒共煮成粥。作早餐食用。

【功效】适宜于膀胱炎。

＊膀胱炎预防

清洁是最不能忽略的。每日在上床以前都要先洗澡，并且更换内裤，这是因为在每次排泄后，皮肤及内裤都会被大肠埃希菌所污染。

（1）女性时不时想排尿并非病态，其实只要水分摄取增加，尿量必然增多，但是不能长时间地忍尿，在感到尿急时，就应及时将尿液排出，不要等太多的时间。而每次排尿的时间都要记得将尿液彻底排出。

（2）多喝水，最好每日2升。

（3）不要穿紧身的衣物、牛仔裤等衣物。

（4）小心选用卫生纸，尽量不要用漂色的卫生纸。记得拭抹的动作是由前到后的。

（5）安坐在厕板上会比半蹲容易排清尿液。

（6）过度疲劳也是发病原因之一。

膀胱癌

膀胱癌是指产生于膀胱壁上皮组织和间质组织的恶性肿瘤。发病率在男性泌尿生殖系统肿瘤中仅次于前列腺癌，在中国则居首位。占全身恶性肿瘤的3%，近年来有增加之势。男性发病率为女性的3～4倍，且以50～60岁发病率最高。

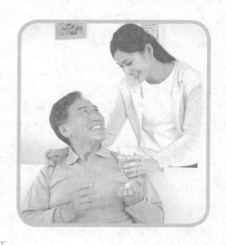

中医学对本病的认识可溯到2000多年前的《黄帝内经》，如《素问·宣明五气论》说："膀胱不利为癃……"《素问·气厥论》指出："胞移热于膀胱，则癃溺血。"《四时刺逆从论》又说"少阳……涩则病积溲血"等。后世医家对癃闭及血尿研究较多，并逐渐完善。隋巢元方《诸病源候论》中说："血淋者，是热淋之甚者，即尿血，谓之血淋。"朱丹溪在《丹溪心法》中指出："大抵小便出血……痛者谓之淋，不痛者谓之溺血。"从而将尿血与血淋作了进一步的区分。膀胱癌各个主要症状和体征在传统医学中称谓不一，中医属"尿血""癃闭""血淋"等范畴。

* 膀胱癌常用的食疗偏方

香菇冬笋

【原料】香菇10个，冬笋100克。

【制作】香菇用温水泡发后，去蒂、切片，冬笋切片，备用。锅内油热时，放入香菇、笋片翻炒，调入鸡汤、食盐煨至汁液将干时即可出锅，佐餐食用。

【功效】益胃，清热，防癌。味道鲜美，营养丰富，有增强免疫力、防治膀胱癌的作用。

西洋参粥

【原料】西洋参（研末）3克，麦冬10克，生地黄20克，阿胶6克，粳米50克。

【制作】麦冬、生地黄先以水煎约30分钟，然后去渣取汁，入粳米煮，临熟时加西洋参末再煮成粥，趁热加入阿胶烊化，和匀，分2次热服。

【功效】可养阴生津、滋阴润燥。适用于阴虚火旺之膀胱癌。

参芪陈皮炖鸭

【原料】党参、黄芪各30克，陈皮10克，鸭子1只，调料适量。

【制作】将鸭子去肠杂洗净，纳入党参、黄芪、陈皮及调料，煮至烂熟，吃肉喝汤。

【功效】可益气健脾、滋阴养血。适用于阴虚火旺之膀胱癌。

蘑菇猪肉汤

【原料】鲜蘑菇、猪瘦肉各100克，食盐适量。

【制作】先将猪瘦肉、鲜蘑菇切成片，加水适量作汤，用少许食盐调味，佐餐食用。

【功效】滋阴润燥，健脾益胃。尤适合于放疗、化疗后白细胞减少，食欲不振的膀胱癌患者。

糖醋蒜

【原料】大蒜200克，米醋500毫升，白糖适量。

【制作】将大蒜去皮剥成瓣状，洗净沥干，装入加有白糖的米醋中，浸泡1个月后即可取食。每次数枚，佐餐食用。

【功效】抗癌利尿。对膀胱癌有效。

参精炖甲鱼

【原料】人参（研末）3克，黄精30克，大枣15颗，甲鱼1只，调料适量。

【制作】甲鱼宰杀后去头、足、肠杂，与黄精（切片）、大枣同炖熟，入人参末再煮片刻即可。吃肉喝汤，药也可食。

【功效】可益气生津、软坚散结。适用于阴虚火旺之膀胱癌。

参芪米粥

【原料】党参10克，黄芪、怀山药、白扁豆各20克，核桃仁30克，大枣20颗，粳米100克。

【制作】怀山药研细末备用。党参、黄芪先入锅加水2000毫升，煎30分钟去渣取汁，然后加入怀山药末、核桃仁、大枣、粳米共煮成粥，早、晚各温服1碗，食时加白砂糖适量。

【功效】可健脾益气、养血补血。适用于阴虚火旺之膀胱癌。

✳ 专家提醒

　　增加饮水量，因为饮水量的多少，直接影响膀胱内尿液的浓度，对膀胱癌的发生有重要影响，饮水量少者膀胱中的尿液也减少，而致癌物质从肾脏排泄到膀胱后，在尿液中的浓度也相应的较高，这些高浓度的致癌物质会对膀胱黏膜造成强烈的刺激，同时，饮水量少者，排尿间隔时间必然延长，这就给细菌（如大肠埃希菌）在膀胱内的繁殖创造了有利条件。膀胱癌者多数平时不喜欢饮水、饮茶。

膀胱保养

✳ 申时记得养膀胱经

　　申时，也就是下午的 15 ～ 17 时，此时正是膀胱经当令的时间。膀胱经是很重要的经脉，在中医里号称太阳。是从足后跟沿着后小腿、后脊柱正中间的两旁，一直上到脑部的一条大经脉。膀胱是贮藏水液和津液的，水液排出体外，津液则在体内循环。膀胱就像太阳一样，能够把精液气化，因为膀胱与肾相表里，膀胱的气化功能不足，肾经里面的水液调不上来，就会出现口干舌燥的情况。若膀胱有热，可致膀胱咳，即咳而遗尿。申时人的体温较热，阴虚者尤为突出。小腿疼或是这个时候特别犯困都是膀胱经阳虚问题，是太阳经虚的相。后脑疼与记忆力衰退也和膀胱经有关的，是阳气上不来，上面的气血不够导致，所以膀胱经千万别理解为储尿器的问题。

　　膀胱的功能是储藏和排泄尿液。如果膀胱发生病变，会出现什么情况呢？如果膀胱储尿功能出现问题，就会出现尿频、尿急、遗尿、尿失禁等。《素问·脉要精微论》："水泉不止者，是膀胱不藏也。"也就是说，小便失禁是膀胱不能储藏津液的表现。如果膀胱排尿功能失调，就会出现小便不利、淋沥不尽，甚至小便癃闭不通等问题。

　　申时正是人体新陈代谢率最高的时候，肺部呼吸运动最活跃，人体运动能力也达到最高峰，此时锻炼身体不易受伤，而且此时阳光充足、温度适宜、风力较

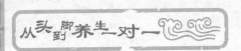

小，可谓是锻炼的最佳时间段。另外，在申时这个时段，气血正好运行到脑部。古语说"朝而授业，夕而习复"，就是说早晨学完东西，到下午三点至五点的时候，就应该好好地去练习来强化我们的记忆。

申时，膀胱经活跃，这个时候要有意识的多喝水，喝水多有利于膀胱的清洗和排泄，通过大量的排尿，对身体的排毒效果更为明显。

＊ 少喝咖啡和饮料

要限制咖啡、酒和可乐的饮量，因为咖啡因和酒精对膀胱有激惹作用。

＊ 按摩保养膀胱经

（1）每晚按摩脚底的涌泉穴；搓腰和后背，热了最好。

（2）每日用双手拇指和食指，捏住后背脊柱两边肌肉尽可能从高的地方向下（臀部方向）推按，一直推到尾骨为止，然后十指并拢，按住脊柱向上推回到开始的位置，再重复上述动作。

（3）双手拍打背后的两侧肌肉，并沿着肌肉拍打到臀部，再由臀部拍打到大腿的中间线至足后跟。

此法不但能够壮足太阳经，还能提升全身的阳气，强壮肾脏。

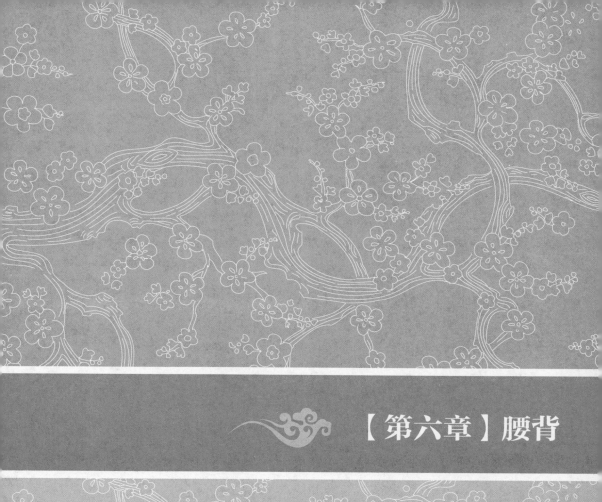

【第六章】腰背

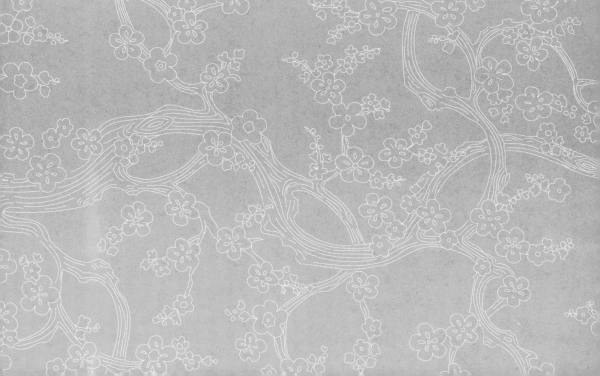

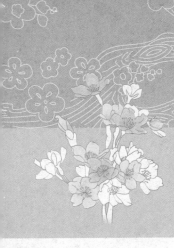

第一节　腰部

腰为胯上胁下的部分，在身体的中部，中医认为腰为肾之府。另外腰部又有带脉通过，带脉横行于腰腹之间，统束全身直行的经脉，状如束带，故称带脉。带脉的主要功能是"约束诸经"，且与冲、任、督三脉的关系极为密切。

《黄帝内经》里讲膀胱经时曾说，"膀胱经入循膂络肾"。膂即是人体腰部的肌肉。人的力量都是从腰部来的，所以我们要保养和锻炼腰部。

 腰部常见疾病

腰痛

腰痛又称腰肌劳损，主要是指腰骶部肌肉、韧带、筋膜等软组织的慢性损伤，大多由于腰部扭伤，未及时治疗，或是由弯腰负重时姿势不良引起。临床症状表现为长期腰痛，时轻时重，反复发作，阴雨天时酸痛症状明显。

腰椎要承受人整个上半身的重量。中医里讲肾气的盛衰直接决定腰的灵活性、健康度。人年轻的时候，肾气旺，腰椎一般没有问题，但一旦上了年纪，人体的气血和先天活力都在走下坡路了，就会出现不同程度的肾虚，腰的毛病也就花样百出了，轻则腰酸、腰痛、弯腰困难，重则腰椎间盘突出。更要命的是，腰老是容易闪着、扭着。

在这里给大家介绍由周尔晋先生创制的一套调养腰椎疾病的手穴保健操。手穴上对腰椎大有裨益的人体大都分布得非常有规律，手背上是：合谷、后溪、腰点1、腰点2，手掌上是内合谷、内后溪、内腰点1、内腰点2。这两组穴位（高升点）大都都是里外对应的。

我们可以把上面的高升点内外两两组合起来，用一只手的拇指和食指去捏另一只手的内外两个穴。按捏的次序如下：合谷与内合谷，后溪与内后溪，腰点1与内腰点1，腰点2与内腰点2。

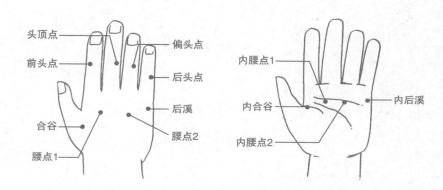

按捏的时间可以适当长一些，以默数200个数计时为准；按捏的力度以有酸痛感为宜；这样按捏过一番之后，你的手会发红、发热。最后，十指交叉，第二指关节相交这样就是在按指上的压前头点、头顶点、偏头点和后头点。因为脑为髓海，所以按压大脑的高升点可以增强脑髓、脊髓和骨髓的活性，能健脑强腰。

＊ 腰痛常用的食疗偏方

枸杞子叶羊肾粥

【原料】枸杞子叶100克，羊肾1个，大米100克，食盐适量。

【制作】将羊肾剖开，剔去白筋，洗净切块，与大米、枸杞子叶一同入锅，加清水煲粥，加盐调味服食。

【功效】羊肾有补肾健腰之功。适用于肾虚腰痛。

羊肉米粥

【原料】羊腿肉250克，粳米200克。

【制作】将羊腿肉洗净，切成小块，开水浸泡，去浮沫，置锅中，加粳米及清水500毫升，武火煮开3分钟，文火煮30分钟，成粥，趁热食用。

【功效】补肾阳，通筋脉，壮腰脊。主治肾阳虚型腰肌劳损，腰痛久不愈，经常复发，遇冷尤剧，四肢不温者。

桃仁姜枣汤

【原料】桃仁25克，生姜10克，大枣10枚。

【制作】将桃仁洗净，置锅中，加清水200毫升，加生姜、大枣，武火煮开3分钟，文火煮20分钟，分次食用。

【功效】活血行瘀止痛。主治气滞血瘀型腰肌劳损，腰部疼痛不移，有外伤史者。

黄酒炖韭菜

【原料】韭菜50克，黄酒100毫升。

【制作】将韭菜洗净后切丝，与黄酒同炖，沸后趁热服用。

【功效】祛瘀通络。主治气滞血瘀型腰肌劳损，外伤性腰疼痛不愈，痛处固定者。

韭菜黄酒粥

【原料】韭菜或韭菜根60克，黄酒150毫升，大米60克。

【制作】将韭菜洗净，切段，大米淘洗干净，备用。锅内加水适量，放入大米煮粥，八成熟时加入韭菜段，投入黄酒，再煮至粥熟即成。每日2次，连服5～7日。

【功效】韭菜有温补肝肾、助阳固精、

下气散血等功效。黄酒有补血养颜、舒筋活血等功效。适用于扭伤腰痛。

茶叶米醋饮

【原料】茶叶6克，米醋50毫升。

【制作】将茶叶用200毫升沸水冲沏，候温，兑入米醋1次服下。

【功效】缓急止痛，活血散瘀。适用于腰痛难转。

韭菜黄酒汤

【原料】韭菜或韭菜根30～50克，黄酒90毫升。

【制作】将韭菜洗净切细，与黄酒共置锅内，煮沸，趁热饮服。每日1～2剂。

【功效】祛风散瘀，活血通脉。适用于扭伤腰痛。

怀山药枸杞子粥

【原料】怀山药60克，枸杞子30克，粳米100克。

【制作】将上述材料共洗净，加水煮粥。每日1剂。

【功效】滋阴补肾。用治肾阴虚腰痛，证见腰膝酸软，心烦失眠，口干咽燥等。

＊ 腰痛的防治保健法

（1）双脚分立，与肩同宽，双臂曲肘，上体向左、右侧各旋转10次，然后改为双手叉腰，腰部按顺时针方向与逆时针方向各旋转10次。

（2）站立，左手握拳，轻轻地叩击背后腰部中央36次，然后双手掌心在腰部两侧上下搓擦50次。

（3）双脚分立，比肩宽一倍，双手放在膝盖上，成为"骑马势"。首先，上体重心向左侧移动，左腿弯曲，右腿伸直，然后改为上体重心向右侧移动，右腿弯曲，左腿伸直，左右各操练 10 次。

（4）仰卧，双膝弯曲并拢，同时向左、右侧倾倒各 10 次，休息 5 分钟后，屈膝，双手抱住双腿，头部向上抬起，全身像滚雪球似的前后滚动 10 次。

（5）俯卧，首先，头部及上体向上抬起，右手在后方拉住右腿，接着复原，改为头部抬起，左手在后方拉住左腿，左右各 10 次。

（6）站立，首先，左脚向左侧后退一步，同时右手掌心对准腹部中央，左手手背对准背后腰部中央，目视左后方，然后右脚向右侧后退一步，同时左手掌心对准腹部中央，右手手背对准背后腰部中央，一步步地向后倒退，操练 15 分钟。

腰椎间盘突出

腰椎间盘突出症简称腰突症，主要病因是腰椎间盘退行性病变，腰部外伤，尤其是积累性劳累，使纤维环部分或完全破裂，髓核向椎管内突出，压迫或刺激神经根脊髓而引起的腰腿痛综合征，多见于 40 岁左右的男性。

腰椎间盘突出症的早期症状仅在劳累后出现腰部的酸痛或酸胀，休息后可恢复，严重时，可因疼痛导致脊柱活动受限，有沿坐骨神经传导至小腿外侧、足背或足趾的放射痛，影响基本的日常生活。造成腰椎间盘突出症发病率上升且年轻化的主要原因是：在日常生活习惯中，至少有 80% 者用腰不当。

我们可以想想自己在日常生活中的两个小动作：俯身提重物，先弯腰还是先弯腿？中老年人去超市，直接拎东西回家，还是事先准备好一个小车推着回来？如果选择前者，那么，你就是那 80% 中的一分子。俯身提较重的物件时，如果是先弯腿，再微微弯腰或者不弯腰，就可以保护腰，但绝大多数人的做法正好相反。从超市买东西后，如果东西过重，用自行车驮或小车推，而不是用手提着回家，就不会日积月累导致腰椎病。如果实在没有小车，最好将手中的东西分摊给左右手分别提着。习惯用某一侧的手提着书包等，某一侧的肩斜挎包等均可引发腰间盘突出症。

还有些用力牵拉的动作，一次就可以造成腰扭伤，比如把重物扛在一侧肩上、每次出差提着沉重的旅行箱上下楼……这种扭伤因为轻微，当时很可能感觉不到，但在以后的重复动作时，就可以造成急性腰扭伤，使旧病严重复发。日常生活中，坐下时，腰要略微后倾，最好腰后放一个靠垫，对腰部弯度起一个缓冲和支撑作用。在公园露天落座时，不要直接坐在潮湿阴冷的草地或土地上，否则会使腰部被寒湿所困，产生腰痛。已经得了腰椎间盘突出症，要多卧床休息，避免过劳。注意增加高蛋白质和高维生素食物，并适当补钙。

＊ 腰椎间盘突出常用的食疗偏方

羊肾枸杞子粥

【原料】羊肾1对．羊肉100克，枸杞子10克，粳米80克。

【制作】将羊肾去臊腺筋膜，同羊肉、枸杞子、粳米加水适量同煮粥，服食。

【功效】适宜于腰椎间盘突出症。

鳖肉炖猪骨髓汤

【原料】鳖1只，猪脊髓200克，生姜10克，葱白10克，胡椒粉、味精各适量。

【制作】将鳖用开水烫死，揭去鳖甲，去掉内脏和头、爪。猪脊髓洗净，放入碗内。鳖肉放入锅中，加生姜、胡椒粉，用武火烧沸，再用文火将鳖肉煮熟，放入猪脊髓，煮熟后放入味精。食肉饮汤，分次服完。阳虚体质及感冒者忌服。

【功效】适宜于腰椎间盘突出症。

杜仲威灵仙

【原料】杜仲20克 威灵仙55克。

【制作】分别研粉后混合拌匀，再取猪腰子（猪肾）1个或2个，去掉筋膜（肾上腺），洗净剖开，再放入药粉，摊匀后合紧，共放入碗中，加水少许，慢火久蒸。食肉，喝汤，每日1剂，孕妇忌服。

【功效】适宜于腰肌劳损、肾虚型腰椎间盘突出症。

三七地黄瘦肉汤

【原料】三七12克，生地黄30克，大枣4个，瘦猪肉300克，盐适量。

【制作】三七打碎，与生地黄、大枣、瘦猪肉一同入砂锅，加适量水，大火煮沸后改小火煮1小时至瘦肉熟烂，放调盐适量。饮汤吃肉，隔日1剂。

【功效】活血化瘀，定痛。主治气滞血瘀型急性腰椎间盘突出症。

乌藤酒

【原料】生川乌35克，生草乌35克，生杜仲35克，忍冬藤35克，当归35克，五加皮35克，海风藤35克，乌梅2个，白酒1500毫升，冰糖100克，红糖100克。

【制作】将前8味水煎2小时，取药液加入冰糖、红糖，待溶化后再加入白酒即成。早晚各服1次，每次10～20

毫升。

【功效】温经散寒，通络止痛。适用于腰痛日久不愈者，疗效高，收效快。

牛肉粳米粥

【原料】牛肉100克，粳米50克，五香粉、精盐各适量。

【制作】牛肉切成薄片，与粳米加水适量同煮粥，粥熟后加五香粉和精盐调味，温热食用。

【功效】适宜于腰椎间盘突出症。

杜仲酒

【原料】杜仲30克，白酒500克。

【制作】将杜仲浸于白酒中，密封7日后开封饮服。每次10～20克，每次2～3克。

【功效】适宜于腰椎间盘突出症。

独活参附酒

【原料】独活35克，制附子35克，党参20克。

【制作】上药研末，装瓷瓶中，用500毫升白酒浸之，春夏5日，秋冬7日，常饮服。

【功效】散寒逐湿，温中止痛。适用于腰腿疼痛，小腹冷痛，身体虚弱者（以上药酒须在医师指导下使用）。

＊ 腰椎间盘突出的运动疗法

【悬垂法】

利用门框或单杠等物体进行悬垂锻炼。每日早晚各1次，时间根据个人差异而定。悬垂锻炼的原理是借助人体自身重力作用进行的牵引治疗，它不仅能使腰部得到放松，而且还能增强局部血液循环和新陈代谢。进行悬垂时，应注意放松腰部及下肢，使重量自然下垂，以达到牵引腰椎的目的。悬垂的上下动作一定要轻，避免因跳上跳下的动作过重而损伤腰椎，加重病情。

【倒走法】

在保证安全的前提下，选择一条平坦、行人少、空气好的道路，一步一步地向后倒着行走。每次约20分钟，每日早晚各一次。双手叉腰坚持倒行锻炼，能使腰部肌肉的血循环加快，改善腰部肌肉的营养供应。

＊ 腰椎间盘突出的防治保健法

（1）双脚分立，与肩同宽。双臂上举，掌心朝前。首先，上体向前方倾倒，双手尽量接触脚背，接着上体向后方倾倒，双手扶住腰背部，目视天花板，然后复原，反复 10 次。

（2）站立。双臂向体侧平伸，掌心朝下。首先，上体向左侧弯曲，复原后再向右侧弯曲，反复 10 次。

（3）站立。双手扶住床头或桌边，双腿轮流向前方、后方踢动，同时抬头、挺胸，反复 10 次。

（4）仰卧。双手抱住双膝，尽量靠近胸部，接着，上体向上抬起，变为坐式，然后复原，反复 5 ～ 10 次。

（5）仰卧。双臂放在体侧，掌心朝下。首先，腰部与臀部慢慢地向上抬起，保持 3 分钟后复原，反复 10 次。

（6）俯卧。双臂在体侧伸直。首先，头部与上体向上抬起，接着，双手向后拉住双腿，身体呈反弓状，保持 3 分钟后复原，反复 10 次。

知/识/小/链/接

有研究表明，人体在前倾 20°坐着时，腰椎间盘内的压力最大，这正是我们在电脑前做报表、上网时经常保持的姿势，长期如此坐着，腰椎受压整体下沉缩短，身体的中轴线跟着后移，使椎间盘向后突出。

疲：错误坐姿，腰椎过度屈曲。在我们的日常活动中，腰椎大多处于屈曲状态，过度工作就等于增加腰椎屈曲的时间。统计表明，腰椎屈曲的频度一天中最高的可达 3000 ～ 5000 次。这种过多的、反复的屈曲是造成椎间盘病变最常见的原因。

振：开车时考验腰椎，脊柱被反复拉伸。科学家们发现，腰骶部的固有频率和行车中坐椅的振动在同一个低频范围，所以开车时腰椎很容易和汽车产生共振。这种共振意味着脊柱不断地被压缩与拉伸，同时使周围组织肌肉也跟着疲劳，影响腰椎间盘的新陈代谢速度，会加速腰椎的退化、变形。

猛：突受外力，易发腰扭伤。正常的腰椎间关系富有弹性和韧性，具有强大的抗压能力。如果突然受力或在缺乏运动后突然用力，很容易突破它的承受极限，引发腰扭伤。

寒：露出小蛮腰，影响腰椎的营养供应。腰部特别怕冷。如果冬天露腰，为了抵御寒气，腰背部的肌肉痉挛，小血管收缩，使得局部血液循环减少，会影响椎间盘的营养供应，椎间盘内压力升高，造成更多的伤害。

腰部保养

腰为人体运动的枢纽，摇动、按摩腰部，能够健腰强肾，疏通气血。中国传统武功十分强调"以腰为轴""主宰于腰"。把腰部活动看做生命活动之本。

＊ 腰宜常摇动

中国传统锻炼腰部的方法很多。很多传统健身术都非常强调腰部活动。如五禽戏、易筋经、八段锦、太极拳等，皆以活动腰部为主。通过松胯、转腰、俯仰等活动，达到强腰健体作用。下面仅举几个练腰动作。

转胯运腰：取站立姿势，双手叉腰，拇指在前，其余四指在后，中指按在肾俞穴上，吸气时，胳膊由左向右摇动，呼气时，由右向左摆动，一呼一吸为一次，可连续做 8 ～ 32 次。

俯仰健腰：取站立姿势，吸气时，两手从体前上举，手心向下，一直举到头上方，手指尖朝上，呼气时，弯腰两手触地或脚。如此连续做 8 ～ 32 次。

旋腰转脊：取站立姿势，两手上举至头两侧与肩同宽，拇指尖与眉同高，手心相对，吸气时，上体由左向右扭转，头也随着向右后方扭动，呼气时，由右向左扭动，一呼一吸为一次，可连续做 8 ～ 32 次。

＊ 腰宜常按摩

"腰为肾之府"，经常按摩腰部有壮腰强肾之功。按摩腰部的方法很多，现在介绍三种方法如下：

（1）两手拇指按于肋弓下缘，其余四指放于后腰处，先顺时针方向揉按 32 次，再逆时针方向揉按 32 次；然后两手掌自后腰部至尾骨端，上下反复斜擦 32 次。

（2）两手握拳，以拳眼对两侧腰部，上下搓动约 40 次，动作要快速有力。

（3）自然站立，全身放松，双手半握拳或手指平伸均可，然后腰部自然而然地左右转动，随着转腰动作，上肢也跟着甩动。当腰向右转动时，带动左上肢的手掌向右腹部拍打。同时右上肢及手背向左腰部拍打，如此反复转动，手掌或拳有意识地拍打腰部、腹部，每侧拍打 200 次。

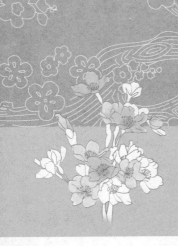

第二节　背部

背为足太阳膀胱经、督脉所过之所，五脏的俞穴都会聚于背，背的寒暖与脏腑的功能直接相关，故应当注意保护。《养生四要·慎动》说："背者，五脏之附也，背欲常暖，暖则肺脏不伤。"《摄生消息论·春季摄生消息论》亦说："不可令背寒，寒即伤肺，令鼻寒咳嗽。"背部保护的基本原则是保暖，从现代医学来看，背部分布着丰富的脊神经，支配着背部皮肤及内脏的生理活动。背部的运动、按摩保健可提高人体的免疫力，调节血压，增强心肌活动的能力，促进消化功能等，有益于防病治病。

 背部常见疾病

强直性脊柱炎

强直性脊柱炎是以骶髂关节和脊柱关节的慢性进行性炎症表现为主，并侵犯四肢关节和其他脏器的全身性疾病。中医学中没有强直性脊柱炎名称的记载，但中医学对强直性脊柱炎的症状却早有描述，早在《黄帝内经》和《金匮要略》以及后世医家中均有极为相同的记载。中医将其归于痹症之"骨痹""肾痹""妊痹"范畴，它又有"复感于邪，内舍于肾"的特点，如《黄帝内经》说"骨痹不已，复感于邪，内舍于肾"，又说"肾痹者，尻以代踵，脊以代头"，意思是用臀部代替双足，不能行走，因脊柱弯曲或驼背后远看似头，比较形象地描述了强直性脊柱炎的脊柱、髋关节的畸形改变，说明脊柱强直不能屈伸而致坐起困难。

中医称此病为"痹证"，认为强直性脊柱炎的内因为肾督两虚，外因与风寒湿关系密切，因此可采用如下食疗方法：

① 风寒型：症见疼痛，遇寒则痛剧，治宜祛风散寒止痛。

② 风湿型：症见四肢疼痛如裹，治宜祛风胜湿。

强直性脊柱炎在饮食上则以食用富含蛋白质及维生素的食品为主。

＊ 强直性脊柱炎常用的食疗偏方

白芷羊肉汤

【原料】白芷 20 克，羊肉 100 克，黄酒、姜、葱、精盐各适量。

【制作】白芷洗净备用；羊腿肉洗净，切小块，开水浸泡 2 小时，捞起再洗净，置锅中，加黄酒、姜、葱、精盐，加水煮开，去浮沫；再加白芷，急火煮开 5 分钟，改文火煮 30 分钟，分次食用。

【功效】温阳补血，祛寒通络。主治强直性脊柱炎属风寒型，腰部疼痛，遇寒复发者。

鲜虾炖黄酒

【原料】鲜河虾 500 克，黄酒 500 克。

【制作】河虾洗净后浸入黄酒 15 分钟，捞起，隔水炖熟，分次服用，黄酒与河虾可同食。

【功效】温肾壮阳，舒筋止痛。主治强直性脊柱炎属风寒型者。

＊ 预防强直性脊柱炎

（1）强直性脊柱炎病程缠绵，不少患者在治疗过程中存在急躁情绪，对坚持长期治疗缺乏足够的思想准备，情绪变得十分悲观，失去信心放弃治疗，是很危险的。因此，一定要克服急躁情绪，治疗及时恰当，树立起战胜疾病的信心。

（2）因疼痛长期卧床的强直性脊柱炎患者，脊柱与四肢强直较快，因引起除全身症状严重、疼痛明显外，均应尽力活动各关节，坚持作扩胸、深呼吸、脊柱及下肢运动等局部和全身性的功能锻炼，以防止和减轻关节粘连、僵直和肌肉萎缩。因病情严重不能起床的患者，经用药后病情会得到控制，可以在床上做些适当的功能锻炼，争取早日下地活动。

（3）注意保持生理姿势，防止发生脊柱畸形和僵直。在休息时要保持适当的体位，应睡硬板床，取仰卧位，不垫枕头；在站立或坐位时，应尽量挺胸收腹；写字时桌子要高一些，椅子要矮一些。凡能引起持续性疼痛的体力活动应该避免。

背部保养

＊ 背部宜常保暖

背部保暖方法有三：

第一，衣服护背。《老老恒言·衣》说："肺俞穴在背，《黄帝内经》曰'肺朝百脉，输精于皮毛'。不可失寒暖之节。今俗有所谓背搭，护其背也。"故平时穿衣注意背部保暖，随时加减，以护其背。

第二，晒背取暖。《老老恒言·安寝》说："如值日晴风定，就南窗下背日而坐，列子所谓负日之暄也。脊梁得有微暖，能使遍体和畅。日为太阳之精，其光壮人阳气，极为补益。"避风晒背，能暖背通阳，增进健康。

第三，慎避风寒。因为背为五脏俞穴所会，尤其是天热汗出腠开时，若被风吹，则风寒之邪易于内侵，引起疾病。故《老老恒言·防疾》强调说："五脏俞穴，皆会于背，夏热时命童仆扇风者，风必及之，则风且入脏，贻患非细，有汗时尤甚。"夏日汗出后不可背向电扇，以免风寒之邪伤人。

＊ 背宜常捶摩

历代医家和养生家都强调保护背部的重要性，而且提出了捶背、搓背、捏脊等活动背部的保健方法。

（1）捶背：捶背又分自我捶打和他人捶打。本法可以舒筋活血，振奋阳气，强心益肾，增强人体生命活力。

（2）搓背：搓背也分自搓和他人搓。自搓方法，可在洗浴时进行。以湿毛巾搭于背后，双手拉紧毛巾两端，用力搓背，直至背部发热为止。他人搓法，取俯卧位，裸背。请他人以手掌沿脊柱上下按搓，至发热为止。注意用力不宜过猛，以免搓伤皮肤。搓背法有防治感冒、腰背酸痛、胸闷腹胀之功效。

（3）捏脊：取俯卧位，裸背。请他人用双手（拇指与食指合作）将脊柱中间的皮肤捏拿起来，自大椎开始，自上而下，连续捻动，直至骶部。可连续捏拿3次。此法对成人、小儿皆宜，可调和脏腑、疏通气血、健脾和胃，对调整血压也有一定的作用。注意用力不宜过大、过猛，速度不宜太快，动作要协调。

第三节
五脏阴阳之本——肾

　　肾位于腰部脊柱两侧，左右各一。中医认为肾是人体最重要的脏器，是机体生命活力的源泉，储藏着禀受父母之精和繁衍下一代之精，故又称"肾为先天之本"。

 肾脏常见疾病

肾炎

　　肾炎分急性和慢性两种。肾炎是机体（特别是肾小球）对某些致病原的免疫与感染反应，两侧肾脏非化脓性的炎性病变。通常指肾小球肾炎。急性肾炎多见于幼儿及青少年，一般见有眼皮和面部水肿、血尿、尿少、低热、血压升高等症状。急性肾炎治疗不当或不彻底可演变成慢性肾炎。慢性肾炎多见于成人，病程迁延。其表现为全身水肿、少尿、腰痛、蛋白尿、血尿、疲乏、消瘦或贫血等症状，以及不同程度的肾功能减退。此病属于中医的"水肿""虚劳"等范畴。

＊ 肾炎常用的食疗偏方

玉米须车前叶粥

【原料】玉米须、鲜车前叶各30克，葱

白1茎，粳米50～100克。

【制作】将鲜车前叶洗净、切碎，同玉

米须、葱白煮汁后去渣，然后加粳米煮粥。每日2～3次，5～7日为1个疗程。

【功效】清热利尿。适用于急性肾炎小便不利，尿血，水肿等症。

葫芦粥

【原料】陈葫芦粉（越陈越好）10～15克，粳米50克，冰糖适量。

【制作】先将粳米、冰糖同入砂锅内，加水500毫升，煮至粳米开时，加陈葫芦粉，再煮片刻视粥稠为度。温热服用，每日2次，5～7日为1个疗程。

【功效】利水消肿。适用于肾炎及心脏病水肿、脚气水肿等症。

白菜薏苡仁粥

【原料】小白菜500克，薏苡仁60克。

【制作】先将薏苡仁煮成稀粥再加入洗净、切好的小白菜，煮2～3沸，待小白菜熟即成，不可久煮。食用时不加精盐或少加精盐。每日2次。

【功效】健脾祛湿，清热利尿。适用于急性肾炎的水肿少尿症。

冬瓜鲤鱼汤

【原料】冬瓜500克，鲤鱼1尾（重约300克），生姜适量。

【制作】冬瓜连皮洗净去子瓢，切成小块；鲤鱼去鳃不刮鳞，剖腹去内脏；生姜去皮洗净。三者同放砂锅中，加清水600毫升，大火烧开，小火炖至酥烂。不加油、盐，分2次或3次趁热服。

【功效】适用于慢性肾炎、水肿。

＊ 专家提醒

（1）控制饮食结构，避免酸性物质摄入过量，加剧酸性体质。

（2）参加有氧运动，适当锻炼身体，在阳光下多做运动多出汗，可帮助排除体内多余的酸性物质，从而预防肾病的发生。

（3）保持良好的心情，不要有过大的心理压力，压力过重会导致酸性物质的沉积，影响代谢的正常进行。

（4）生活要规律，生活习惯不规律的人，如彻夜唱卡拉OK、打麻将、夜不归宿等生活无规律，都会加重体质酸化。

（5）远离烟、酒。毫无节制的抽烟喝酒，极易导致人体的酸化，使得肾病有机可乘。

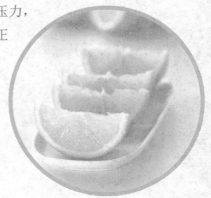

（6）不要食用被污染的食物，如被污染的水，农作物，家禽鱼蛋等，要吃一些绿色有机食品，要防止病从口入。

肾结石

肾结石形成主要原因就是饮食。它是由饮食中可形成结石的有关成分摄入过多引起的。根据结石成分的不同，肾结石可分草酸钙结石、磷酸钙结石、尿酸（尿酸盐）结石、磷酸铵镁结石、胱氨酸结石及嘌呤结石六类。大多数结石可混合两种或两种以上的成分。其临床表现包括：

（1）疼痛。当小的结石从肾脏进入输尿管后可引起输尿管剧烈蠕动，于是出现绞痛和血尿。疼痛位于腰部和腹部，可放射至下腹部和大腿内侧，疼痛常呈阵发性，也可为持续性。肾绞痛发作时患者呈痛苦面容，蜷曲成一团，两手紧压腹部或腰部，甚至在床上翻滚，呻吟不已，严重时患者面色苍白，全身出汗，心率加快，血压下降，伴有恶心、呕吐、腹胀。

（2）血尿。肾结石稳定时可伴有镜下血尿，肾绞痛发作时，往往伴有肉眼血尿或镜下血尿，以镜下血尿居多。

（3）尿中排出结石。肾结石尿中可排出沙石或小的块状结石，尤其在肾绞痛发作时。结石通过尿道时可出现阻塞和刺痛。

（4）尿路梗阻和感染。这是肾结石的常见并发症，结石可引起尿路梗阻、肾积水，如梗阻未能及时解除，可出现急性或慢性肾功能不全。在有结石梗阻的情况下也容易出现尿路感染。

肾盂内大结石及肾盏结石可无明显临床症状，仅表现为活动后镜下血尿。肾结石并不是说没有任何症状就不需要治疗，而要根据结石的大小、数目、位置、肾功能和全身情况，有无确定的病因，有无代谢异常，有无梗阻和感染及其程度确定治疗方案。

＊ 肾结石常用的食疗偏方

核桃糖酥

【原料】核桃仁120克，冰糖120克。

【制作】将冰糖溶化浸入核桃仁肉，以香油炸酥，装于密封容器内，每次食用30～60克，每日3～4次。也可用市售翡翠胡桃，服法同上。

【功效】本品温补肺肾，润肠通便，对于无泌尿道梗阻的状如绿豆大或大豆（黄豆）大的结石，有促使其排出的作用，对于结构疏松的结石可帮助其分解后排出。

【注意】阴虚火旺者忌服本方。

冰糖桃胶饮

【原料】桃树胶（桃树皮流出汁液成胶）20克，冰糖30克。

【制作】将桃树胶放炖锅内，加入冰糖，加水200毫升。将锅置中火上，炖煮至桃树胶溶后即可。每日2次，每次60毫升。

【功效】止痛排石。适用于肾结石。

金钱草玉米茶

【原料】金钱草30～60克，玉米须30～60克，绿茶5克。

【制作】上述3味加水浸过药面，煮沸10～15分钟即可（先后煎2次，合并两汁而饮）；或上述3味制粗末，置茶壶内沸水浸泡20分钟即可。每日1剂，不拘时频频饮之。

【功效】清热化湿，利尿便石。适用于尿道结石、肾结石、肝胆结石等。

核桃茶

【原料】核桃肉、白糖各90克。

【制作】先将核桃肉磨成粉，越细腻越好，放在容器中，加入适量水调成浆状。铝锅内放水1大碗，加入白糖，置火上烧至糖溶于水，放入核桃肉浆拌匀，烧至微滚即成。代茶饮，每日1次。

【功效】可排出结石，用于治疗各种尿路结石。

＊ 肾结石的特色疗法

（1）金钱草15克，捣烂后用布包好，敷足底涌泉穴，每日1次，夜敷昼取。

涌泉穴：位于足掌心前$1/3$凹陷处。

（2）鸡内金粉20克，蜜调敷三阴交穴，每日1次，连敷3日。

三阴交穴：位于内踝尖直上3寸胫骨内侧缘后方凹陷处。

＊ 专家提醒

（1）草酸结石的患者，禁食菠菜。

（2）忌食糖过多。

（3）忌单纯依靠蹦跳排石。

（4）患尿路梗阻时不宜自疗，以免加重结石形成。

（5）其他疾病导致结石，不宜单求治标，应积极治疗原发病。

肾脏的保养

＊"肾主藏精"的保养

肾藏精，是肾的主要生理功能。肾中精气，是生命活动之本，是肾阴、肾阳的物质基础，也是人体生长发育及各种功能活动的物质基础。因此，对"肾主藏精"功能的合理保健，对预防疾病，防止衰老有普遍的指导意义。

（1）饮食养生：肾脏本身需要较大量的蛋白质和糖类，有利于肾脏的饮食宜选择高蛋白质、高维生素、低脂肪、低胆固醇、低盐的食物。高脂肪和高胆固醇饮食易产生肾动脉硬化，使肾脏萎缩变性，高盐饮食影响水液代谢。常选用的食品，如瘦肉、鱼类、豆制品、蘑菇、水果、蔬菜、冬瓜、西瓜、绿豆、赤小豆等。另外，适当配用一些碱性食物，可以缓和代谢性酸性产物的刺激，有益肾脏保健。

（2）节欲保精：精为人身三宝之一，保精是强身的重要环节。自古就有"强力入房则伤肾"之说。所谓伤肾实由失精过多引起，因此，节欲保精，是强肾的重要方法之一。

（3）药物养生：体质虚弱者，可根据具体情况，辅以药物保健。肾阳虚者，可选用金匮肾气丸、右归丸等，单味药如鹿茸、海马、紫河车、巴戟天、冬虫夏草、核桃肉、肉苁蓉等。肾阴虚者，可选用六味地黄丸、左归丸等，单味药如枸杞子、女贞子、龟、鳖等。阴阳两虚者，可选用全鹿丸、二仙汤等，单味药如何首乌、山药、黑芝麻等。药物养生的要求，应做到阴阳协调，不可偏废。

＊"肾主水液"的保养

人体内的水液代谢，是由肺、脾、三焦、肾等脏腑共同完成的，但肾的气化功能起着主宰作用。特别是尿液的生成和排泄，与肾中精气的蒸腾气化直接相关。若"肾主水液"的功能发生障碍，则可引起多种病理变化。可见，肾脏主水功能对维持机体健康是很重要的。

（1）保持小便通畅：小便通畅，在维持体内水液代谢平衡中起着关键性的作用。小便代谢障碍，会增加肾盂和肾实质发炎的机会，还可发生尿中毒或其他疾病。因此，要积极防治影响小便功能的疾患。服用某些易结晶的药物，如磺胺类药物时，宜多喝水，并同时服用苏打，使尿液变成碱性，以免沉淀结晶。

（2）预防肾脏感染：防止肾脏感染要从两方面入手，一是防止逆行性尿道感染，方法是讲卫生，适当多喝水；二是防止血液循环和淋巴循环的途径感染肾脏。积极防治上呼吸道感染，皮肤感染，如对扁桃体炎、龋病（龋齿）、鼻窦炎、疮疖，皮肤脓肿、结核病等，必须及时防治，以免引起肾脏感染。

＊ 肾的其他保养

（1）慎用损害肾脏的药物：有些药物对肾脏有损害，如二氯化汞、四氯化碳、巴比妥类、磺胺制剂、多黏菌素、先锋霉素、卡那霉素、新霉素、灰黄霉素、链霉素等，这些药宜慎用。非用不可时，应采取短期少量或适当配伍，以免损伤肾功能。此外，已患肾炎者，应积极防治。患过敏性紫癜、系统性红斑狼疮及其他胶原性疾病时，应及时加强对肾脏的保护措施。

（2）运动保健：积极参加各项运动锻炼，对强肾健身颇为有益。同时，还需结合对肾脏有特殊作用的按摩保健。例如，腰部按摩法。此外，腰部热敷，腹压按摩法，揉涌泉穴、太溪穴、三阴交穴等亦可采用。

① 腰部热敷：取仰卧位。用热水袋垫于腰部，仰卧 30 ～ 40 分钟，使腰部有温热感。此法可松弛腰部肌肉，温养肾脏，增加肾血流量，每日可做 1 次或 2 次。

② 腹压按摩法：取坐位，吸气之后用力憋气 3 ～ 5 秒，同时收缩腹肌增加腹部压力，

如此反复有节奏地进行锻炼。此法利用腹压的升高和降低来挤压按摩肾脏，对肾脏是一种具有节奏性的冲击，有补肾固精、通经活血之效。

③ 揉涌泉穴：盘腿端坐，赤足，用左手拇指按压右足涌泉穴（足底前 1/3 凹陷处），左旋按压 30 次，右旋按压 30 次，然后用右手拇指按压左足涌泉穴，手法同前。

④ 揉太溪穴：盘腿端坐，用左手拇指按压右踝太溪穴（内踝尖与跟腱的中点），左旋按压 15 次，右旋按压 15 次，然后用右手拇指按压左踝太溪穴，手法同前。

⑤ 揉三阴交穴：盘腿端坐，用左手拇指按压右三阴交穴，左旋按压 20 次，右旋按压 20 次，然后用右手按压左三阴交穴，手法同前。

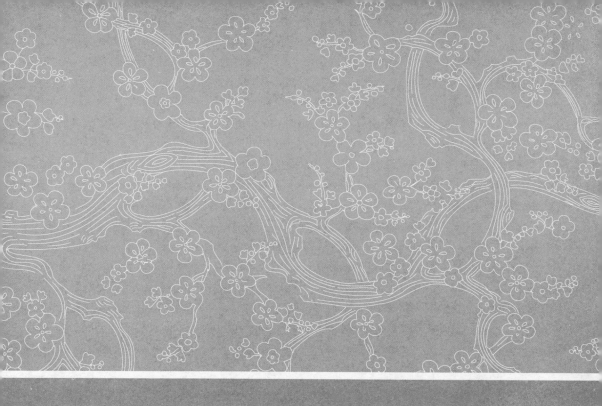

【第七章】二阴

　　社会是由男女共同组成，社会和谐至关重要。中国文化一直非常强调"一阴一阳之谓道"。"一阴一阳之谓道"这句话涵盖了男女和谐的问题。传统中医文化认为：男属阳，以气用事，性多刚悍，一般对外界刺激耐受力较强；女属阴，以血用事，性多柔弱，对情志刺激的承受力弱于男子。以上均说明男女有别。

第一节　前阴

前阴包括外生殖器、尿道外口。

女性常见疾病

～ 带下病 ～

　　带下病是中国医学中几千年的名词，跟"带脉"颇有不解之缘。带脉是人体奇经八脉之一，也是人体上唯一横向走的，它像腰带一样，围腰一周，约束其余纵行的经脉。妇科病都发生在带脉以下，所以又叫"带下病"。《妇人大全良方》中有："人有带脉，横于腰间，如束带之状，病生于此，故名为带。"

　　中医如何看白带呢？自然与西医有所不同，在中医看来，白带异常是"带下病"。除了某些炎症引起白带异常，工作压力太大，休息不够也会引起白带增多和颜色变异。

＊ 症状一：带下多

　　带下量多，绵绵不断，颜色偏白或者淡黄，质地比较稀，没什么臭味。双脚水肿，平时食欲不好，大便偏稀，舌淡，苔白腻。

　　这种情况的女性多是工作压力大的白领一族，饭不按时吃，饥一顿饱一顿，或者太过劳累，想事情太多，忧虑伤脾，最后脾气损伤了。脾主运化，脾气虚不能把水液及时运走，就只能停在身体里。水往低处走，一股脑儿向下，给环腰一周的带脉莫大的冲击，以致带脉受损，约束力不够，这就像一根橡皮筋用力扯过之后就变松了一样。带脉失约，所以白带量多，质地较稀；水湿下到身体最底处，停在脚那儿，会引起水肿；脾气虚食物也不能运化，没食欲，大便稀。舌淡、苔白就是脾虚的征象。

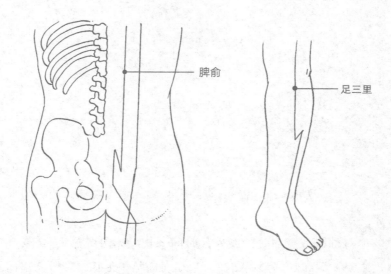

脾俞

足三里

中医诊断为脾虚带下，这时要补脾俞和足三里。

脾俞是后背膀胱经的穴位，偏重治由脾虚引起的慢性病，还可以用脾俞穴检验自己是不是脾虚，《黄帝内经》说："则欲得而验之，按其处，应在中而痛解。"就是说，脾有病，按脾俞穴就疼，或者发麻，或者穴位处颜色变红变暗。此时治疗的方法就是用手指按压或者艾灸脾俞。它的位置在第十一椎外1.5寸，也就是两个手指的宽度，先找第七椎；跟肩胛骨最下面相平，往下数4个脊椎即可。

足三里是胃经的合穴，不要以为它跟脾关系不大。脾胃就像一对夫妻，一阴一阳，一个主里一个主外，所以足三里可以脾胃同补。它在小腿外侧，弯腿的时候，把四指并拢放在膝盖下，小腿骨外侧一横指即是。治疗时最好用艾灸，早上7～9时进行，这时胃经经气最旺，或者用手指按揉，使其有酸胀、发热的感觉。

操作方法：每日下午5～7时用艾条灸带脉，同时隔姜灸关元3分钟，因为生姜入脾经，可以健脾利湿。每日早上7～9时艾灸或者按揉两侧脾俞穴和足三里3分钟。

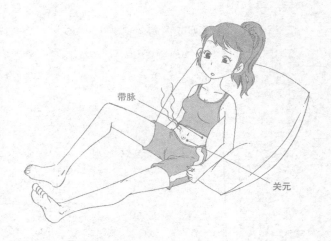

带脉

关元

✳ 症状二：黄带

带下量多，颜色发黄，黏稠，有臭味，胸闷心烦，食欲不好，口发苦，嗓子冒火，排尿困难。

喜欢吃辛辣油腻或者甜食的女性，时间一长，体内湿热大，还有情绪不好，肝气郁久后生热，湿和热紧紧纠结在一起损伤任脉和带脉。带脉一出问题，就有带下病了。湿热我们可以联想 7 月下旬、8 月上旬的天气状况，南方称"梅雨季节"，它也经常被称做"桑拿天"，又潮又热，这时四处都黏腻腻的，东西很容易发霉变臭，令人心情烦躁、胸闷、食欲也不好……体内有湿热也一样，会出现带下黏稠，有味儿，心情不好，吃不下饭等症状。口发苦，嗓子冒火，排尿困难，这些都是邪火上身的表现。

中医诊断为湿热带下，根据这些症状就需要清热利湿止带。

穴位选中极、关元和次髎。中极在任脉上，跟关元一样，是足三阴跟任脉的交会穴。湿热带下的根本是肝热脾虚，影响任脉和带脉，所以要选取"一穴调四经"的中极和关元。中极在关元下一个大拇指的宽度，关元在脐下 4 横指。

次髎是膀胱经上的穴位，属于八髎之一，八髎两侧各有 4 个"次"是第二，"髎"指孔隙，它在骶骨后第二孔隙内，能清热利湿。《大成》说："主妇人赤白带下。"有妇科问题时，不管是月经病，还是带下病，这儿都有反应，按下去酸疼或者摸起来不平，好像有条索或者沙砾。

操作方法：每日下午3～7时从中极按揉到关元5分钟，边按揉边慢慢向上移，在中极和关元两处重点儿向下按压，可调肝脾肾任四经。然后按压带脉2分钟。最后用两手指找后骶的孔隙，按揉或者拨弄条索、沙砾，将其揉散，清热利湿。如果找到四个孔，依次按揉效果更好。

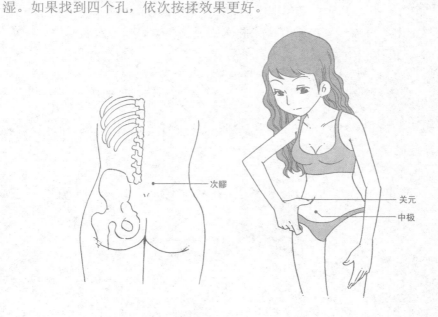

次髎

关元

中极

饮食建议：忌吃辛辣油腻和甜食。还有，《本草纲目》里记载：荞麦炒焦研成末，用蛋清调成小丸，每次吃50丸，每日3次。

★ 症状三：脓样带

带下是黄绿色，跟脓似的，有时夹着血丝，有难闻的臭味，小腹灼热疼痛，腰膝酸疼，小便困难、灼痛。

这就是西医说的宫颈糜烂，中医认为是感染了湿热之毒，损伤了任脉、带脉所致。带脉受损后，带下量多，热毒下流开始腐蚀生殖系统，所以腹部和腰会疼痛，当侵犯到附近的泌尿系统后，小便灼痛。

因此女性平时要加强任带二脉的抵抗力，这样即使有毒来临，也能在其成气候之前将其阻挡在外。这时可以求助于带脉和关元。体质偏寒的人，平时比较怕冷，舌头颜色偏淡，就要艾灸这两个穴，每日3分钟，灸完多喝白开水；而体质偏热的人，心烦口渴，手脚心发热，舌头颜色红，就不要艾灸，只按揉两个穴即可，以免热上加热。还可以根据近期身体状况选择，上火的时候按揉，有寒的时候艾灸。另外，冬天的时候最好选艾灸，夏天的时候最好选按揉。

同时，还要食用五味消毒饮和药物外洗，也就是用 5 种花草，蒲公英 10 克、金银花 10 克、野菊花 10 克、紫花地丁 10 克和天奎子 10 克，加一碗半水煮，煮到剩半碗时倒出，再加一碗半水煮，把两次的药兑在一起喝。然后药里多加水，煮后洗阴部。每日晚上一次。

✽ 症状四：水样带

带下量多，清稀如水，淋漓不断，小腹发凉，有下坠的感觉，腰酸疼，头晕，耳鸣，夜尿多，大便稀，平时手脚发凉。

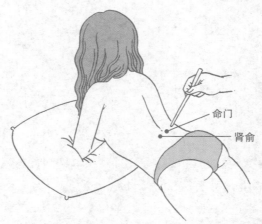

有一些人天生体质不好，肾阳虚损，大多是父母遗传的或者胎儿的时候失养；还有些人是因为经期或者产后受到了冷刺激，比如淋雨、做家务时碰了冷水，最后损伤肾阳。肾阳又叫命门之火，生殖系统的活力全靠它。

火不足了，体内的寒湿就盛，带脉没力气约束，所以带下变多，清冷如水；肾在后腰，小腹和腰是"近火楼台"，火不旺了，这儿就会发冷、酸疼；唇亡齿寒，小腹内的膀胱、肠道也是一派寒相。体内火不足，所以身体特别怕冷。

中医诊断为肾虚带下，可分为肾阳虚与肾阴虚两种。补命门之火就要找命门穴、肾俞穴。

命门，可以解释为"生命的门户"，它是督脉上的穴位，对应两肾中间。《黄帝内经》认为两肾之间是生命之源，是男女生殖系统的精华所在。所以命门穴是补肾培阳，补命门之火首选。它在身体后正中，第二腰椎下的凹陷，跟肚脐处在同一高度上。

肾俞，是肾的背俞穴，它可以补肾阳，治肾虚，还能检验肾是不是有问题。它在命门旁1.5寸，也就是两个手指的宽度，里面对应的正是长得跟大蚕豆似的肾脏。

操作方法：最好的方法就是艾灸，下午3～5点先艾灸关元和带脉，再艾灸命门和两侧肾俞，每个穴3分钟。平时经常用两手掌来回搓肾俞或者命门，直到暖烘烘的，也是很好的辅助方法，而且时间、地点不拘，很方便。

＊ 带下病常用的食疗偏方

莲子炖乌鸡

【原料】乌骨鸡1只，莲子、白果仁（去衣）、胡椒、江米各适量。

【制作】将乌骨鸡宰杀，去毛、内脏，洗净，与莲子、白果仁、胡椒、江米一同入锅，加水炖熟食用。

【功效】此菜有健脾益气、温阳补肾、固涩止带之功效，适用于体虚、带下量多质清稀之妇女。

荠菜炒猪肉

【原料】鲜荠菜30克，瘦猪肉120克，植物油、盐、味精各适量。

【制作】将鲜荠菜洗净切碎，待用。瘦猪肉洗净切片，下热油锅炒熟，加入荠菜焖炒入味，加盐、味精调味食用。

【功效】荠菜有健脾利尿、止血解毒之功；猪肉有补肝肾、益血气之功。合食，可补虚利湿，适用于身体虚弱的带下病。

花生仁冰片

【原料】花生仁120克，冰片1克。

【制作】花生仁浸泡后与冰片共捣如泥。分2日于早晨空腹时开水送下。

【功效】补脾理虚，祛湿止带。适用于体虚白带过多，有较好疗效。

莲子丸

【原料】莲子、荞麦粉各200克，鸡蛋6个。

【制作】将莲子砸碎研成粉末。鸡蛋打破取蛋清，再将莲子、蛋清加水和荞麦粉，揉匀，做成绿豆大的丸。每日饭前用温开水送服，每日2次，每次10克。

【功效】养心益肾，健脾止带。适用于白带长年不净、身体虚弱。

淡菜韭菜汤

【原料】淡菜35克，韭菜60克，黄酒、

精盐各适量。

【制作】将淡菜用温水泡发，洗净切碎，韭菜洗净切段，一同入锅加水煮汤，兑入黄酒、精盐即成。每日1剂，连服7剂为1个疗程。

【功效】温补肝肾，调经止带。用治肾阳虚型带下。

鸡冠花白果粥

【原料】鸡冠花30克，白果肉9克，大米50克。

【制作】将鸡冠花、白果肉、大米洗净，同放入锅内，加清水适量，中火煮为粥。

【功效】止血、止带、收敛。适应妇女由湿热引起的白带过多、月经量过多、盆腔炎辅助治疗。

【注意】白带色赤者用红鸡冠花，白带色黄兼白色者选用白鸡冠花。

冰糖冬瓜子汤

【原料】冰糖、冬瓜子各30克。

【制作】将冬瓜子洗净捣碎末，加冰糖，冲开水1碗放在陶瓷罐里，用文火隔水炖。饮服。每日2次，连服5～7日。

【功效】补中益气，清热利湿。适用于湿毒型带下病。

痛经

痛经是指妇女在经期前后或是在行经期间出现的一系列身体不适状况，常以腹痛为主要表现。严重的将影响工作和给生活带来烦恼，是妇科较常见的病症，也是妇科急症之一。分为原发性与继发性，经过详细妇科临床检查未能发现盆腔器官有明显异常者，称原发性痛经，也称功能性痛经；继发性痛经则指生殖器官有明显病变者，常见有子宫内膜异位症、慢性盆腔炎、子宫内膜粘连、子宫腺肌瘤等。

中医学认为本病为经脉"不通则痛"，或冲任、胞脉失于濡养、不荣而痛，治疗以调理冲任气血为主，根据不同的证类，或行气活血，或散寒清热，或补虚泻实。经期调血止痛治标，平时辨证求因治本。

＊痛经常用的食疗偏方

桂浆粥

【原料】肉桂2～3克，粳米50～100克，红糖适量。

【制作】将肉桂煎取浓汁，去渣；粳米加水适量，煮沸后，调入桂汁及红糖，同煮为粥。或用肉桂末1～2克调入粥内同煮。每日2次。一般以3～5日为1个疗程。

【功效】温中补阳、散寒止痛。适用于虚寒性痛经以及脾阳不振、脘腹冷痛、饮食减少、消化不良、大便稀薄等。

姜艾薏仁粥

【原料】干姜、艾叶各10克，薏苡仁30克。

【制作】先将干姜、艾叶煎水取汁，然后加入洗净的薏苡仁煮粥。每日2次，温热食。

【功效】温经化瘀、散寒除湿。适用于寒湿凝滞型痛经，症见经前或行经期小腹冷痛、得热痛减、经行量少、色暗有块、恶寒肢冷、大便溏泻、苔白腻、脉沉紧。

山楂去痛粥

【原料】山楂30克，鸡血藤、益母草各12克，当归9克，川芎5克，粳米100克，红糖适量。

【制作】先将上5味药入砂锅煎取浓汁，去渣，加入粳米、红糖同煮为粥。经前1周开始服用。每日2次，温服，服至月经来潮。

【功效】活血化瘀，调经止痛。适用于痛经，症见经血有块、经期延后。

姜椒枣糖煎

【原料】生姜25克，花椒10克，红糖30克，红枣12枚。

【制作】将上4味水煎，于月经前1日

服，每日1剂，连服5剂。

【功效】散寒止痛。主治痛经，属寒湿凝滞型，小腹冷痛，得热痛减，畏冷身痠，经量少色淡，脉沉。

当归益母草鸡蛋

【原料】当归10克，益母草30克，鸡蛋3个。

【制作】将当归、益母草、鸡蛋（带壳）一同入锅，加清水煮至鸡蛋熟后，剥去壳再煮片刻，去渣取汁，饮汤食蛋，每次1个，每日3次，连续5～7日。

【功效】活血行气，化淤止痛。适用于痛经，属气滞血瘀型，经色紫黯有块，经血排出后疼痛减轻。

茯苓车前子粥

【原料】茯苓粉、车前子各30克，粳米60克，白糖适量。

【制作】先将车前子用纱布包好，加水300毫升，煎半小时取出，加粳米和茯苓粉共煮粥，粥成时加白糖适量。每日空服2次。

【功效】利尿渗湿，清热止痛。主治湿热下注型痛经。

香附乌药茶

【原料】香附、乌药、延胡索各10克，肉桂3克。

【制作】上药共研细末后，以沸水冲泡为茶，每日1剂，连服5日。

【功效】可温经理气、止痛。适用于气滞血瘀之痛经。

＊ 痛经的饮食调理

注意饮食调理，也可以减少诱发痛经的因素。

（1）莫贪凉：肠胃功能不佳的女性，经前和经期应忌食生冷寒凉食品，如冷饮、生拌凉菜、螃蟹、田螺、蚌肉、蛏子、梨、柿子、西瓜、香蕉、苦瓜、山竹、绿豆、黄瓜、荸荠、柚、橙子等，以免痛经加重。

（2）少食酸：酸性食品有固涩收敛作用，使血液涩滞，不利于经血的畅行和排出，因此痛经者应尽量避免在经期食用此类食物。酸性食物包括米醋、酸辣菜、泡菜、石榴、青梅、杨梅、草莓、杨桃、樱桃、酸枣、芒果、杏、李子、柠檬等。

（3）忌吃辣：有一部分痛经患者，本来就月经量多，再吃辛辣温热、刺激性强的食品，会加重盆腔充血、炎症，或造成子宫肌肉过度收缩，而使痛经加重。所以像辣椒、胡椒、大蒜、葱、韭菜、鸡汤、榴莲及辛辣调味品等，痛经患者应该尽量少吃或不吃。

＊ 痛经的按摩疗法

用中医按摩手法治疗痛经，操作简便，收效快，不妨一试：

（1）舒适地平躺在床上，两腿弯曲，从上腹部向下推，反复 5 ～ 10 次。

（2）用掌根在腹部顺时针地环摩腹部 5 ～ 10 次。

（3）用食指、中指、无名指的指肚在脐周反复旋转按摩 3 ～ 5 分钟，使之产生温热感。

（4）从大腿内侧，脚髁骨内侧到脚骨的沿线，用手的根部及手指的指腹按摩，能消除下腹部的紧张，尤其是脚踝骨内侧三指宽上的穴位，是消除痛经非常有效的穴位。

（5）用拇指按压在尾骶骨上方，找出使你感觉舒服的地方，重点性地按揉该处，疼痛感会大为缓和，头痛也会减轻。

（6）从肚脐以下，约四指宽度距离的下方，到阴毛的边缘，也是按摩痛经的有效穴位。将四指并拢，用中指慢慢做指压，能消除痛感。

* 专家提醒

（1）经期少饮咖啡、茶、可乐，少吃巧克力等含咖啡因的食物，切忌饮酒。

（2）受风寒湿冷侵袭易引发痛经，因此经期要注意保暖，洗热水浴、泡温泉，可加速血液循环，让紧张的肌肉和神经得到松弛。

（3）保证休息，不要过度劳累，尽量控制情绪，让心情愉悦放松。

（4）不要做剧烈运动，特别是避免游泳、滑水等水上运动。但也不要久坐不动，导致气血循环变差、经血运行不畅。适当地散散步，做一些简单舒缓的体操动作，如瑜伽中的弯腰、放松等动作有助于改善痛经的症状。

月经不调

月经不调是指月经周期、经量、经色、经质的任何一方面的改变，常见的有月经超前、月经延后、月经先后不定期、月经过多、月经过少等。

中医认为，由于神志内伤、六淫外侵、饮食失节、起居失宜等，可致肾、肝、脾、胃和冲、任二脉致病，发生气血失调，冲任损伤。本病的治疗应着眼于全身，立足于局部器官，重在调理气血，补养肝肾和健胃脾。

* 月经不调常用的食疗偏方

鸡蛋马齿苋汤

【原料】马齿苋250克，鸡蛋2枚。

【制作】将马齿苋洗净与鸡蛋共煮，熟后蛋去壳，再煮，每日1剂，分2次服食，食蛋饮汤。

【功效】清热凉血调血。主治月经不调，属血热型，量多色红，质黏有块，口渴心烦。

鸡冠花白果粥

【原料】鸡冠花30克，白果9克，粳米50克。

【制作】先将鸡冠花加水煎沸10～15分钟，去渣，再加入洗净的白果、粳米煮为稀粥即成。每日1剂。

【功效】凉血止血。适用于血热所致的月经量多，经色深红或紫红，质稠，有小血块，尿黄，便秘等。

当归补血粥

【原料】黄芪30克，当归10克，粳米或糯米100克，红糖适量。

【制作】将黄芪切片，与当归共煎，取汁去渣，再与洗净的粳米同入砂锅，

加水适量，共煮为粥，加红糖调味。分2次，温热服。

【功效】益气补血。适用于气血不足月经先期、量多色淡、质地清稀、神疲倦怠、面色不华、气短心悸、小腹有空坠感、舌质淡、苔薄而润、脉沉虚无力。

凉拌马兰头

【原料】新鲜马兰头200克，卤香干两块，味精、糖、盐、麻油各适量。

【制作】将马兰头拣洗干净，放入沸水锅焯1分钟，取出过凉后，将其切成碎末。再将卤香干切成碎末后拌入马兰头末中，加入糖、盐、味精，淋上麻油，拌匀即可。佐餐当菜，随意服食。

【功效】清热凉血。适用血热型月经不调。

两地槐花粥

【原料】生地黄、地骨皮、槐花各30克，粳米30～60克。

【制作】将生地黄、地骨皮、槐花洗净煎水去渣取汁，与粳米共煮为粥。每日1次，可连服3～5日。

【功效】清热固经。用于月经过多、经色深红、或紫红、质地黏稠有块、腰腹胀痛、心烦口渴、尿黄、舌质红、苔黄、脉滑数。

菱角汤

【原料】鲜菱角250克，红糖适量。

【制作】将菱角洗净切碎，加水煎煮1小时，去渣，调入红糖即成。每日1剂，2次分服。

【功效】益气健脾，养血止血。适用于月经量多。

当归粥

【原料】当归15克，粳米50克，红枣5枚。

【制作】将当归用温水浸泡片刻，加水200毫升，先煎浓汁100毫升，去渣取汁，入粳米、红枣、砂糖适量，再加水300毫升左右，煮至米开汤稠为度，每日早晚空腹温热顿服。

【功效】补血调经，活血止痛，润肠通便。主治气血不足之月经不调、闭经、痛经。

＊专家提醒

（1）必要时在医生指导下应用雌、孕激素，人工建立月经周期。

（2）患者如因移居外地等原因，产生月经周期紊乱，不宜急于治疗，可观察一段时间再做诊治。

（3）长时间阴道流血不净尤其是中年女性，应行诊刮术，以排除子宫内膜癌。

（4）若是因受挫折、欲望难以实现造成的，应尽力调整自己的心态，就可不药而愈。

（5）不坚持3个月经周期的治疗者，难以得到预期疗效。

（6）生活有规律，劳逸有度。顺应日出而动日落而眠的自然规律，月经自然就会逐渐恢复正常了。

（7）多吃乌骨鸡、羊肉、鱼子、青虾、对虾、猪羊肾脏、淡菜、黑豆、海参、胡桃仁等滋补性的食物。

闭经

女子年龄超过18周岁尚未初潮者称为原发性闭经；月经来潮之后，连续停经3个月以上者称为继发性闭经（不包括怀孕及哺乳期、停经等正常生理现象）。现代研究发现，下丘脑－脑垂体－卵巢轴的功能失调及子宫内膜对性激素周期性反应的任何一个环节发生障碍，不论是功能性或是器质性病变，均可导致闭经。病理性闭经可由全身性慢性疾病、贫血、营养不良等原因引起，也可因子宫发育不全、生殖器肿瘤、结核等局部原因引起。患者常有腰背酸痛、全身无力、易倦等症状。临床上一般可分为肝肾不足、气血虚弱、阴虚血燥、气滞血瘀、痰湿阻滞和寒湿凝滞等症型。

＊ 闭经常用的食疗偏方

桃仁红花粥

【原料】桃仁15克，红花10克，粳米100克，红糖适量。

【制作】先将桃仁捣烂如泥，再与红花一并煎煮，去渣取汁，同粳米煮为稀粥，加红糖调味。每日1～2次，温热服。

【功效】活血通经、祛瘀止痛。适用于经闭、月经不调等。

糯米内金粥

【原料】鸡内金15克，生山药45克，糯米50克。

【制作】先以文火煮鸡内金1小时，后加糯米及山药再煮。每日分2次服。

【功效】活血通经、健胃消食。适用于气滞血瘀所致的闭经以及食积不化、脘腹胀满和小儿疳积等症。

核桃黄酒

【原料】核桃500克，黄酒1000毫升。

【制作】将核桃壳打碎，置容器内，倒入黄酒，加盖。密封20日后，滤取酒浆，再加红糖250克，煮滚溶化，装瓶备用。每次服10毫升，每日2次。

【功效】滋补肝肾，活血通经。主治闭

经，属肝肾不足型，年逾十八，尚未行经，体虚腰酸，头晕耳鸣，舌淡苔少。

当归红枣粥

【原料】当归15克，粳米50克，红枣10枚，红糖适量。

【制作】将当归用温水浸泡片刻，加水200毫升，先煎浓汁约100毫升，去渣取汁，入粳米、红枣、红糖，再加水300毫升左右，煮至米开汤稠为度。早晚空腹温热服，10日为1个疗程。

【功效】补血调经。主治气血虚弱型闭经。

姜枣红糖茶

【原料】生姜25克，大枣、红糖各100克。

【制作】将前2味洗净，加水煎汤，调入红糖，代茶饮用。每日1剂，连续服用，直至月经来潮。

【功效】益气养血，散寒通经。适用于气血虚弱型闭经及寒湿阻滞型闭经。

山楂扁豆薏苡仁粥

【原料】山楂、炒扁豆各15克，薏苡仁35克，红糖20克。

【制作】将上4味按常法煮粥服食。每日1剂或2剂。

【功效】健脾燥湿，活血通经。适用于寒湿阻滞型闭经。

香附桃仁粥

【原料】香附30克，桃仁15克，粳米100克，红糖30克。

【制作】香附水煎取汁，将桃仁捣烂加水浸泡，研汁去渣，与粳米、红糖同入砂锅，加清水适量，武火烧沸，用文火煮成稀粥，温热食用。每2日或3日1剂，连服数日。

【功效】舒筋活血。用于闭经伴有小腹胀痛、精神抑郁、烦躁易怒、乳房胀痛者食用。

【注意】孕妇忌食用。

 ## 男性常见疾病

阳痿

古代称之阴痿。在汉代马王堆医书中有不少治阴痿方法。《黄帝内经》记载了"阴器不用""宗筋弛纵"等类似病名，其病因病机有"气大衰而不起不用""热则筋弛纵不收，阳痿不用"，有虚实两个方面。《神农本草经》中所载能治阳痿的药物达数十种。晋唐时代，不少医者进一步认识到劳伤致肾虚的机理，

《千金方》《外台秘要》等载有大量补肾治阳痿的方剂。本病到明朝才被正式定名为阳痿。本病的主要病因病机集中在火衰、阴亏、肝郁、瘀阻、湿热几个方面。

＊ 阳痿常用的食疗偏方

肉苁蓉羊肉米粥

【原料】肉苁蓉30克，羊肉200克，大米100克，盐、味精各适量。

【制作】肉苁蓉煎煮取汁，羊肉洗净，切片；大米洗净。将羊肉、大米放入锅中，加入煎煮汁液和适量清水，熬煮成粥，加盐、味精调味即可。

【功效】温里壮阳，补肾益精。适用于腰膝冷痛、阳痿遗精、肾虚面色晦暗等症。

韭菜栗子粥

【原料】韭菜、栗子各50克，粳米60克。

【制作】将韭菜择洗干净，切段，栗子去皮切碎，粳米淘洗干净，备用。锅内加水适量，放入栗子、粳米煮粥，将熟时加入韭菜段，再煮数沸即成。每日1剂。

【功效】温肾壮阳，固精强腰。适用于肾阳不足型阳痿、早泄等。

枸杞子枣仁饮

【原料】枸杞子、酸枣仁各30克。

【制作】将枸杞子、酸枣仁分别洗净，置锅中，加清水500毫升，急火煮开3分钟，改文火煮30分钟，滤渣取汁，分次饮用。

【功效】益肾宁神。主治阳痿，属惊恐伤肾型，伴胆怯多疑、心悸失眠者。

椰子鸡肉饭

【原料】椰子肉、鸡肉、糯米各适量。

【制作】将椰子肉切成小块，加鸡肉、糯米，置大碗内加水蒸熟。当主食用，每日1次。

【功效】补虚损，壮筋骨，益精髓。用于早泄、阳痿、四肢乏力、食欲不振、头晕困倦。

泥鳅大枣汤

【原料】泥鳅400克，大枣6枚，生姜2片，食盐适量。

【制作】将泥鳅去内脏，洗净，大枣去核，与生姜同入锅内，加水炖熟。用盐调味即成。每日1剂，连服5～7剂。

【功效】补中益气，滋养强身。用治阳痿、遗精。

鳝虾汤

【原料】鳝鱼、大虾各100克，调料适量。

【制作】将泥鳅剖去内脏用温水洗净；虾亦洗净；入锅加水适量，置火上煮熟后，加生姜及盐调味即成。饮汤，食鱼和虾。

【功效】温补肾阳。适用于肾阳虚之阳痿。

韭子三物汤

【原料】韭菜子30克，生地黄30克，干姜15克。

【制作】上药加水500毫升浸泡30分钟，放火上煎30分钟，滤渣取汁，二煎加水量，煎20分钟，滤液混合。早晚各温服1次，每日1剂。

【功效】滋阴补肾。适用于阳痿。

＊ 阳痿的特色疗

【体针】

取穴：主穴有曲骨、次髎、阴廉、大敦。配穴有中极、关元、肾俞、命门、三阴交、足三里、复溜、会阴、阳痿。

阳痿穴位置：脐与曲骨连线分成三段共3穴，中穴旁开1寸共2穴。

操作：主穴均取，如果疗效不显著，可酌加或单用配穴1～3个。曲骨、中极、关元、会阴，进针后以针感向尿道口放射为度。余穴要求局部酸胀。得气好的，用平补平泻手法，运针1分钟，留针5分钟，得气差的，用飞手法，运针2分钟，留针10分钟。大敦用艾条灸5分钟，用雀啄灸法，隔2～3日针1次，10次1个疗程。休息5～7日，再进行第2个疗程。

【艾灸】

取穴：关元。

操作：用陈艾做成中等艾炷，直接无疤痕灸关元穴，每次100～200壮，每周1次，3次1个疗程后停1周。

【耳穴压丸】

取穴：肾、皮质下、外生殖器。

操作：用王不留行籽按于耳穴用0.7平方厘米×0.7平方厘米胶布固定，每日按压3次，每次5分钟，每周更换2次，5周1个疗程。

【推拿法】

操作：①取仰卧露腹，医者双手屈曲，以四指第二节与拇指成一平面，沿腹壁由剑突向耻骨推动，每次100下；再用手掌由两胁部向脐部推动50次。②医者双手食指、拇指、中指揉搓阴囊根部100下，像揉搓泥球一样揉睾丸100下。

弹击睾丸3～5次，患者立即感到通电感扩散全身，疗程半年，亦可早晚自己做2次。

慢性前列腺炎

慢性前列腺炎是前列腺体和腺管的慢性炎症，以尿频、排尿不畅，尿后滴尿或滴出白色分泌物，会阴坠胀等为主要临床表现。大多由细菌或病毒等感染引起。亦有因自身免疫或其他原因不明的病例，称慢性非细菌性前列腺炎。

中医无慢性前列腺炎病名，但本病的一些重要症状，如尿道白色分泌物，尿频、尿痛、尿急、会阴不适、性功能障碍等，我国古代很早就有记载。《素问·痿论》说："思想无穷，所愿不得，意淫于外，入房太甚，宗筋弛纵，发为筋痿，及为白淫。"王冰注谓："白淫，白物淫衍，如精之状，因溲而下。"

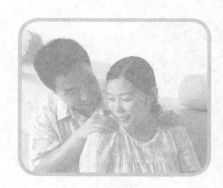

＊ 慢性前列腺炎常用的食疗偏方

萝卜浸蜜

【原料】萝卜1500克，蜂蜜适量，盐适量。

【制作】将萝卜洗净，去皮切片，用蜂蜜浸泡10分钟，放在瓦上焙干，再浸再焙，不要焙焦，连焙3次。每次嚼服数片，盐水送服，每日4次或5次，常吃。

【功效】适用于气滞血瘀型慢性前列腺炎。

葵菜羹

【原料】葵菜叶、淀粉、食盐、味精各适量。

【制作】将葵菜叶洗净，煮沸加入淀粉少量作羹，另以食盐、味精调味即成。空腹食，每日2次。

【功效】消炎解毒、清热利湿。适用于慢性前列腺炎。

牛膝泽兰花茶

【原料】牛膝5克，泽兰、花茶各3克。

【制作】将花茶放入茶壶中，将牛膝、泽兰加水500毫升煎煮至250毫升，冲入茶壶浸泡15分钟，当茶随意饮用。

【功效】用于慢性前列腺炎。

黑槐子鸡蛋

【原料】黑槐子末2克，大黄末2克，鸡蛋1个。

【制作】将鸡蛋敲一缺口，把黑槐子末与大黄末放入搅匀，用白面糊口蒸熟。每次吃2个鸡蛋，每日1次，服后多喝开水，连用4日，停2日。

【功效】适用于气滞血瘀型慢性前列腺炎。

二子汤

【原料】牵牛子、小茴香各12克，川楝子、山甲珠各6克。

【制作】水煎服。每日1剂。

【功效】泻湿热，利二便。主治急、慢性前列腺炎。

枸杞子大枣粥

【原料】枸杞子30克，大枣9枚，大米60克。

【制作】将枸杞子、大枣、大米去杂，洗净，备用。锅内加水适量，放入枸杞子、大枣、大米煮粥，熟后即成。每日1次或2次，连服15～20日。

【功效】枸杞子有滋阴养血、补益肝肾等功效。适用于肾阴虚型慢性前列腺炎。

二山芡实酒

【原料】山萸肉、怀山药、熟地黄、生芡实各30克，菟丝子40克，莲子肉20克，低度白酒600毫升。

【制作】将前6味捣碎，置容器中，加入白酒，密封，浸泡5～7日后，过滤去渣，即成。日服2～3次，每次20～30毫升。

【功效】补肾固摄。适用于肾虚白浊（慢性前列腺炎）。

＊ 前列腺炎的康复操

慢性前列腺炎的医疗体操应该在自我按摩之后进行，当然也可以单独操练。医疗体操共分13节，练习时，根据患者的体力情况和时间多少，可以全套进行，也可以只做几节；每节的动作可以仅做2次或3次，也可以连续做十几次，但是第9、10、11节不应省略。

第1节 取仰卧位，两手臂枕于头后，双腿伸直，双足稍分开，吸气时用力收缩臀部肌肉，同时紧缩上提肛门，坚持5～10秒，然后随呼气放松肌肉。重复3～5次。

第2节 取仰卧位，两手枕于头后，屈膝足掌着床，两足略分开。用力将腰背及臀部上抬，吸气并同时收缩会阴部肌肉并上提肛门，坚持5～10秒，然后呼气并放松肌肉，姿势还原，重复3～5次。

第3节　取仰卧位，两腿伸直，两臂置于身侧，掌心朝下。吸气时两臂保持伸直以肩为轴向上向后抬至头上。然后呼气并将两臂收回。重复3～4次。

第4节　仰卧位，弯左腿，吸气时用双手将左膝抱紧至胸前，呼气时还原；换右腿同样运动。各做5～10次。

第5节　取坐位，臀部位于椅子前缘，双手伸直扶持座椅两侧，双膝弯曲自然分开与肩同宽。缓缓吸气，挺胸挺腹并抬头，以臀部为轴由左向右旋转上体，然后收腹低头，呼气并由右向左旋转上体。重复5～6次。

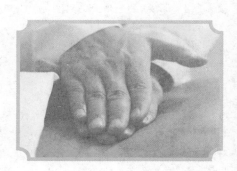

第6节　准备姿势同第5节，两手掌紧按双膝，吸气并全身用力绷紧肌肉10～15秒钟；然后放松并吸气。重复5～10次。

第7节　取直立位，双臂抱合，右手握左肘，左手握右肘，以双手背触及双膝。吸气并上提肛门：坚持10秒后呼气并放松肌肉，体位复原。重复3～4次。

第8节　俯卧位，前额枕在双臂上，自然呼吸，双腿交替抬高放下。各重复10次。

第9节　动作如上节，腿抬高后向外侧分开并坚持30秒，放归原处换另一腿练习。重复3～4次，每练习一次可休息2分钟。

第10节　盘腿坐位，右小腿置于左小腿之上。上身挺直，双手掌按在双膝上。吸气并收缩会阴肌肉，上提肛门，坚持10秒，然后呼气并放松肌肉。重复4～5次。

第11节　盘腿坐位，左腿伸直，右腿弯曲，右足跟尽可能靠近会阴，两手按在双膝上。吸气并前躬上身，下巴紧贴胸前，收缩会阴肌肉并上提肛门，双手指尖触左足尖。呼气时肌肉放松，动作复原。重复3～5次后左右腿交换。

第12节　上身直下身跪，两足趾靠拢，足跟向外侧分开，臀部着实坐在足掌上，腰背挺直，用大拇指触摸足跟，其余手指触摸足底。吸气时紧缩上提肛门，呼气时放松。重复5次。

第13节　仰卧位，双足双腿并拢。双手倒叉腰将双足、双腿和腰背尽量抬起并伸直，停留58秒后放下，重复5次。

❧ 前列腺增生 ❧

前列腺增生又称前列腺肥大，是中老年男性的多发病，主要症状是尿频、尿道不适、排尿不畅、少腹胀痛、肛门下坠、腰部酸痛等。重病患者也可出现肾功能减退、膀胱结石、尿潴留或充溢性尿失禁，少数患者还可发生血尿。

✳ 前列腺增生常用的食疗偏方

猪肚米粥

【原料】猪肚、粳米各50克。

【制作】将猪肚洗净，去脂，切成小块，置锅中，加粳米，再加清水500毫升，武火煮开5分钟，改文火煮30分钟，成粥，趁热食用。

【功效】补中益气，升清降浊。主治前列腺肥大，属中气不足型，小便不畅，全身乏力者。

枸杞子炖牛肉

【原料】枸杞子15克，牛肉100克，食盐适量。

【制作】牛肉洗净后切成块；枸杞子洗净。牛肉块与枸杞子一起放入砂锅，加入适量清水，文火炖煮至牛肉块熟烂，加食盐调味即成，佐餐食用。

【功效】扶阳，固肾，补虚。适用于前列腺肥大者。

牛奶蜜枣芽糖

【原料】红枣15枚，淀粉20克，牛奶500毫升，蜂蜜适量。

【制作】红枣去核，将淀粉调成糊状，牛奶入锅开水烧开，加已煮过的红枣、淀粉糊，搅拌成芽糖，加入蜂蜜拌匀。分2次或3次趁热食用。

【功效】用于前列腺肥大、便秘及老年性痴呆。

黑芝麻蜂蜜糊

【原料】黑芝麻500克，蜂蜜适量。

【制作】将黑芝麻拣净，炒香，晾凉，捣碎，装入瓷罐内备用。每次取2汤匙芝麻放碗中，加蜜适量，开水冲服，每日3次，常用。

【功效】适用于阴虚火旺型前列腺肥大。

白果通淋饮

【原料】白果50克，茯苓20克，冬瓜子20克。

【制作】白果、冬瓜子、茯苓分别洗净，置锅中，加清水500毫升，急火煮开5分钟，改文火煮20分钟，滤渣取汁；分次饮用。

【功效】通淋利湿。适用于前列腺肥大。

莲米茯苓粥

【原料】茯苓20克，粟子100克，菟丝子、莲子各15克。

【制作】将茯苓研细末，与其他3味同煮粥。每日服1次或2次。

【功效】补肾益脾、通利小便。适用于前列腺肥大。

茅根粥

【原料】白茅根、粳米各50克，赤小豆30克。

【制作】白茅根洗净，切小段，置锅中，加清水500毫升，急火煮沸10分钟，滤渣取汁。赤小豆、粳米洗净，置锅中，再加白茅根汁，加清水200毫升，急火煮开5分钟，改文火煮30分钟，成粥，趁热食用。

【功效】清热利尿，通淋化瘀。适用于瘀积内阻型前列腺增生。

＊ 前列腺增生防治保健法

（1）双脚分立，与肩同宽。左手握拳，轻轻地叩击背后腰部中央50次，接着双手掌心在腰部两侧上下搓擦36次，然后在腹部下方腹股沟从上向下搓擦50次。

（2）站立，双臂抱合，右手握左肘，左手握右肘，弯腰，下蹲，双臂尽可能接触双膝，吸气时肛门上提，呼气时肛门下落，反复10次。

（3）站立。上体下蹲，双手放在膝盖上，膝部正转、反转各10～20次。

（4）坐在地上。双腿伸直，接着上体前俯，双手手指接触脚尖，然后复原，反复10次。

（5）跪坐，双脚大趾靠拢，脚跟朝向外侧，臀部坐在脚掌上，背部挺直，肛门缩紧上提，同时吸气，然后肛门放松，同时呼气，反复10次。

（6）仰卧，双手枕于脑后，双脚分开，膝盖弯曲。首先，腰部向上挺起，同时吸气，接着腰部下落，同时呼气，反复20次。

（7）仰卧，左腿屈膝上提，双手抱住左膝，尽量靠近胸前，同时吸气，复原时呼气。左右各操练10次。

（8）俯卧，双臂放在体侧。首先，左腿弯曲抬起，左手拉住左脚，头部向上抬起，然后复原，左右各操练10次。

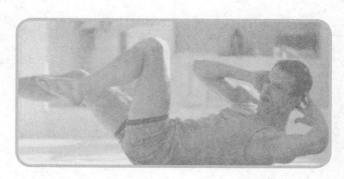

前阴保养

✳ 女性前阴的保养

（1）切勿过度清洗阴道：在正常的情况下，女性阴道会保持酸碱值的平衡，尽量不要以清洁剂或是消毒药水清洁阴道，甚至过度刷洗，这样不仅可能破坏阴道环境的平衡，也有可能造成阴道伤害，所以平时只要以温水冲洗即可。

（2）穿棉质通气的裤子：平时尽量穿棉质通风的内外裤，保持干爽，平时如果分泌物不多尽量不要用卫生护垫。如果使用就一定要勤更换，以免孳生细菌。

（3）少吃刺激性食物：正常情况之下，人的天然免疫系统会自动去应付这些入侵的菌种，所以平时就要有健康均衡的饮食，少吃刺激性的食物，让免疫系统正常运动。

（4）切勿滥用抗生素：使用抗生素一定要经过医师的同意与处方，因为抗生素虽然可以杀死细菌，却会助长真菌的孳生，所以千万不要滥用抗生素。

（5）性生活正常单纯：许多阴道疾病的感染途径都是从性行为所传递的，如果性伴侣过多，就较难掌控是否感染的情况。所以只要性生活单纯，感染特定的阴道疾病概率就会大大减少。

✳ 男性前阴的保养

男性生殖健康是身体健康的重要环节，做好生殖器官的护理是每日的必备工作。这里为你介绍保护男性生殖健康的三大常识：

（1）每日睡前清洗外阴有利健康。包皮过长容易藏垢纳污，容易招致生殖器炎症，婚前如能割治，更符合性卫生。

（2）不穿过紧的牛仔裤，因既不通气，又形成对睾丸的压迫和较高的温度，会导致精子生成障碍，引起不育，所以不宜长期连续穿牛仔裤，牛仔裤宜与其他衣服交替穿戴。

（3）养成良好的生活习惯，不抽烟、不喝酒、不吸毒。

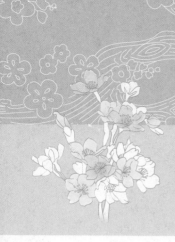

第二节　后阴

后阴指肛门。肛门是人体的一种器官，它位于臀部之间，在中医学里把肛门称为魄门。肛门有两个作用：释放出人体中的废气，即排遗；排泄出人体中的废物，即排泄。

 后阴常见疾病

痔疮

痔疮是痔静脉曲张所引发的肛门疾病。根据发病的部位，可分为内痔、外痔及混合痔3种。内痔发生于肛门齿线以上，由内痔静脉丛曲张形成，表面为黏膜，易于出血。外痔由外痔静脉丛曲张形成，发生于肛门齿线以下，表面为皮肤。混合痔发生在齿线上下，有内痔和外痔同一部位存在。

痔疮的发生多与便秘、过食辛辣刺激性食物、久泻、久坐、久蹲、腹内肿物、妊娠、前列腺肥大、肝病等因素密切相关。内痔的早期多无明显的自觉症状，以后逐渐出现便血、内痔脱出、肛门痛痒等症状，血为鲜红色，不与粪便相混。单纯性外痔可无明显感觉，有时肛门处有异物感，检查时可见肛缘处有圆形或椭圆形隆起，触处有弹性，无压痛。

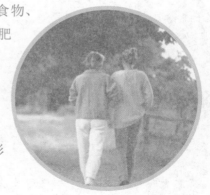

中医学认为，本病多因饮食不节、过食辛辣、久泻等，造成湿热下注，气血不畅，脉络阻滞所致。治宜清热利湿，活血化瘀，凉血止血。

✴ 痔疮常用的食疗偏方

阿胶糯米红糖粥

【原料】阿胶30克，糯米100克，红糖25克。

【制作】糯米淘净入锅煮成粥，加入捣碎的阿胶和红糖，稍煮后服食。

【功效】阿胶有养阴润燥、补血止血之功，对痔疮出血有良效。

柿饼粥

【原料】柿饼2个或3个，粳米100克。

【制作】将柿饼洗净切碎，与淘洗干净的粳米一同煮成粥。每日2次，连服数日。

【功效】涩肠止血。主治内痔出血。

苦参红糖鸡蛋

【原料】苦参60克，红糖60克，鸡蛋2个。

【制作】先用水煎苦参，去渣，取汁液加入红糖，煮鸡蛋至熟。吃蛋喝汤，顿食，每日1剂，连用1周。

【功效】适用于湿热型痔疮。

桑椹糯米粥

【原料】桑椹30克（鲜品60克），糯米100克，冰糖25克。

【制作】将糯米淘洗净，与桑椹同放锅内，加水适量煮粥，粥熟时加入冰糖。稍煮至冰糖化即可。每日分2次空腹服。5～7日为1个疗程。

【功效】滋补肝肾。适用于湿热型痔疮。症见痔疮出血、烦热赢瘦等。

白糖炖鱼肚

【原料】鱼肚25～52克，白砂糖50克。

【制作】将鱼肚和白砂糖同放砂锅内，加水适量炖熟。每日服1次，连续服用。

【功效】有补肾益精、止血消肿功效。适用于痔疮。

白芨大蒜炖乌鲤鱼

【原料】白芨15克，大蒜3头，乌鲤鱼250克，精盐、味精各适量。

【制作】将乌鲤鱼去鳞、鳃及内脏；大蒜去皮。将乌鲤鱼、大蒜及白芨同放锅内，加水炖煮，熟时加精盐、味精调味即可。每日1剂，连用数日。

【功效】适用于湿热型痔疮，表现为肛门坠胀灼痛，便血，大便干结，或有炎性溃疡，行走、咳嗽、劳累时加剧等症。

荞麦猪苦胆丸

【原料】荞麦面若干，猪苦胆1个，蜂蜜150克。

【制作】将猪苦胆汁与荞麦面和匀，以

能成丸为度，每丸重10克。每服3
丸，隔日1次，连用3次，以蜂蜜为

引，白开水送服。
【功效】适用于湿热型痔疮。

✳ 痔疮的家庭治疗

痔疮的治疗首先要保持大便通畅，进食易消化的食物。饮食应粗细搭配，少饮浓茶、咖啡、酒类及少进辛辣食物，以减少对肛管的刺激。便后要温水坐浴，局部应用痔疮栓或痔疮膏。根据病情的不同，可以采取注射治疗、冷冻治疗及物理治疗。严重者可手术治疗，包括结扎法、胶圈套扎法、痔切除等。家庭治疗措施如下：

（1）多摄取水分及膳食纤维：便秘是造成痔疮的最大诱因，因此，为防治便秘，须多喝水及多吃富含纤维的食物。苹果、甜菜、绿花椰菜、甘蓝科蔬菜、胡萝卜、绿豆、梨子、豌豆、洋车前子及全麦等谷类，都是不错的选择。

（2）润滑肛门：增加膳食纤维及水分的摄取量，粪便将变得较软，也较易排出。还可在肛门内涂些凡士林，进一步促进排便顺利和减少疼痛。用棉花棒或手指蘸些凡士林，涂在肛门内半寸处。

（3）勿坐马桶太久：每次坐在马桶上的时间最好不要超过5分钟，尤其不要一边如厕一边看书，这是极不卫生的习惯。

（4）清洗干净：当你排便完毕，应轻轻地将肛门清洗干净，这点相当重要。有些卫生纸很粗糙，有些则含刺激性的化学成分。应选用无色（白色）、无味的卫生纸。最好在家里安装一个洁身器，每次便后进行冲洗。

（5）勿长时间端坐不动：不要连续几小时坐在椅子上不动，即使必须如此，也应每小时至少起身活动5分钟。

（6）勿提重物：提重物或费力的运动，就好像排便时用力过猛一样，容易发生痔疮，应避免过度地出力。

（7）勿抓挠患部：痔疮患部可能会发痒，但勿用抓痒来缓解不适，那样会损害直肠脆弱的静脉管壁，使情况更糟糕。

（8）坐温水浴：将你的臀部泡在温水中，也许是一种治疗的最佳方式。温水促进患部的血液循环，有助于收缩此处肿大的静脉，并且能止痛。

（9）使用药物：市面上有各种专治痔疮的乳霜和塞剂。虽然这些药物通常不会使你的麻烦消除，它们大都属于局部止痛剂，但可以缓解部分不适。不要使用布洛芬和阿司匹林来止痛，它们会加重出血。

（10）控制体重：体重过重的人较易出现痔疮，因为他们的下肢承受较大的压力，也较容易发生静脉曲张。

脱肛

脱肛是指肛管和直肠的黏膜层以及整个直肠壁脱落坠出，向远端移位，脱出肛外的一种疾病。中医称脱肛或直肠脱垂。脱肛发病原因与人体气血虚弱，机体的新陈代谢功能减弱，自身免疫力降低，疲劳、酒色过度等因素有关。

本病多见于老人，小孩久病体虚者和多产妇女。发病之初，患者可有肛门发痒红肿、坠胀等表现，排便后脱出的黏膜尚能够自动收缩，但随着病情的加重，患者可能出现大便脓血，脱肛不收，此时则需要用于将直肠托回肛门，甚至严重的咳嗽、打喷嚏均可引起直肠再次脱出。中医认为脱肛均为中气不足，气陷为主，治宜补益中气、固摄升提为主。

★ 脱肛常用的食疗偏方

二麻煮猪大肠

【原料】升麻10克，黑芝麻60克，猪大肠1段（约30cm）。

【制作】将猪大肠洗净，升麻和芝麻入袋，紧扎两端，加水适量煮熟，去升麻、黑芝麻，调味后饮汤吃猪大肠。

【功效】可提升中气，补益肝肾。适用于脱肛、子宫脱垂。

黄花木耳汤

【原料】黄花菜100克，木耳25克，白糖5克。

【制作】将黄花菜、木耳洗净，加入炒锅，加水煮1小时，加入白糖后食用。

【功效】清热，除湿，消肿。主治脱肛。

郁李仁米粥

【原料】郁李仁30克，粳米50克。

【制作】将郁李仁洗净，纱布包扎，置锅中，加清水500毫升，武火煮沸10分钟，滤渣取汁，加粳米，武火煮开3分钟，改文火煮30分钟，成粥，趁热分次食用。

【功效】补益滑肠。主治便秘引起的脱肛及小便短赤者。

炒田螺

【原料】田螺600克，食油15毫升，

黄酒40毫升，盐、酱油、胡椒粉、葱、姜适量。

【制作】将洗净的田螺用剪刀剪去尖部。锅中倒入油烧热，下田螺翻炒，炒至田螺口上的盖子脱落，加入葱、姜、黄酒、盐、酱油同炒几下，再加适量水焖10分钟，加胡椒粉翻匀即出锅。佐餐食。

【功效】除湿解毒、清热涩精。适用于脱肛。

竹笋粳米

【原料】竹笋150克，粳米120克。

【制作】将竹笋洗净，切碎，加入将熟的粳米粥内，再煮数沸即可服食。每日1剂。

【功效】清热化痰，益气和胃。适用于脱肛、久泻久痢。

黄芪鲫鱼汤

【原料】鲫鱼250克，黄芪15克，生姜3片，精盐、味精适量。

【制作】将鲫鱼去鳞及内脏，洗净切块。黄芪入砂锅中水煎2次，去渣，合汁1碗，同鲫鱼块、生姜、精盐共煮熟烂，调以味精即成。食肉，饮汤。

【功效】益胃健脾，补气升阳。适用于气虚所致的脱肛、子宫脱垂及胃下垂等气短乏力等。

黄精益气酒

【原料】黄精50克，白酒1000毫升。

【制作】将黄精洗净切片，晾干，装入纱布袋中，封好袋口，置酒坛中，加入白酒，密封浸泡1个月即可饮用。

【功效】润心肺，强筋骨，补中益气。主治体虚脱肛。

✴ 专家提醒

预防肛肠疾病应当养成良好的生活习惯，不暴饮暴食，不长时间空腹。要保持肛门清洁，最好每晚睡前坐浴一次。肛管直肠内不宜涂搽具有刺激性的化学药物，以免使皮肤黏膜充血水肿，引起炎症等。患有乙状结肠、直肠、肛门等疾病患者睡眠时宜采取右侧卧位，以减轻对左侧结肠的压迫，促进局部血液循环。从事久坐、久立、久蹲职业的人应经常地变换体位，适当地增加活动，参加工（课）间操。

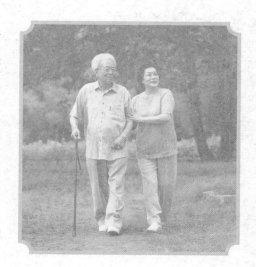

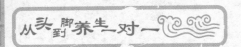

后阴保养

✳ 二阴保健法

提肛术：怎样进行生殖功能的养护呢？推荐一种方法即提肛术。人为什么要提肛呢？因为督脉、任脉和冲脉三条经脉均在肛门附近。这三条对人体来说非常重要的经脉都起于会阴，它们分别主管着气、血和性。

督脉总督一身之阳经，六条阳经都与督脉交会于大椎，督脉有调节阳经气血的作用，故称为"阳脉之海"。主生殖机能，特别是男性生殖机能。

任脉总任一身阴经，与全身所有阴经相连，凡精血、津液均为任脉所司，故称为阴脉之海。任脉能妊养胎儿，与女子经、带、胎、产的关系密切。

冲脉主管人的一身之性，并能调节十二经气血，故称为十二经脉之海。与生殖系统功能关系密切，冲、任脉盛，月经才能正常排泄，故又称血海。

气、血、性是人活在这个世上的最关键的东西，是人的根。这三条经脉决定着人的生老病死，故对我们来说非常重要。因此通过提肛术可以达到养护生殖功能的目的。具体做法是：吸气时紧缩肛门，呼气时放松舒展，一收一松为一次，连续做50次。

✳ 肛门的保养小技巧

（1）多吃新鲜蔬菜、水果；少吃辛辣的食物；也不要随意改变饮食习惯，有的人为了减肥，几天不吃主食，肠道大便蓄积好久才能排便，结果就引起了便秘。一便秘就很容易长痔疮。

（2）大便时不要看书，不然就会越蹲越久，尤其是坐马桶时。

（3）多喝水，早上喝一杯温开水有助于防止便秘。

（4）避免久坐、久站、久行，这都会加重肛门下垂。平时有条件的话，可以用温水坐浴，也可每日做半小时提肛运动或洗澡后用食指按揉肛门，改善局部的血液循环。

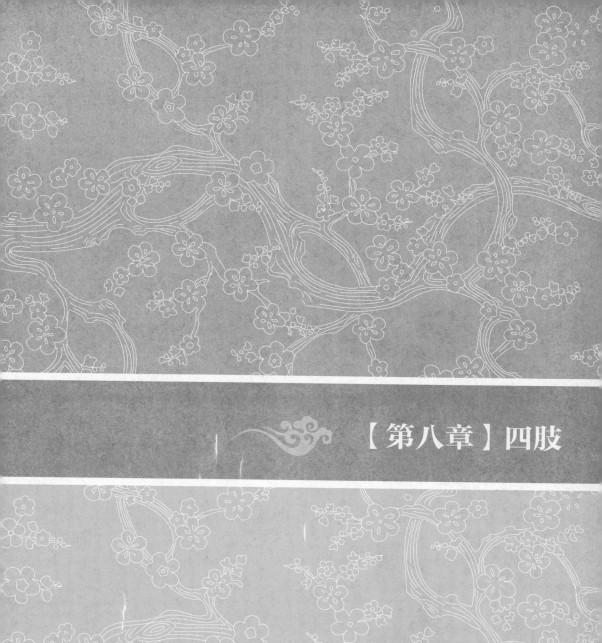

【第八章】四肢

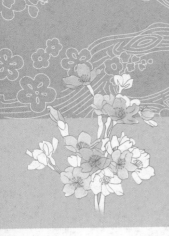

第一节 手足

 手部

人类的手指蕴涵着许多秘密。当你伸出双手，就泄露了健康的秘密。因为，人的手形、色泽、纹理、脉络都呈现健康与否的信息。祖国传统医学认为，手是阴阳经脉气血交合联络的部位。按中医经络学说，经络系统中十二正经均起止于手足，与手相关的有手三阳经和手三阴经。这些经脉与全身的脏腑相应、气血相通，当脏腑、气血发生病变时就会从手的形态、色泽、络脉等变化中反映出来。

从手的整体看健康

俗话说十指连心。手指能够提示一个人的健康、生育能力，甚至患心脏疾病、乳腺癌等疾病的概率。

手诊是自我诊查最好的部位，因为简便易行，判断准确。中医以手的外观推测寿夭，如手宽肥红润为寿，窄薄枯瘦为夭。手指的感觉、运动失常，可作为许多疾病的预测，如指颤、指麻是中风先兆；手掌大、小鱼际出现角化是膀胱癌的征兆；"朱砂掌"是指大、小鱼际及指端掌面充血，常为肝硬化、肝癌的前兆。当然，大部分病在手上会有表现，但也常常存在个体的差异。

＊从手部形态与手掌色泽判断健康

【看大小手和胖瘦手】

手的大小与身高体重胖瘦成比例是正常。如女士有一双大手，要小心突发病——心脑血管疾病、骨关节病光临；反之，女士手小，那么心脏也小，虽不一定是心脏病，但能带来血压低、头晕、心悸、易疲劳，子宫功能较弱，易痛经、月经不调，性生活不如意。

手瘦与人瘦是正常。如，手比人瘦，手指间还漏缝，就说明消化系统功能弱，性格懦弱、神经也衰弱。如手部肌肉瘦薄、冰凉，多为气血不足或阳虚；手部肌肉瘦薄、发热，多为阴虚火旺或内伤发热。

胖形体与胖手是正常。如人瘦而手胖，甚至肿，就要小心肾脏和心脏的病变；如人瘦却有胖手，那是脂肪堆积，就有患高血压、高血脂的可能。

【看手掌手指色泽变化】

身心健康之人，手掌是粉红色的。如红色变暗，表示心脏功能不好；如手上出现红线，则可能患上高血压、风湿病或心脏病；如指尖苍白，显示血流障碍；如手掌突变红茶色，可能是脑溢血将发生的征兆；如手掌上出现红斑点，多表示患上了肝炎或糖尿病；如手掌发黄或呈茶色，可能患上肝病；若在黄色的手掌中，大、小鱼际和指端发现充血性的红色或暗紫色的斑块，有可能发生肝硬化或肝癌。如有肾脏病或贫血症的，手掌易发青；如掌部青筋明显，也叫静脉怒张，是肠内有粪便停滞；如手掌萎而黄，表明大肠运纳失常，有腹胀、嗳气等症；如掌色淡黄，枯槁无光者，属脾胃气虚，气血不足；如黄中夹青者，属胃寒并伴有疼痛；如手背上起小的白色丘疹，暗示胆固醇过高。

＊ 感知冷暖手与手汗

手部温度应和脸部温度一致。《黄帝内经》记载有大量对手的观察，如"掌内热者腑内热，掌内寒者腑内寒"。如手心热，是心火炽盛、湿热内蕴、胆胃失和的初期表现；如手背比手心热，多是发热和炎症急性期；如手掌温度高于手心温度，多是血脂高或血压高；如手掌发热发干，甲状腺功能亢进；如手掌红热，多为炎症，血热。

手汗，如手心发热而手掌常出汗，此为阴血虚所致；如手掌出冷汗，手足不温，此为气虚或阳虚所致；如只一侧手掌出汗，多为气血瘀阻，经络不畅；如手掌出汗如珠，淋漓不断，四肢厥冷者，为阳气虚脱之象；如手掌出汗且发热不退者，多为内热所致。

看甲诊病

甲是指（趾）末端伸面的坚硬角质，是皮肤的一部分，疾病可引发指甲的颜色改变。中医认为，指甲为脏腑气血的外荣，与人体的脏腑经络有直接联系，能够充分地反映人体生理、病理变化。通过观察指甲的形状、大小、颜色能够反映一个人的基本健康状况，甚至看出他潜在的健康危机；而通过指甲的光泽、纹路、斑点等的变化，则可以推断出身体正在悄悄发生的病变。所以，学会观察指甲，就是学会了一种最为简易的健康自测方法。

指甲具有保护其下柔软的皮肤组织的功能，并能帮助手指感受细微的感觉，完成一些精细的动作。在现代社会，具有完整靓丽的指甲会增添人们交际时的信心与美感，有助于事业的成功。

* 指甲颜色：

白甲：指甲颜色苍白，缺乏血色，多见于营养不良，贫血患者；如果指甲突然变白，则常见于失血、休克等急症，或者是钩虫病、消化道出血、肺结核晚期、肺源性心脏病等慢性疾病。需要注意的是，如果指甲白得像毛玻璃一样，则是肝硬化的特征。

黄甲：指甲变黄，在中医上认为多由湿热熏蒸所致，常见于甲状腺机能减退、胡萝卜血症、肾病综合征等；西医上则认为指甲偏黄多半与体内维生素 E 的缺乏有关。如果所有的指甲都变黄，就必须接受治疗了，因为那是全身衰弱的象征。

灰甲：指甲呈灰色，多是由于缺氧造成，一般抽烟者中比较常见；而对于不吸烟的人，指甲突然变成灰色，最大的可能便是患上了甲癣，初期指甲边缘会发痒，继而指甲还会变形，失去光泽变成灰白色，如灰指甲等。

黑甲：有两种情况，一是由于甲下含铁血黄素增多，呈黄黑色，多与外伤有关，可随甲的生长而自然消退；一是甲下黑素增多，呈带状或全甲呈灰黑色，部分患者有慢性铅中毒、色素痣或恶性黑素瘤的可能，艾狄森病、黑棘皮病患者也可有此现象。

蓝甲：指甲板呈蓝色。有些药物如阿的平、氯喹久服后可致甲板变蓝，也可能是银质沉着的征兆，另外，肝豆状核变性、黑尿酸症也可使甲板变蓝。

褐甲：指甲板呈褐色，常见于浸泡高锰酸钾溶液，还有慢性汞中毒的可能，某些药物反应（抗疟疾药、酚酞）以及患黑棘皮病、艾狄森病时也可出现。

对半甲：甲板呈现两种色调，甲板远端一半呈褐红色，近端一半呈白色，其界限分明。在肾脏病和尿毒症的氮质血症期可出现，有的能自行消退。

反杵脆厚，自有原因，指甲形态的改变也是一些疾病的临床征兆。

反甲：又称匙状甲，因甲板中间凹陷而边缘翘起如匙状而得名。提示存在缺氧、贫血状态或患有甲状腺功能亢进、干燥综合征等。由于指端末梢循环不良致甲床组织缺氧，引起代谢紊乱所致。

杵状甲：甲板明显增大、增厚并向甲背突起，呈弓形弯曲。杵状甲常同时伴有杵状指（因指端末节肥大呈鼓槌状而得名）。杵状指可由多种原因引起，如雷诺氏病、慢性肺部疾病（如结核、支气管扩张、脓胸、支气管癌等）、心脏病，也可见于肝硬化、甲状腺功能亢进及溃疡性结肠炎等。

甲肥厚：甲板较正常情形明显增厚而无变形，在肢端肥大症中常可见到。

巨甲：指甲板异常大，在肢端肥大症、脊髓空洞症等疾病可出现此种巨甲。

甲萎缩：系甲板发育不良致甲板变薄且小。可见于脊髓空洞症、肢端硬皮病以及先天性大疱性表皮松解症。

脆甲：指甲板脆性增大，薄而易碎，常伴甲纵裂及层状分离。在贫血、雷诺病、维生素 A 缺乏时可见。

上述介绍的几种指甲病变既可见于系统性疾病，也可见于多种其他皮肤疾病。由系统性疾病引发的指甲病变因缺乏皮肤损害或临床特征，不易引起患者的注意，进而贻误治疗时机。所以在出现不明原因的指甲病时，应仔细查找原因，及时就医诊治。

＊ 不同甲形，不同体质

甲形主要包括指甲的长宽比例和指甲的形状这两个方面，因为甲形多与先天性的遗传因素有关，所以从甲形上看出来的多半属于本身体质上的差异。

长形：指甲偏长的人，性格比较温和，不急躁，所以精神因素刺激引起的疾病在他们身上比较少见，但是因为先天的体质比较偏弱，免疫系统较差，很容易患上急性炎症性疾病，如上呼吸道感染、胃肠炎，以及脑部、胸部的疾病。

短形：指甲偏短的人，属于比较容易急躁冲动的性格。这类人的心脏功能先天性相对较弱，比较容易发生从腹部到腰部，以及腿脚等下半身的疾病。如果指甲的尖端平平并且嵌进肉里面了，则比较容易发生神经痛、风湿等疾病。

方形：这类指甲的长度与宽度相接近，指甲接近正方形，这类人的体质比较差，往往属于无力型，虽然没有什么明显的大病。如果女性出现这样的指甲，应该警惕子宫和卵巢方面出现问题。

百合形：指甲比较长，中间明显突起，四周内曲，形状犹如百合片。这类指甲多见于女性，这种指甲的形状是最漂亮的，但拥有此指甲的人多半从小就多病，尤其是消化系统方面经常容易出问题，还比较容易患血液系统疾病。

扇形：这类指甲下窄上宽，指端成弧形。拥有扇形指甲的人，多半为天生的强体质型，从小身体素质就很好，耐受能力很强，但是他们很容易忽视自己的健康。在成年或者老年时比较容易患十二指肠溃疡、胆囊炎甚至肝病等。

圆形：呈圆形的指甲，主人看上去体格健壮，很少得病。这类人对于疾病的反应十分不灵敏，很难自觉出身体的异常，所以，一旦生病，往往就很重。在他们身上最易发生的便是溃疡出血、胰腺炎、心脏功能紊乱甚至癌症。

✳ 不同甲色，不同警示

指甲盖的甲色包括指甲的光泽度和颜色。健康人的指甲有一定的光泽并且很均匀，好像一块光滑的玻璃，而且指甲应该是美丽的粉红色。一旦甲色发生变化，就说明体内某些地方已经发生了问题，应该引起重视了。

甲泽变亮：甲泽变亮有两种。一种是指甲上有块状或者条状部位变亮，而不是整个指甲，这种情况多与胸膜炎、腹腔出现积液有关；另外，整个指甲都像涂了油一样，变得光亮无比，而且指甲变薄，多见于甲亢、糖尿病、急性传染病患者。

光泽不均：指甲的光泽度不均匀可以表现在不同指甲，也可表现在同一指甲的不同部位。如每个指甲都是前端有光泽，根部毛糙无光，可能存在慢性气管炎或胆囊炎；如果只有部分指甲光泽不均，暗示体内存在某些慢性损害或炎症。

失去光泽：如果整个指甲都像毛玻璃一样，完全没有一丝的光泽的话，说明体内存在着某些慢性消耗性疾病，如结核病等；而如果体内有着严重的消耗性疾病，如肝脓疡、肺脓疡或长期慢性出血的患者，也都会出现这种情况。

✳ 不同凹变，不同疾病

指甲凹变，指的是指甲上出现一些横纹、竖纹以及斑点等。中医指出，指甲的这种变化与机体的组织器官的功能低下，组织结构的破坏、萎缩等病理变化都是密切相关的。

竖纹：指甲表面不够光滑，出现一条条的直纹，一般会出现在操劳过度、用脑过度后，在睡眠不足的时候，这些竖纹会很清楚地显现出来。如果竖纹一直存在，则可能是体内器官的慢性病变。如果不加以调养，随着病情的发展指甲会变得高低不平，甚至会裂开。

横纹：指甲上的横纹是一种对已经发生的病变的记录。换句话讲，当指甲上有横纹出现时，体内必然已经出现一些病变。一般而言，开始的时候横纹只在指甲的最下端，随着指甲的生长，逐渐向上移动，也就预示着离发病时间越来越近了。

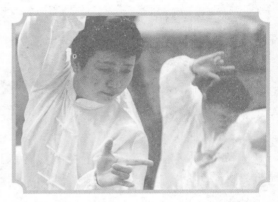

斑点：指甲上有少量白点，通常是缺钙、缺硅或者寄生虫病的表现；白点数量比较多，可能是神经衰弱的征兆；而指甲上出现黄色细点，则可能患上了消化系统疾病；如果指甲上出现黑色斑点则要小心，轻者只是操劳过度、营养不良，重者可能是胃下垂、胃癌、子宫癌的先兆。

✳ 指甲反常所代表的疾病

白点、横纹、竖纹……悄悄地爬上了原先光滑的指甲，你认为它们影响的只是你的美丽？殊不知，它们是向你发出的健康警告！一个人必须营养好，指甲才能正常生长，否则就会出现一些异常的现象，医生们往往能以此诊断出重要的疾病。下面介绍几种指甲反常的现象：

杵状膨大：指甲明显地向上拱起，而且围绕手指变曲。指甲杵状膨大可能表示患有肺气肿、结核病、心血管病、溃疡性结肠炎或肝硬化。

蓝新月：指甲根部的新月形白痕若有一层蓝晕，表示可能有下列病症中的一种：血液循环受阻、心脏病、雷诺症、手指和脚趾的血管痉挛，通常是由曾受冷冻所致，但有时也与类风湿关节炎或自身免疫的疾病如红斑狼疮有关。

匙状甲：指甲中间下陷，整片指甲变成平坦或匙状。这种指甲与缺铁性贫血病、梅毒、甲状腺障碍、风湿热等有关。

林赛指甲：指甲近甲尖的一半呈粉红色或褐色，近甲尖的一半呈白色，这种指甲又名两截甲，可能是慢性肾衰竭的一个迹象。

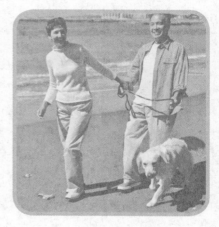

博氏线：指甲上出现横沟，是表示营养不良或得了某种会暂时影响指甲生长的严重病症，如麻疹、乳腺炎、心脏病突发。

泰利指甲：指甲下面的皮肤大部分变成了白色，只剩下近指甲尖处的一小部分仍然呈现正常的粉红色。这可能表示肝脏硬化。

黄甲症候簇：指甲生长速度减慢，而且变得厚和硬；呈黄色或绿色，成因包括慢性呼吸系统疾病、甲状腺病或淋巴疾病等。

出血：指甲上如果出现这些纵向红纹，是表示微血管出血，如果多条这种血线出现，可能预示患了慢性高血压、银屑病或亚急性细菌性心内膜炎的致命感染。

不规则凹点：很多牛皮癣病人有此现象。

成行的凹点：指甲的表面变成如打铜师傅捶成的铜器表面，有时是因为患了簇状秃发症所致。这是一种医学界还不甚了解的自身免疫性疾病，会造成头发部分或全部脱落。

褐斑或黑斑：这种色斑，特别是那种指甲扩展到周围的手指组织的，可能是表示患了黑色瘤。它们也许是单一的一大块，也可能是一堆小斑点，最常见的出现地方是拇指和大脚指。

知/识/小/链/接

小太阳，就是指甲根部发白的半月形，叫做甲半月，又叫健康圈。一般而言，甲半月占整个指甲的1/5是最佳状态，过大、过小或者隐隐约约都不太正常。甲半月太大的人容易发生高血压、中风；而甲半月如果太小则说明血压太低。完全看不到半月甲的人，大多有贫血或者神经衰弱的症状。同时，半月甲的颜色以乳白色最佳。发青，暗示呼吸系统有问题，容易患心血管疾病；发蓝，则是血液循环不畅的表现；发红，对应的则是心力衰竭。

从手指中看健康

✳ 看手指长短

两手指的比例，在胎中就决定了的，而且终生不变。科学实验证明，推测成年患心脏病的概率，观察手指的长短，比受年龄影响的腰围、臀围比例，体重指数等要准确。

无名指较长的男性，体内含性激素丙酸睾丸酮的水平相对较高，丙酸睾丸酮有预防男性患心脏病的作用；而无名指较短的年轻心脏病患者的丙酸睾丸酮水平偏低。

手指长短比例不同与体内性激素水平、甚至出生前性激素的影响和生长相关。手指比例与妇女生殖能力和乳腺癌的发病率相关；两手不对称的男子分泌的精子数较少；无名指长于食指是有音乐天分的表现。

食指相对于无名指长，女性拥有更高的生育能力、较谦虚、较敏感，相对易患乳腺癌，不爱冒风险；在男性则生育能力较弱、口头表达能力较强、攻击性弱、方向感差。

无名指相对食指长，女性生育能力相对较弱、过分自信，相对不易患乳腺癌，很爱冒风险；在男性则生育能力较强、口头表达能力较弱、攻击力强，比较擅长数学，更容易患孤独症。

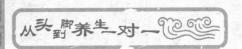

要养成揉揉手、捏捏脚的习惯，久而久之，必可促进血液循环使内脏尤其是心脏更为健康。

＊ 手指的形态所反映的状况

人体的五个指头，不但可以反映相应脏腑的问题，还可以相对地反映人体各个时期身体的保养情况。如果五个手指都饱满有力，发育完好，则为身体健康的表现。如果发现其中有一个指头显得特别瘦弱，就提示了其相对应脏腑和年龄阶段健康状况较差。

①拇指主吸收和吸纳能力，可反映幼年时期的身体状况。

②食指主消化和排泄能力，可反映青年时期的身体状况。

③中指主循环系统，可反映壮年时期的身体状况。

④无名指主内分泌系统，可反映中年时期的身体状况。

⑤小指主泌尿生殖系统，可反映老年时期的身体状况。

＊ 无名指透露的健康

无名指之强弱与一个人的整体的健康状况有很深的关系，故日本人称其为"药指"。观察无名指可以判断一个人的健康状况。

无名指亦以圆秀健壮为最好。太长的人，容易有生活不规律而影响身体健康的倾向。太短的人，又主元气太虚，精神不振。

指型直而无偏曲，指节圆润而有力，指节纹清爽的人，大多肾脏及生殖功能健全。无名指苍白、瘦小、衰弱的人，大多肾脏与生殖系统的功能较差。

无名指第一节，代表性功能的强弱，第一节过于粗壮的人，容易有内分泌失衡的疾患；过于瘦弱的人，又往往生殖系统方面比较衰弱。第一节的指节纹代表同样的意义，即散乱者身体情况差，完整而清爽者，健康情况良好。

无名指的第二节，代表一个人的筋骨强弱。自古以来中医将骨骼在五行中归属于"水"，亦即与生殖系统有很密切的关系，现代西医，也经常提醒孕妇要补充钙质，以免损坏自己的身体。第二节指纹散乱的人，大多体能较差，筋骨较细小而衰弱。第二节边缘有纹存在时，谓之"病豹纹"，表示当时的健康状况不好，这种现象会随着身体好坏而增减其纹线。

第二节长度过长的人，往往钙质的吸收功能比较差，骨骼和牙齿比较脆弱。

如过于苍白、瘦弱，也会有同样的表现。指头偏曲，指节漏缝的人，往往除泌尿系统较弱外，又代表烦恼较多，还常常影响脑功能，同时又容易出现神经衰弱、头痛、失眠等症状。

无名指生得太长的人，亦即超过中指第三节一半以上，快要与中指齐平，大多先天的遗传体质很健壮，但容易因为后天的生活不规律，如饮酒、熬夜、过劳等现象而带来衰弱。

手指锻炼的秘诀

手指锻炼为什么重要？因为，手上有乾坤，健康寓其中。当人心情烦躁的时候，会自觉不自觉地揉搓两手——这是松弛心之紧张状态的表现。当人遭遇大的压力和大的恐惧时，手心会冒汗，手掌会发凉、发抖、发颤——这是内在气机紊乱、脑神经紧张的体现。当人的手指干瘪，指掌皱纹多，没有色泽，斑点多时——这是手指气血流通不畅，年老体衰，五脏不调和，某些内脏有疾病的征象。当人的手指畏寒、手指扎破出血量少，或者不出血时——这意味着身体衰弱，气血流通有阻隔。

由此可见，手指和人的身心健康息息相关。每个人，都或多或少地经历过因手的变化而反射出心理、生理、内脏、大脑的波动及疾病的生发；甚至有的时候，医学大家们仅仅通过观察手，就能探知患者身心健康状况。

医生通过手部的望诊，能清晰地察知患者的身体状况。普通人则可通过对手指的揉、掐、捏、按、振、点等来治疗身心的疾病。

揉捏右手拇指的两个关节可防治肝病；

揉捏双手无名指的三个关节可预防耳鸣；

揉捏左手拇指的各关节和左手小指三个关节的内侧，可预防糖尿病、心脏病；

揉捏双手食指根部，可防治皮炎；

揉捏右手中指三个关节可调整眼睛疲劳；

揉捏双手食指三个关节，可预防或治疗痛经。

为什么观察、揉捏手指不同的穴位、关节，可以诊病、治病呢？根据中医理论，手上有手太阴肺经、手厥阴心包经、手少阴心经和手阳明大肠经、手少阳三焦经、手少阳小肠经六条经络。这六条经络，分别维系、联络着心血管系统、呼吸系统、消化系统——指端有经络的"井穴"，五指的指腹则分属五脏六腑，从小指到拇指依次为：肾、膀胱（小指）；肺、大肠（无名指）；心、小肠（中指）；肝、胆（食指）；脾、胃（拇指）；脑在古代亦称心，因此，脑与心区同列。五指指纹还有十二地支、十天干、八卦九宫之分，此外，手掌上还有"手上八卦"的划分，也有相对应的脏腑反射区。以上各个区域所属的脏腑是否正常，有何病变，都能在与之对应的指腹纹路、手掌的八卦上反映出来。

从这个意义上说，医生通过指腹、手掌的气色、干瘪、斑点来诊断疾病也就顺理成章了。而普通人，则可以根据古人及当代的医学、养生、武学专家所编创的手指操来自我锻炼，从而强化手指、手掌上的气血流量和触觉反应能力，刺激、按摩内脏所属部位的经络，使之运动、通透、和谐，从而治病强身、益寿延年。

做做手指操：手指操在海内外已有很大的影响，但是，对之有深刻认识的人却不多，因为，手指操看起来很简单，有些动作几乎就是——小小的手指游戏。实际上，现在的一些幼儿园，已经把手指操当成一种寓教于乐的健身益智游戏；然而，大道至简，手指所拥有的身心健康和智慧开发之潜力，不容忽视。

青少年手指灵活地动起来，左右脑会得到均衡的发育。比如，手指的"一加一等于二""二加二等于四""五减一等于四"等展掌屈指、双手交错运动，不仅能让右脑得到有效锻炼，而且能减轻左脑的负担。中青年在繁重的日常工作间隙，灵动地让手指动起来。比如，两手握成拳头，然后把拳头从小指依次张开，张开时需快而有力，全张开后用力伸直手指，然后再从小指处开始依次攥紧，两手分别反复做5～10次。这种简单的手指运动，经常锻炼之，会收到意想不到的缓解压力、清醒头脑的作用。

老年人理所当然地应多做手指方面的锻炼。很多老年人爱练太极拳，那么，除了多做太极松手、空手训练外，还可把太极拳之云手、白鹤亮翅、揽雀尾等专门进行手部锻炼的内容提炼出来反复练习。此外，还可抽空做一做甩手、捶两臂、顶十指、捏虎口等两手运动法，从而帮助防治老年痴呆症，延缓衰老。

＊ 手部运动简易 4 式

第一式：甩双手——两臂自然下垂，由前向后甩动 30 ～ 50 次。主要作用是放松肩、臂、腕、指关节，通畅气血，增强手臂的功能，对肝、眼有助益。

第二式：捶两臂——左右手握空拳，向对侧上肢从肩到手腕捶打共 20 ～ 30 次。这个动作，有通经活络、防治关节炎及手臂酸痛等作用。

第三式：顶十指——两手掌心相对，左右手指用力相顶共 10 余次。此式有活动指关节、增进手部功能的作用。

第四式：捏虎口——左手拇指、食指捏右手虎口各 10 次。本动作有增进手部功能，辅助治疗头、面部疾患的作用。

以上手部运动操，可使人体大脑张弛有节，使大脑皮质处于持续的兴奋状态；同时，还能逐步地对人体进行局部调节，协调五脏六腑的联系。

∽∽ 手掌锻炼的秘诀 ∽∽

中华传统武学、传统医学、传统养生术中涵盖着很多手掌锻炼的内容。少林武学仅锻炼手的功夫就有无相掌、鹰爪功、熊掌、金刚指、柳叶掌、二指禅、鹰手拳、十三爪等。

鹰爪功在少林武学体系中的锻炼方法比较多，典型的有：拇指伸直与食指、中指捏在一起，无名指、小指弯曲，指尖接触掌心——多练鹰爪功能强筋骨、利关节、强化心肺的功能。

熊掌的练法和鹰爪略有不同，首先拇指靠拢手掌，第一节指弯曲，其余四指并拢，第一、二节指弯曲，但不能与手掌接触，然后掌背向后拉紧即成熊掌——勤练熊掌，可止疼痛，祛邪气，强化手部经络的通路。

太极拳体系，对手部锻炼的研究很深刻。仅从科学锻炼手部的角度说，就提出了"三十六病手"的理论；同时，更提出了空手、松手等科学的手部锻炼途径，清人陈鑫甚至提出了专门进行手之训练的较、接、沉、黏、因、依、连、随、引、进、落、空、得、打、疾、断十六种手的锻炼法——太极拳手部锻炼最核心的秘诀，就是练拳的时候，手部各个关节处都不用力，吴式太极拳家杨禹廷

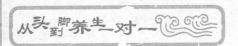

先生提出："手要平，不要挂力。"手下落时不挂力，完全自然下落，手和胳膊不挂力，从起到落越自然越好。松小指落手时，会感觉到身体很通畅。经常松小指，可使脏腑通畅，对便秘有疗效。

知/识/小/链/接

保持手部清洁卫生，一是促进局部血液循环，有健手美手之用；二是预防疾病，是把好"病从口入"的主要环节。俗话说："饭前便后洗洗手，细菌病毒难入口。"洗手时应使用肥皂或香皂，不但去油泥污垢，还可杀菌，但切忌不可用汽油清洗手上的油垢，因汽油对皮肤有侵蚀作用，使手变得粗糙，会引起一些皮肤病。冬季手指取暖，古人主张用暖水器，或用热水泡手，不可以炉火烘手。《老老恒言·杂器》说"冬寒频以炉火拱手，必致十指燥裂"，值得我们生活中加以注意。另外，要勤剪指甲。《养生书》说："甲为筋之余，甲不敷截筋不替。"经常修剪指甲，可消除细菌，又可加强新陈代谢，促使筋气更新，有利于指甲的荣泽，筋膜的强健。

手部干裂的护理

当你手部干裂严重时，应该怎么护理，不妨按照下面的步骤试一试吧！

（1）使用中性沐浴乳或香皂将双手彻底洗净。

（2）将专用的去角质产品在手背上轻轻按摩，去除老化角质，再以清水洗净。

（3）将脸部用的保湿或滋养面膜，在手背、手腕指及指间充分抹匀。

（4）裹上保鲜膜或戴上棉质手套，静待 10 或 20 分钟后洗净。

（5）取适量护手霜，均匀涂于双手。

（6）护手霜若有多余的部分，推向手腕涂匀。

（7）以另一手的拇指与食指，由指间向手背螺旋状按摩，依次按摩每一根手指。

（8）将拇指与食指分置于手指两侧，由指尖向手掌轻滑，至根部稍用力按压。

（9）以拇指与食指夹住手指，由指根拉向指尖，以轻滑般的方式放开。

（10）以另一手的手掌，在手背上以打圆般的方式按摩。

当你手部干裂严重时，可于以上步骤后，再涂抹较多量的护手霜，包上保鲜膜，再以热毛巾包裹双手热敷5分钟，取下毛巾、保鲜膜后，轻轻按摩双手，将护手霜擦匀，并戴上棉质手套睡觉，对于迅速滋润手部效果更佳。

足部

五种脚痛危害健康

（1）前脚掌刺痛麻木：过度运动或年龄增大可能使前脚掌麻木刺痛，专门的鞋垫可以用来保护骨头，并缓解疼痛；注射消炎针，可以快速、有效地消除肿胀。

（2）大脚趾关节肿痛：脚趾会感觉麻木、肿痛，走路时症状更甚，一般多发生在女性患者中。因为鞋子较小或紧，造成大脚趾关节形成凸出的"V"字形。

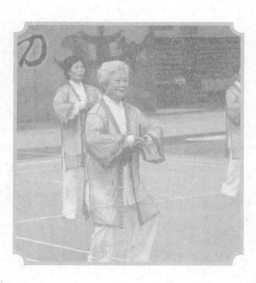

这时需要换上宽松的鞋子，垫上柔软的鞋垫，减轻脚趾的压力，缓解疼痛。也可以敷一些冰包，有助于消除肿胀和炎症。

（3）脚部有刺痛、绞痛及烧灼感：从前脚掌到脚趾，尤其是第三和第四个脚趾发生以上症状，感觉像站在一个石头上，多由扁平足引起，还可能由鞋跟太高或者鞋子太紧造成。治疗的方法有：足部矫形器，定制专用鞋垫，这样可以减轻足部的阵痛；也可以通过手术进行治疗。

（4）脚跟剧烈疼痛：此症状一般出现在早晨，脚跟偏上的内侧出现肿块和疼痛。这种情况多由炎症和跟部肌腱断裂造成。要适当休息，做一些伸展运动，同时，垫上鞋垫或足跟垫，以免拉伸跟部肌腱。

（5）脚踝或脚底跳痛：此症状也多发生在早上，并且脚跟有骨刺，但不痛。

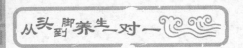

多由于运动量过大，支撑重物过多造成脚底韧带拉伤和炎症引起，多加休息就会缓解。另外，避免特别压迫足部的运动，肥胖者还要适当减肥。扁平足患者可以在晚间穿着特制的夹板，以促进足弓形成和减少韧带压力。

怎样做好足部保健

中医基础理论认为，"肾为先天之本""脾为后天之本"，所谓"本"就是生命的根本所在。这就明确指出了脾肾在脏腑中的作用特别重要。足少阴肾经、足太阴脾经皆起始于脚部，可见脚部在生命活动中是非常重要的组织。

为什么脚对人体来说这么重要呢？这是因为人体的老化首先是从脚开始的。俗话说："树枯根先竭，人老脚先衰"，故中医认为"鼻为苗窍之根，耳为神机之根，乳为宗气之根，脚为精气之根"，鼻、耳、乳是人体的三个方面的根本，而脚是人体总的精气之源。

中医学的整体观认为，人与自然是一个整体，人体内的各个组织器官、脏腑经络相互联系成为一个整体，在这个理论的基础上建立了经络学说。《黄帝内经·灵枢》中指出，足部六经的"根"在四肢末端的井穴，且解释如下："根者，本也，部位在下，皆经气生发之地，为经气之所出。"经络学说认为，足三阴经和足三阳经分别起始和终止于脚部。它们分别是足太阴脾经、足阳明胃经、足少阴肾经。足太阳膀胱经、足厥阴肝经和足少阳胆经。通过经络关系，分别与手三阴、手三阳经沟通，共同维持着人体气血的运行。脏腑的病变可通过经络互相影响，反过来，疏通经络、气血，又可达到治疗脏腑病变的效果。如足阳明胃经的足三里穴，在胃脘部有病变时，按摩或针灸该穴位可以达到治疗胃病的效果，而且疗效显著。所以说，脚与脏腑的关系就是整体观念的缩影。

中医认为，气血以动以贵，经络以通为要，只有这样，才能维持正常的生命活动。一旦气滞血瘀，经络闭阻，脏腑、组织、器官就要发生病变。而我们只要迈开双脚，就能推动气血的运行，气血流通就保证了全身各组织器官营养物质的供应。有一句人们非常熟悉的健康格言"生命在于运动"，运动才会促使气血流通，而大多数运动的过程是在双脚的带动下完成的，脚除了带动肢体运动之外，更重要的是推动气血运行。

如何预防足部运动损伤

　　足部损伤是喜爱运动的人最害怕的事，其实你做好有效防止足部损伤的准备，你将不用再担心损伤，该如何有效防止呢？

　　提起骨折，喜欢运动的朋友大概都不陌生。特别是喜欢打篮球的朋友，或许你就曾经有过这样的经历：眼看比赛就要结束，可自己队的比分还落后，为了抢夺一个篮板球，你奋力起跳，篮板球是得手了，可就在你落地的一刹那，不幸踩在了同伴的脚上，只听"咔"的一声，同伴就不能再动了，只好被紧急送往医院。

＊ 造成足部损伤的原因

　　在一些较为剧烈的运动中，尤其是需要跑跳的运动，很容易因不慎而引起足部损伤，轻的仅为皮肤擦伤，重的可能发生骨折或关节脱位。

　　（1）比赛致伤。比赛时因紧张争夺而发生身体碰撞、急跑或弹跳，都容易使脚部肌肉拉伤或断裂。因为突然改变体位时，随着小腿急速扭转，可引起脚踝关节的韧带拉伤及骨损伤。

　　（2）间接作用力致伤。最常见的踝关节损伤，就是用脚外侧踢球而引起距腓前韧带损伤。特别是在球类运动中，当与同伴或对方运动员"对脚"时，更易发生韧带损伤、皮下血肿、肌肉断裂或骨折、创伤性骨膜炎、趾关节挫伤或脚踝关节脱臼等。

　　（3）运动场地致伤。当场地不平或过滑时，容易使运动员崴脚、跌倒而造成足部损伤。

　　（4）慢性劳损。尤其是在足球运动中，这种情况更为常见。如"足球踝"（X线片显示为踝关节骨质增生），就是由于足球运动长期使用脚踝而引起脚踝关节劳损。

＊ 如何有效防止足部损伤

　　（1）防止过度疲劳。

　　（2）严格遵守训练原则，注意避免犯规动作。

　　（3）选择宽阔平整的场地。

　　（4）使用护腿、护膝、护腕等保护装备，最好使用绷带裹踝。

✳ 发生损伤后及时处理

运动中发生踝关节或是脚趾关节的骨折常分为两种：一种是皮肤不破，没有伤口，断骨不与外界相通，称为闭合性骨折；另一种是骨头的尖端穿过皮肤，有伤口与外界相通，称为开放性骨折。对于开放性骨折，千万不可用手回纳，以免引起骨髓炎。应先用消毒纱布对伤口作初步包扎、止血，再用平木板固定，然后送医院处理。骨折的发生通常较为严重，处理不当往往会引起关节变形甚至终身残疾，所以应特别注意。

❀ 八个有益的健足良方 ❀

我们的脚时刻在承受着整个人体的重量，时刻在劳累着。所以经常要给双脚放放假，放松一下双脚。

（1）卧位运动趾与踝：仰卧床上，双下肢平伸，双足一起做屈趾、伸趾交替运动 30 次，五趾分离、并拢 30 次，然后屈髋、屈膝、伸屈旋转踝关节 30 次，这是整套运动的准备动作。

（2）坐位蹬磙子运动：把长 40cm，直径 10～20cm 的圆木或石磙子，放在地板上，人坐在床边，双足蹬在滚子上前后滚动 100 次，可以达到舒筋活血的目的。

（3）踮脚走路练屈肌：踮脚走路，就是足跟提起完全用足尖走路，行走百步，这不但可锻炼屈肌，从经络角度看，还有利于通畅足三阴经。

（4）足跟走路练伸肌：即把足尖跷起来，用足跟走路，这样是练小腿前侧的伸肌，行百步，可以疏通足三阳经。

（5）侧方行走练平衡：侧方行走可使前庭的平衡功能得以强化，有预防共济失调的作用。先向右移动 50 步，再向左移动 50 步。

（6）倒退行走益循环：倒退有利于静脉血由末梢向近心方向回流，更有效地发挥双足"第二心脏"的作用，有利于循环。另外，倒退时，改变了脑神经支配运动的定式，强化了脑的功能活动，可防因废用而脑萎缩，每次倒退百步为宜。

（7）爬行降血压：用四肢爬行50米。爬行时，躯体变成水平位，减轻了下肢血管所承受的重力作用，血管变得舒张松弛，心脏排血的外周阻力下降，有利于缓和高血压，这已为大量实践所证实。

（8）踩足按摩促回流：如果有3～5岁的小孩，可趴在床上，双足背贴床面，足心朝上，让孩子赤脚踩压你的双足，孩子的足跟对准大人的足心，做踏步动作50～100次，对促进血液回流大有好处。没有孩子帮助，也可自己按摩。老年人如能每日坚持上述锻炼，一定会推迟双腿先衰的到来，也有利于心脑脏腑的保健，不妨试试看。

腿脚经络畅通有助长寿

古人有言："竹从叶上枯，人从脚上老，天天千步走，药铺不用找。"说明人要想健康长寿，必须勤于动脚、动腿，要经常活动，使腿脚的经络畅通。

步行是唯一能坚持一生的有效锻炼方法，是一种最安全、最柔和的锻炼方式。步行锻炼有利于精神放松，减少焦虑、压抑情绪，提高身体免疫力。步行锻炼能使人心血管系统保持最大的功能，比久坐少动者肺活量大。有益于预防或减轻肥胖。步行促进新陈代谢，增加食欲，有利于睡眠。步行锻炼还有利于防治关节炎。

＊ 散步之法

春季日出之后、日落之时是散步的大好时光，散步地点以选择河边湖旁、公园之中、林荫道或乡村小路为好，散步时衣服要宽松舒适，鞋要轻便，散步时可配合摩擦双手、揉摩胸腹、捶打腰背、拍打全身等动作，以利于疏通气血，生发阳气。散步不拘形式，宜以个人体力而定速度快慢，时间的长短也要顺其自然，应以劳而不倦，见微汗为度。

＊ 养生散步的要领

（1）散步前应该让全身放松，适当地活动一下肢体，调匀呼吸，平静而和缓，然后再从容展步，否则便达不到锻炼目的。

（2）步履宜轻松，犹如闲庭信步之态。这样，周身气血方可调达平和，百脉流通，内外协调，是其他剧烈运动所不及的。

（3）散步宜从容和缓，不宜匆忙，更不宜琐事充满头脑，这样可解除大脑疲劳，益智养神。

（4）散步宜循序渐进，量力而行，做到形劳而不倦，勿令气乏喘吁。年老体弱有病的人尤应注意，否则有害身体。

（5）散步的速度：分缓步（指步履缓慢，行走稳健，每分钟 60～70 步，这种散步适用于年老体弱及饭后运动）、快步（指步履速度稍快的行走，每分钟约 120 步，由于这种散步比较轻快，久久行之，可振奋精神，兴奋大脑，使下肢矫健有力）和逍遥步（指散步时且走且停，且快且慢，行走一段距离，停下来稍休息，继而再走。也可快步一程，再缓步一段，这种走走停停、快慢相间的散步，适用于病后康复和体弱多病的人）。

✷ 按摩脚心

《八股杂锦歌》中说：摩热脚心能健步。中医经络学指出，脚心是肾经涌泉穴的部位，手心是心包经劳宫穴的部位，经常用手掌摩热擦脚心，有健肾、理气、益智的功效。

按摩方法：晚上，热水浴脚后，用左手握住左脚趾，用右手心搓左脚心，来回搓 100 次，然后再换右脚搓之。

✷ 简单实用的下肢操

下肢操的准备姿势是：身体直立，两脚分开比肩稍宽，两手叉腰，两眼平视正前方。

具体动作是：

（1）旋脚运动。右脚向前抬起，脚尖由里向外（顺时针）旋转 16 圈，再由外向里（逆时针）旋转 16 圈；然后再换脚做同样动作。

（2）转膝运动。上体前屈，两手扶膝，两膝弯屈，先两膝同时按顺时针方向旋转 16 次，再按逆时针方向旋转 16 次；两膝分别同时由外向里转 16 次，再分别由里向外转 16 次。

（3）踢蹬运动。两脚交替向前踢脚各 16 次，踢时脚趾下抠；两脚交替向前蹬脚各 16 次，蹬时脚跟突出。

（4）踢腿运动。两腿交替向前高踢腿各 16 次；两腿后踢，后脚跟踢至臀部，各踢 16 次。

（5）下蹲运动。两脚跟离地，松腰屈膝下蹲，蹲时上下颤动 8 次，慢慢起立，脚跟落地。如此，反复做 5 次。

（6）压腿运动。右腿屈膝成骑马式，手扶同侧膝，虎口向下，上体向右前方前俯深屈，臀部向左摆出，眼看左足尖，左手用力按压左膝 4 次。然后臀部向右摆出，眼看右足尖，右手用力按压右膝 4 次。左右交替各做 4 次。

（7）跳跃运动。原地上下跳跃，共跳 16 次。跳动时，上肢可随之上下摆动，上至头高，下至小腹，手指并拢呈单掌。

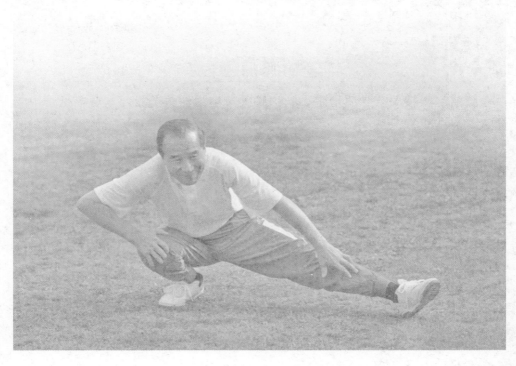

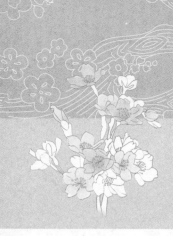

第二节 两臂和两腿

四肢和手足是人体运动的重要器官，机体生命力的强盛与否，与四肢和手足的功能强弱密切相关。一般而言，四肢发达，手脚灵活，则人体的生命力旺盛；若四肢羸弱、手足行动迟缓，说明生命力低下。故强身保健应重视四肢、手足的摄养。

 四肢常见疾病

膝痛

膝痛是指膝关节骨质增生引起的膝关节增生性关节炎。本病多见于中老年人，一般表现为膝关节轻微疼痛，活动关节时，可听到关节内的"喀……喀……"响声，身体下蹲、起立，或上、下楼梯时疼痛加剧，也有由于骨质疏松症引起的膝痛。

✱ 防治保健法

（1）双脚并拢站立，上体稍下蹲，双手放在膝盖上，膝部按顺时针与逆时针方向各转动 20 次。

（2）坐式，双脚并拢，双手掌心拍打大腿外侧及内侧各 10 次，然后，双膝相互叩击 20 次。

（3）坐在床上，双臂伸直并支撑在背后。首先，左腿伸直，右腿弯曲，接着，上体向后方倾倒，变为"仰卧式"躺下，双臂放在体侧，然后复原。左右腿各操练5～10次。

（4）坐在床上。双腿并拢伸直，双手掌心朝上，放在大腿上。首先，双手握住左脚脚趾并向上方拉直，然后上体向前倾倒，接着左脚放下，换为双手握住右脚，反复10次。

（5）仰卧。双臂向左右侧平伸，掌心朝上，双腿并拢伸直。首先，右腿向右侧上方高举，然后放下，再举左腿，左右腿各操练10次。

（6）仰卧，双腿弯曲。首先，双膝同时向右侧倾倒10次，再向左侧倾倒10次。

关节炎

关节炎一般突然发作，日轻夜重，关节部位红肿，发热，压痛，同时可伴有高血压、心悸、食欲不振、便秘、失眠、头痛、腰痛、贫血以及肾绞痛等症状。本病多发于手、腕、肘、颈椎、肩、腰、膝盖及踝部等部位。

✴ 关节炎常用的食疗偏方

松叶粳米粥

【原料】松叶30克，粳米100克。

【制作】将松叶切细煎煮，去渣取汁，加入粳米煮粥，空腹食用，每日1剂。

【功效】祛风通络。主治风湿性关节炎，关节疼痛、肿胀，小关节变形，屈伸不利。

姜枣茯苓粥

【原料】大枣5枚，干姜6克，茯苓15克，粳米100克，红糖适量。

【制作】将前3味水煎取汁，兑入粳米粥内，再煮数沸，调入红糖即成。每日1剂，连服5～7日。

【功效】益气活血，散寒祛湿。适用于风湿性关节炎。

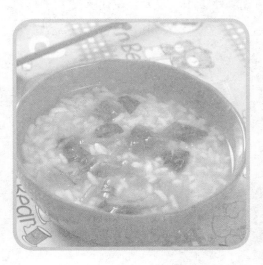

木瓜粥

【原料】木瓜15克，粳米100克，生姜汁、蜂蜜各少许。

【制作】将木瓜研为细末，加入将熟的粳米粥内，再煮数沸，调入生姜汁、蜂蜜即成。每日1剂。

【功效】祛湿舒筋。适用于风湿性关节炎、脚气等。

木瓜薏苡仁汤

【原料】木瓜15克，薏苡仁14克，牛膝、蚕沙各10克。

【制作】将上4味水煎服。每日1剂，2次分服。

【功效】祛风除湿，舒筋活络。适用于风湿性关节炎之肢体酸痛。

姜糖薏苡仁粥

【原料】薏苡仁50克，糖30克，干姜9克。

【制作】先将薏苡仁、干姜加水煮烂成粥，入白糖调味食用。每日1次，连服1个月。

【功效】散寒除湿，通络止痛。主治类风湿关节炎，属风寒湿痹型，肢体关节疼痛较剧，得热痛减，关节屈伸不利，肌肤麻木不仁，四肢小关节变形者。

生姜蜂蜜汁

【原料】制川乌、生姜各10克。

【制作】将制川乌、生姜洗净，切片，共入砂锅，加水煎煮2小时，去渣取汁，浓缩至300毫升，趁温加入蜂蜜，搅拌均匀即成。每日2次，每次150毫升，温服。

【功效】适用于中老年类风湿关节炎。

桂心酒粥

【原料】桂心（研末）15克，好白酒50毫升，粳米100克。

【制作】先以粳米煮粥，临熟加入白酒及桂心末，调匀。空腹服食。

【功效】温阳散寒，止痛。适用于肾虚，寒痛，腰膝疼痛不可忍，遇冷加重，得暖稍减等症。

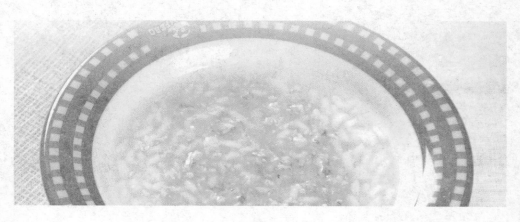

✻ 关节炎防治保健法

（1）双脚分立，与肩同宽。双手叉腰，头颈部向上、向下、向左、向右各转动 10 次，然后按顺时针及逆时针方向各旋转 10 次。

（2）双脚并拢站立，双手握拳屈肘，腰部按顺时针及逆时针方向各旋转 10 次。

（3）站式，左脚前进一步，成左弓步，右臂向前、向后各旋转 10 次，然后换为右脚前进一步，成右弓步，左臂向前、向后各旋转 10 次。

（4）坐式，左手握住右腕，首先，右手拇指正转、反转各 10 次，接着右腕正转、反转各 10 次，再换手操练。然后，双手握拳，接着十指同时迅速伸展后复原，反复 10 次。

（5）坐式，左脚搁在右膝上，左脚踝部正转、反转各 10 次，然后换为右脚操练。

（6）仰卧，双臂放在体侧，双腿靠拢伸直。首先，屈膝，双手抱住双膝，尽量靠近胸部，然后双腿伸直复原，反复 10 次。

✻ 知识链接

大家都会有四肢麻木的感觉，例如，你一个姿势坐久了就会有这种感觉，而这种感觉和血管有关系，及时清理血管可以减少这种感觉。

最简单而又有效的方法是准备亚麻种子。晚上用 1/3 杯种子兑入 1 升水，烧开、放凉、浸泡，早上把它过滤。剩下差不多 850 毫升黏稠液体。建议 5 日喝完。早上空腹及晚饭前各喝 1/3 杯。要收到好效果，需要喝 15 日。3 个月后再重复饮用。

还有一种清理血管的方法：取 1000 克香芹根，1000 克带根芹菜和两个柠檬。所有这些用绞碎机绞碎，加入一杯蜂蜜。混合物放入冰箱，每日早上空腹服用 2 ～ 3 汤勺。

四肢的毛细血管是血液循环在四肢的推动力，建议你做下面简单的运动来增强它：平躺在地板上，头部枕个小圆柱体。然后向上举起双手和双脚，脚掌与地面平行。以这种姿势双手双脚同时开始颤动。这种保健操不需要很长时间：早上和晚上各做 1 ～ 3 分钟即可。

四肢保养

上肢保健法

人类在劳动、学习、生活和娱乐中，几乎样样事情都离不开上肢和手的功能。在人的感觉器官中，双手与外界直接接触的机会也最多，被污染的机会也最多；手又是手三阴经脉与手三阳经脉交会之处。因此，做好上肢和手的健康保护和卫生保健，对于防病健体是非常有意义的。

（1）上肢以动为养：上肢经常运动，就是最好的保健方法。运动的方法比较多，如摇肩转背、左右开弓、托肘摸背、提手摸头等。平常我们所进行的运动保健，大多都须有上肢的运动才能完成。这里介绍一种甩动法：双手轻轻握拳，由前而后，甩动上肢，先向左侧甩动，再向右侧甩动，然后两肢垂于身体两侧甩动。各24次。本法有舒展筋骨关节、流通经络气血、强健上肢的作用，可预防肩、肘、腕关节疾病，还可调节气血，防治高血压。

（2）按摩保健：手部按摩和上臂按摩结合在一起做。具体做法：双手合掌互相摩擦至热，一手五指掌面放在另一手五指背面，从指端至手腕来往摩擦，以局部有热感为度，双手交替。然后用手掌沿上肢内侧，从腕部向腋窝摩擦，再从肩部沿上肢外侧向下摩擦至腕部，一上一下为1次，可做24次；另一上肢同法。按摩时间可安排在晚上睡前和早晨醒后，本法可以促进肌肤的血液循环，增进新陈代谢及营养的吸收，使肌肉强健，除皱悦泽，柔润健手，防治冻疮。

下肢保健法

腿脚乃全身的支柱，担负全身的行动的重担。中医学认为双脚是运行气血、联络脏腑、沟通内外、贯穿上下的十二经络的重要起止部位。足三阴经和足三阳经相交会在脚上。因此，腿脚保健关系到整体，对人的健康长寿至为重要。历代养生家特别强调下肢和脚的调摄，总结出了一系列行之有效的保健措施，如运动、按摩、保暖、泡足、药疗等。

＊ 下肢宜勤动

步态稳健，行走如飞，被视为健康的标志；步履蹒跚，行动迟缓，则是衰老的表现，故俗话说"人老腿先老"。为此人们把练"脚劲"和"腿劲"作为健康长寿的方法。下肢运动的方法比较多，如跑步跳跃、长途跋涉、爬山、散步等均可采用。这里介绍几种原地锻炼方法：

站立甩腿法：一手扶墙或扶树，一脚站立，一脚甩动，先向前甩动右腿，脚尖向上跷起，然后向后甩，脚面绷直，腿亦伸直，如此前后甩动，左右腿各甩动20次。

平坐蹬腿法：平坐，上身保持正直，先提起左脚向前上方缓伸，脚尖向上，当要伸直时，脚跟稍用力向前下方蹬出，再换右脚做，双腿各做20次。

扭膝运动法：两脚平行靠拢，屈膝做向下蹲，双手掌置于膝上，膝部向前后左右做圆周运动，先左转，后右转，各20次。

上述功法可增强下肢功能，关节运动灵活，防治下肢乏力、关节疼痛、小腿抽筋、半身不遂等。

＊ 足膝宜保暖

脚下为阴脉所聚，阴气常盛，膝为筋之府，寒则易于挛急，所以足膝部要特别注意保暖，以护其阳气。现代医学研究认为，脚远离心脏，血液供应少，表面脂肪薄，保温力差，且与呼吸道，尤其是鼻黏膜有着密切的神经联系。因此，脚对寒冷非常敏感。当气温降到7℃以下时，就开始发凉，进而反射性地引起鼻黏膜血管收缩。试验证明，将双足放在4℃冷水中，3分钟后就会出现流涕和喷嚏。所谓"寒从脚下起"即此意。研究又表明，人的双脚皮表温度为28～33℃时，感觉最舒服。若降到22℃以下时，则易患感冒等疾病。在寒冷的天气要保持足膝部良好的血液循环和温度。鞋袜宜保暖、宽大柔软舒服，鞋子要防水，透气性能好，并要及时更换。脚部保暖对于预防感冒、鼻炎、哮喘、心绞痛等有一定的益处。

＊ 干浴腿

所谓"干浴腿"，是指用双手在大腿与小腿部位作反复摩擦（或揉擦）的一

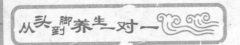

种按摩方法。

具体操作是：两手先紧抱一侧大腿根，用力向下擦至足踝部（经过小腿时，两大拇指应从胫骨前缘两侧擦过，两手其余各指尖相对），然而擦回大腿。先做一条腿，来回重复擦 10～20 次（一来一回为一次）；再换另一条腿，方法同上。如有不便，大腿和小腿也可分开来擦。因故不能擦腿还可用手掌拍击或揉按代替。干浴腿法每日做 1 次或 2 次，既能强健腿肌，还能预防某些腿部疾患。

腿负担着整个身体的支撑，髋、膝、踝三关节是人体承重和行走的三个重要关节。同时，腿部也是足三阳经和足三阴经的通道。由此可见，腿部保健对人体健康十分重要。而干浴腿法可使关节灵活、腿肌增强，并能保持下肢气血的流畅，有助于预防腿疾，同时能使人步行更加轻捷有力。擦腿能促进下肢血液循环、静脉回流，对减轻腿肌麻痹等症，也有一定效果。